BDIZ

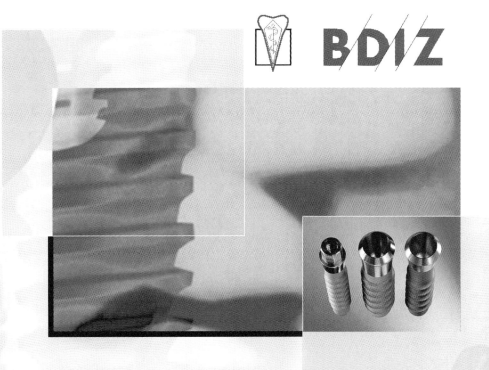

# Weißbuch
# Implantologie

D1730680

Jahrbuch-Verlag

**Impressum**
**Weißbuch-Implantologie**

mit Beiträgen von

E. Brinkmann, P. A. Ehrl,
H. B. Engels, H.-L. Graf, H.J. Hartmann,
E. Hirsch, Kl. P. Lange, Kl. Müller,
Th. Ratajczak, F. Strietzel

Redaktionelle Bearbeitung:
Prof. h.c. Dr. E. Brinkmann und
H. Foester

Gesamtherstellung:
Jahrbuch-Verlag
Foester & Partner oHG

Druck:
Koelblin-Fortuna-Druck GmbH
Aschmattstraße 8
76503 Baden-Baden

Verlag:
Jahrbuch-Verlag
Foester & Partner oHG
Inhaber: Hubertus Foester
Rhenusallee 24
53227 Bonn

ISBN: 3-89296-056-9

Dieses Werk ist urheberrechtlich geschützt.
Alle Rechte, auch der Übersetzung, des Nachdrucks
und der Vervielfältigung des Buches oder von Teilen
daraus, vorbehalten.

# Inhalt

# Vorwort

Diejenigen Leser, die dieses Weißbuch-Implantologie lesen, zeigen den gleichen Mut, den die Autoren dieses Weißbuches gebraucht haben, um Qualität in der Implantologie zu definieren. Deshalb möchte ich mich an allererster Stelle bei den Autoren bedanken, die mir bei dem Gedanken, einen Standard für implantologische Qualität zu beschreiben, geholfen haben, und durch ihre Erfahrung und ihren Kenntnisstand dazu beigetragen haben, dieses Buch zu erstellen. Ob es uns gelungen ist, allen Lesern unsere Vorstellung von Qualität in der Implantologie begreiflich zu machen, wissen wir nicht. Wenn man sich unter diesem Weißbuch ein Kochbuch oder eine Anleitung vorgestellt hat, wie korrekt implantiert wird, so ist dies eine Fehleinschätzung.

Wir können nicht über das „wie" in der Implantologie diskutieren, sondern wir können nur über die Ergebnisse Bewertungen abgeben oder Richtungen angeben, wie die Ergebnisse bewertet werden sollen. Wir sind uns bewußt, daß wir mit diesem Weißbuch kritische Bemerkungen provozieren, geradezu andere Auffassungen herausfordern. Alle Autoren waren bemüht, das Therapiespektrum Implantologie einer kritischen Überprüfung zu unterziehen, um aus der mittlerweile 30jährigen Vergangenheit Erkenntnisse abzuleiten, welche Qualitätskriterien den implantologischen Erfolg sichern.

Wer von uns erwartet hat, daß wir einzelne Implantatsysteme ausgrenzen, oder uns in die Diskussion um µ-Spalten im Kronenrandbereich einschalten, der unterliegt genauso einer Fehleinschätzung wie diejenigen, die dieses Weißbuch zur Meßlatte erfolgreicher Implantation heranziehen. Dies ist ein ernstzunehmender Versuch in der Auseinandersetzung mit wissenschaftlichen Erkenntnissen und praktischer Erfahrung, den Qualitätsnormen und Qualitätsanforderungen implantologisch tätiger Zahnärzte und Patienten gleichermaßen gerecht zu werden.

Somit gilt unser Dank denen, die sich der öffentlichen Kritik stellen und als Autoren an diesem Weißbuch mitgearbeitet haben. Unser Dank gilt aber auch denen, die als Pioniere der Implantologie den Stellenwert verschafft haben, der ihr heute gebührt. Eine erfolgreiche Konzeption zur Verbesserung der Lebensqualität der Patienten. An dieser Stelle möchten wir nicht versäumen, den Vordenkern in der Implantologie herzlich zu danken. Danken möchte ich meinen Vorstandskollegen des BDIZ und den Autoren, ohne deren Unterstützung dieses Buch nicht zustande gekommen wäre und betrachte es als Auszeichnung und Aufgabe des BDIZ zugleich, der Implantologie neue Impulse geben zu können.

Tutzing, Mai 2000
Dr. Hans-Jürgen Hartmann
Vorsitzender des BDIZ

# I. Einleitung
(H. J. Hartmann/E. Brinkmann)

# I. Einleitung
*(H. J. Hartmann/E. Brinkmann)*

## I.1 Allgemeines

Die zahnärztliche Implantologie hat eine gesundheitspolitische Relevanz erreicht, die für die Bevölkerung in den nächsten Jahrzehnten von besonderer Bedeutung (SCHULTE, 1993[1]) sein wird. Trotz der auf dem Vormarsch befindlichen Prophylaxe wird es auch in Zukunft viele Patienten geben, die einen Zahnverlust erleiden und denen mit Implantaten am ehesten im Sine einer restitutio an integrum geholfen werden kann. Neben unfallbedingter und angeborener Zahnunterzahl werden in Zunkunft vor allem auch die höhere Lebenserwartung mit später dennoch einsetzendem Zahnverlust eine große Rolle spielen. Höhere Komforterwartungen der Bevölkerung sprechen ebenfalls für die zunehmende Bedeutung der Implantologie, denn letztlich sind erst Implantate "Zahnersatz" im eigentliche Sinne. Schließlich werden auch die vielen ungelösten Probleme parodontal bedingten Zahnverlustes weiterhin Implantatlösungen erfordern.

Erst langfristig wird die Prophylaxe eine Rolle spielen können. An der Weitergabe und Durchsetzung intensiver **Prophylaxemaßnahmen der Bevölkerung** beteiligen sich weit unter 50% der Zahnärzteschaft und auf der anderen Seite wenden höchstens 10% aller deutschen Zahnärzte **implantologische Behandlungsmaßnahmen** an. Dies bedeutet auf die Bevölkerung bezogen, daß ein implantologisch tätiger Zahnarzt oder Arzt annähernd 16000 Einwohner implantologisch zu versorgen hätte, um die künftigen und steigenden Ansprüche zu befriedigen.

Hinzu kommt, daß gesundheitspolitisch und besonders versicherungstechnisch, d.h. nur unter dem Kalkül des Rechenstiftes, die Umsetzung der Prophylaxe nicht gerade gefördert wird.

Möglicherweise kommt es sogar zu Engpässen der implantologischen Versorgung, da schon jetzt in der Ausbildung Defizite nicht mehr aufzuholen sind. Speziell die Lehre der zahnärztlichen Implantologie wird nicht von allen Hochschulen und auch nicht von der Berufsvertretung der Zahnärzte in ihrer Bedeutung erkannt. Postgraduierte Fortbildung ist in strukturierter und der Komplexität des Gebietes adäquater Form erst im entstehen begriffen.

Die zahnärztliche Implantologie gehörte bis zu ihrer **wissenschaftlichen Anerkennung 1982** zu den Neulandtherapien und löst aus erstattungsrechtlichen Gründen bei den gesetzlichen und privaten Versicherungsträgern regelmäßig die Frage nach der **medizinisch notwendigen Heilbehandlung** aus. Die **Notwendigkeit einer Behandlung** kann jedoch grundsätzlich nur von **objektiven Kriterien** ausgehen.

Warum sollte es noch einer besonderen Begründung bedürfen,

wenn es bei der wissenschaftlichen Anerkennung durch die **DGZMK 1982**[2] heißt, *„daß enossale Implantate in bestimmten Behandlungsfällen erfolgreich in die Therapie einbezogen werden können"*, und zu den „bestimmten Behandlungsfällen" die angegebenen **Indikationsklassen** gehören.

Noch deutlicher kommen die Kriterien, die für eine Implantation sprechen, in dem 2. Halbsatz zum Ausdruck: *„und bei entsprechender kritischer Abwägung unter Umständen anderen Behandlungsmethoden vorzuziehen sind"*.

Dieses ist die **fundamentale Kernaussage zur wissenschaftlichen Anerkennung** und bedarf daher keiner weiteren und umfangreichen **Begründung,** wie sie häufig von den Krankenversicherungen gefordert wird. Dem Zahnarzt und Arzt obliegt die **Aufklärung** über verschiedene Behandlungsmethoden und dem **Versicherten** fällt die definitive Entscheidung zu. Der Zahnarzt und Arzt haben keinen Einfluß auf das **Versicherungsverhältnis** des Patienten.

In den letzten 30 Jahren sind implantologische Verfahren entwickelt worden, die den Anspruch als **ausgereifte** und **erfolgversprechende Verfahren** erheben können, und viele Verfahren können einen Langzeiterfolg von über zwanzig Jahren nachweisen.

Auf keinem Gebiet der Zahnheilkunde wird **Erfolg und Mißerfolg** so kritisch einer Betrachtung un-

terzogen, wie in der zahnärztlichen Implantologie. In allen anderen Sparten der Zahnmedizin werden Mißerfolge hingenommen und können durch Wiederholung, Erneuerung, Veränderung und Verbesserung behoben werden. Der **Verlust** eines Implantates dagegen wird dramatisiert.

Die Implantate werden aus **biologischen Gründen** und trotz aller klinischen Erfolge vom Körper als **Fremdkörper** empfunden, wenn auch aus der Grundlagenforschung bekannt ist, daß das Implantat **osseointegriert** sein kann. Schon 1979 gab der Koautor dieser Einleitung, BRINKMANN, seinen Kursteilnehmern als Leitmotiv mit auf den Weg: *„Das Prinzip der enossalen Implantologie besteht darin, den Organismus zu überlisten und zu zwingen, das inserierte Implantat zu akzeptieren"*.

Ob man dieses Verhalten als **„Osseointegration"** (BRÅNEMARK)[3] oder als **„funktionelle Adaptation"** (BRINKMANN)[4] bezeichnet, ist unerheblich. Beides beschreibt den Zustand der Akzeptanz des Implantatkörpers im stomatognathen System. Heute wissen wir, daß das Implantat vom Patienten nach einer längeren Verweildauer nicht als Fremdkörper empfunden wird. Häufig kann der Patient später die Position des Implantates nicht mehr genau angeben.

### I.2 Extensionsimplantate

Diese Implantatform - auch unter der Bezeichnung **„blade vents"**,

Blattimplantate oder Klingenimplantate bekannt - ist mit dem Namen **LINKOW** eng verbunden und gehört neben den Schrauben- und Nadelimplantaten zu den ersten brauchbaren Implantatsystemen. Die Entwicklung der Blattimplantate nach LINKOW wurde bestimmt durch die anatomischen Verhältnisse und das **Knochenangebot** über dem **Mandibularkanal** und der **Kieferhöhle.** Da die **vertikale** Höhe bei ungünstigen anatomischen Verhältnissen sehr gering war, mußte eine Vergrößerung der Oberfläche der Implantatform in **horizontaler** Richtung gesucht werden, um eine ausreichende **Stabilisierung** zu erreichen.

Das **Inserieren** von Extensionsimplantaten und die Anlage des Implantatbettes erfordert **chirurgische Erfahrung** und ist gegenüber einem schraubenförmigen, zylinderischen bzw. konischen Implantat ein chirurgischer Eingriff, der die Freilegung des gesamten Operationsgebietes erfordert. Diese Technik darf aber nicht der Anlaß sein, **Extensionsimplantate** ganz allgemein mit dieser Begründung abzulehnen, noch ins Feld zu führen, daß bei Verlust oder **Entfernung** der Implantate ein größerer **Knochendefekt entstünde;** denn mit Beginn der implantologischen Ära gab es wegen des anfänglichen **inadäquaten Instrumentariums** und der **mangelhaften Kühlung** mehr Mißerfolge, so daß es nicht berechtigt ist, deshalb Rückschlüsse auf das Verfahren ziehen zu wollen.

Die **Langzeitergebnisse** von Extensionsimplantaten geben hierzu keine Veranlassung. Durch die **augmentativen** Verfahren zur **Verbesserung des Knochenangebots** und durch die einfache Handhabung von **rotationssymmetrischen** Implantaten ist die Anwendung von Extensionsimplantaten zwangsläufig zurückgegangen.

Der Anfänger oder **Einsteiger** wird daher seltener auf Extensionsimplantate zurückgreifen und sich für eine Methode entscheiden, die **einfach zu handhaben** und mit einem **geringen Risiko** an Einsatz und Aufwand verbunden ist.

Die technische Gestaltung in **Form** und **Oberflächenstruktur** ist an den Extensionsimplantaten selbstverständlich nicht spurlos vorübergegangen und hat zu wesentlichen Verbesserungen geführt. Auch die Anpassung an das zweizeitige Verfahren mit entsprechenden Aufbauteilen hat das Verfahren mit Rücksicht auf die Einheilphase berücksichtigt.

### I.3 Selbstschneidende konische Implantate

Hierunter verstehen wir eine Implantatart, die nach einer Pilotbohrung infolge ihrer **scharfen Gewindelamellen** sich **selbstschneidend** - den Knochen verdrängend - versenken läßt. Sie dienen als zusätzliche **Stabilisatoren** und sind in der Regel **einphasige** Systeme und finden auch als **Interimsimplantat** Verwendung (z.B.

Helikoidalschraube, KSI-Schraube).

## I.4 Keramische Implantate

Enossale keramische Implantate in der Zahnheilkunde unterliegen wegen ihres Designs und des Materials bestimmten Anforderungen. Daher dürfen Form und Größe bestimmte Festigkeitswerte, wegen eines erhöhten Bruchrisikos, nicht unterschritten werden.

SANDHAUS 1965[5] entwickelte aus dem keramischen Werkstoff des Edelsteins Saphir, der mit dem Oxyd des Metalls Aluminium chemisch identisch ist, die "Crystalline bone screw".

Durch ein Forschungsvorhaben des Landes Baden-Württemberg wurden 1974 verschiedene Projekte in der Zahnmedizin gestartet. U.a. in Zusammenarbeit mit SCHULTE/HEIMKE[6] (Frialitgruppe) und MUTSCHELKNAUSS/DÖRRE[7] (Bioloxgruppe) wurden Formen aus keramischem Material entwickelt, die in der Zahnheilkunde zum Einsatz kamen.

Herausragender Vorteil keramischer Implantate mit polierter Oberfläche im peripilären Bereich ist eine optimale Gingivafreundlichkeit neben einer deutlich verminderten Plaque- und Zahnsteinablagerung (TETSCH/DHOM, 1986)[8] bedingt durch die fehlende elektrische Leitfähigkeit.

1977 wurde von der Arbeitsgruppe KÖSTER/HEIDE/RIESS[9] mit Unterstützung der Deutschen Forschungsgemeinschaft ein mineralbeschichtetes - der natürlichen Knochensubstanz analoges Material >**Calcium-phosphatkeramik**< - Implantat entwickelt, welches jedoch die erhofften Erwartungen nicht erfüllen konnte.

Die keramischen Implantate sind weitgehendst den Metallimplantaten gewichen, da das Restrisiko einer Bruchgefahr für eine weitere Verbreitung hinderlich war. Obwohl es herstellungstechnisch möglich gewesen wäre das kritische Bruchrisiko noch weitgehend zu mindern, ist dies industriell nicht weiter verfolgt worden.

## I.5 Rotationssymmetrische, konische und zylindrische Formen

Als Mitte der 70er Jahre MÜHLEMANN[10] in seinen Untersuchungen erkannte, daß **Mikrostrukturen** und **Oberflächenvergrößerungen** zu wesentlich günstigeren Verbindungen zwischen Implantat und Knochengewebe führen können, setzten lebhafte Bemühungen in dieser Richtung ein. In diesem Zusammenhang sei an die Einführung der **Plasma-Flame-Beschichtung** (SCHROEDER 1976)[11] und die verschiedenen Beschichtungen mit Knochenersatzmaterialien, wie Hydroxylapatitkeramik (OSBORN 1987)[12] und **Calciumphosphatkeramik** (RIESS; HEIDE und KÖSTER 1978)[9] erinnert.

Unter den Begriff **rotations-symmetrische Implantate** fallen alle Systeme, die rotationsstabil inseriert werden. Sowohl konische als auch zylinderförmige mit und ohne Gewinde sowie beschichtete und stufenförmige gehören zu diesem System. Zu der Entwicklung brauchbarer Verfahren haben CHERCHEVE, TRAMONTE, KANTH, MURATORI, BRÅNE-MARK, SANDHAUS, SCHROE-DER, LEDERMANN, HAHN; KOCH/KIRSCH, SCHULTE / HEIMKE; BRINKMANN/DÖRRE, NENTWIG/MOSER, HOTZ, H A R T M A N N / S C H U L T E , STRECKBEIN, HOFMANN u.a. beigetragen.

Alle Systeme arbeiten nach dem Prinzip, einen **Implantatstollen** durch ein genormtes Instrumentarium anzulegen. Einige Verfahren sind von **maschinengetriebenem** Antrieb auf **Handaufbereitung** übergegangen. Mehr und mehr setzt sich die Auffassung durch, nur den Knochen durch die Pilotbohrung zu entfernen und die definitive Gestaltung durch **Knochenverdrängung** (HOTZ; STRECKBEIN)[13,14] zu erreichen. Somit wird eine **Knochenkortikalisationszone** (BRINK-MANN)[15] erzeugt, die unmittelbar zur Stabilität des Implantates bereits in der Einheilungsphase beiträgt, so daß die von LHOTS-KY 1973[16] beschriebene **Knochenabbauphase** in ihrer nachteiligen Auswirkung für die Stabilität des Implantates an Bedeutung verliert.

## I.6 Sonstige Systeme

Die **Kohlenstoffimplantate** nach GRENOBLE und VOSS als stufenförmige Implantate und die **TCP-Implantate** nach KÖSTER/HEI-DE/RIESS haben an Bedeutung verloren und finden kaum noch Anwendung.

Die sog. **Schleimhautanker** (FORRER 1985, HEIDELBACH 1994, ENGELS 1994)[17,18,19], die ursprünglich nur als Metallbutton Verwendung fanden und von ENGELS in Keramik vorgestellt wurden, spielen insbesondere für Fälle eine Rolle, in denen keine operativen augmentativen Verfahren möglich sind und sonstige Gründe eine enossale Implantation ausschließen.

Die **subperiostalen Implantate** spielen - infolge der Möglichkeiten, durch augmentative Verfahren ungünstige anatomische Verhältnisse zu verbessern - nur noch eine geringe Rolle.

Ebenso wird das **transmandibuläre** Implantat nach BOSKER 1986[20] nur in äußerst seltenen und extrem ungünstigen Verhältnissen im zahnlosen Unterkiefer zur Anwendung kommen.

## I.7 Schwierige System-Entscheidung für Anfänger und Einsteiger

Nach wie vor stellt sich der Zahnarzt oder Arzt, der sich dem Therapiekonzept der zahnärztlichen Implantologie zuwenden will, die

Frage, für welches System er sich, bei der Vielfalt der Angebote, entscheiden soll?

Das Angebot auf dem deutschen Markt ist vielfältig, und die Unterschiede sind für den Anfänger schwer erkennbar.

**I.8 Anforderungen an ein Implantatsystem**

Welche **Anforderungen** müssen heute an ein Implantatsystem gestellt werden? Die Erfahrung hat gelehrt, daß ein Implantationsverfahren in der **Handhabung einfach** erlernbar sein muß, das **Instrumentarium** muß übersichtlich und genormt sein. Die zugehörigen **Aufbauteile** müssen Korrekturen der Einbringsituation ausgleichen können.

Die **Lagerhaltung** muß auf ein Minimum für Implantate und Aufbauteile beschränkt sein, und bei Änderungen muß Gewähr geleistet sein, daß veraltete Teile umgetauscht werden können. Durch eine Umfrage hat der BDIZ feststellen können, daß Implantatmaterialien in **erheblichen Mengen** und zum Teil auch **veraltetes Material** in den implantologisch ausgerichteten Praxen lagert.

Es empfiehlt sich ein **begrenztes Lager** bereitzuhalten. Jedoch sollte man bedenken, daß eine geplante Implantation mit vorher festgeleg-

ten **Implantatgrößen** zu einem Problem werden kann, wenn die geplanten Größen nicht verwendet werden können und entsprechende Größen nicht vorhanden sind. Daher sollten für jeden geplanten Fall die eventuell infrage kommenden Größen vorhanden sein und bei **Nichtbenutzung** in der Originalpackung zurückgegeben werden können.

Den richtigen fachlichen Einstieg zu finden ist ebenfalls schwer. Das Angebot an Fortbildungen ist groß. Zu Beginn empfiehlt es sich firmenunabhängige Kurse zu besuchen, um einen Überblick zu gewinnen. Sinnvoll sind Fortbildungsserien, wie sie von verschiedenen Instituten angeboten werden. Danach sollte man sich mit spezifischen Implantatprodukten beschäftigen, um sich dann für ein System zu entscheiden. In dieser Phase sollten daher mehrere Kurse von verschiedenen Herstellern absolviert werden. Fortgeschrittene Implantologen schließlich werden mehr als ein System erlernen und sich auch mit augmentativen Verfahren beschäftigen.

Für die Zukunft ist zu wünschen, daß sich die Implantologie weiterhin so stürmisch und positiv entwickelt, wie sie das in der Vergangenheit tat und daß sie - auf solider Grundlage – vielen Patienten eine wichtige Hilfe ist, die Lebensqualität zu erhöhen.

# I.9 Literatur

1 SCHULTE, W.: Implantologie heute und morgen. Festvortrag anläßlich der 10. Jahrestagung der GOI 1993. BDIZ-Jahrbuch, Jahrbuch-Verlag-Foester & Partner, Bonn, 4, 18, 1994

2 STRASSBURG, M: 107. Jahrestagung der Deutschen Gesellschaft für Zahn-, Mund- und Kieferheilkunde. Dtsch. Zahnärztl. Z. , 38, 131, 1983

3 BRÅNEMARK. P.I. et al.: Gewebeintegrierter Zahnersatz. Quint. Verlag, Berlin, 1985

4 BRINKMANN, A. und E., L.W.: Geschichte der zahnärztlichen Implantologie. Anke Verlag, Oldenburg, 1995.

5 SANDHAUS, S.: Neue Aspekte der Implantologie. Medica-Verlag, Stuttgart 1975

6 SCHULTE, W., HEIMKE, G.: Das Tübinger Sofortimplantat. Quint. 27, 6,I, 1976

7 MUTSCHELKNAUSS, E., DÖRRE, E.: Extensionsimplantate aus Aluminiumoxidkeramik. Quint. I+II, 28, 7/8, 1977

8 TETSCH, P. et al.: Untersuchungen zur parodontalen Situation bei Titan- und Keramikimplantaten. Z. Zahnärztl. Implantol. II, 18, 1986

9 KÖSTER, K., HEIDE, H.: Bioaktive Calciumphosphat-Keramik für den Knochen- und Zahnersatz. Biotechn. Umsch. 22, 228, 1978

10 MÜHLEMANN, H.R.: Zur Mikrostruktur der Implantatoberflächen, Schweiz. Mschr. Zahnheilk. 85,97, 1975

11 SCHROEDER, A. et al.: Gewebereaktion auf ein Titan-Hohlzylinderimplantat mit Titan-Spritzschichtoberfläche. Schweiz. Mschr. Zahnheilk. 86, 713, 1976

12 OSBORN, J.F.: Die biologische Leistung der Hydroxylapatitkeramik-Beschichtung aus dem Femurschaft einer Titanendprothese - erste histologische Auswertung eines Humanexplantats. Biomed.Techn. 32, 177, 1987

13 HOTZ, W. Tiolox-Implantat-System. Jahrb. Orale Implantologie (GOI), 4, 179, 1992

14 STRECKBEIN, R.: Optimierte Primärstabilität und Kortikalisation des knöchernen Implantatlagers mit Hilfe des neuentwickelten Compress-Implantatsystems. Impantol. I, 1998

15 BRINKMANN, E.: Implantologie – Keramische Implantate in der Zahnheilkunde. Ibbenb. Vereinsdruck 1991

16 LHOTSKY, B.: Einführung in die zahnärztliche Implantologie – Bioengineering von zahnärztlichen Implantaten. Jost AG-Verlag. Hünibach-Schweiz, 1973

17 FORRER, J.M. et al.: Intra-alveoläre Stabilisierungsstifte . Die Zahntechnik, 43, 1985

18 HEIDELBACH, G.: Das Muco-ossäre Inserts-Retentionsanker-System. In Hartmann: Aktueller Stand der Zahnärztlichen Implantologie, Spitta-Verlag. Balingen 1994

19 ENGELS, H.: Schleimhautanker -Keramisches intra-muköses Implantat (KIMI). In Hartmann. Aktueller Stand der Zahnärztlichen Implantologie, Spitta-Verlag. Balingen, 1994

20 BOSKER, H.: The Transmandibular Implant, Diss. Univ. Utrecht, Niederlande, 1986

# II.   Präimplantäre Diagnostik
(H. L. Graf/E. Hirsch)

**II.1   Grundsätze**

**II.2   Anamnesegespräch**

**II.3   Allgemeinmedizinische somatische Diagnostik**

**II.4   Psychsoziale Diagnostik**

**II.5   Stomatologische Diagnostik**
II.5.1   Ausschluß von Erkrankungen des Orofazialen Organs
II.5.2   Positions- und Operationsplanung – Basisverfahren
II.5.2.1 Ermittlung des Meso- und Suprakonstruktionsraumes
II.5.2.2 Orientierung über die vertikale Knochenlagerdimension
II.5.2.3 Ermittlung der Implantatposition
II.5.2.4 Bestimmung der vertikalen Knochenlagerdimension
II.5.2.5 Eigenschaften der Planungsröntgenaufnahmen
II.5.2.6 Übertragen der Planungswerte in den Operationssitus

II.5.3   Positions- und Operationsplanung – Erweiterte Verfahren
II.5.3.1 Konventionelle Röntgentomographie
II.5.3.2 Computertomographie (CRT)/Digitale Volumentomographie
         (DVT)

**II.6   Implantologisches Beratungsgespräch**

**II.7   Literatur**

## II. Präimplantäre Diagnostik
*(H.-L. Graf/E. Hirsch)*

### II.1 Grundsätze

**Präimplantäre Diagnostik ist das Erheben der für die Indikationsstellung, Planung und Durchführung einer Implantation medizinisch, zahnmedizinisch (stomatologisch) und zahntechnisch notwendigen und hinreichenden Befunde.**

Sie ist nicht identisch mit der technisch maximal möglichen Darstellung des orofazialen Organs. Der Begriff des notwendigen und hinreichenden Befundes leitet sich aus einem gesamtgesellschaftlichen Übereinkommen über das zu akzeptierende therapeutische Risiko ab und entwickelt sich ständig weiter.

Auf der Basis der Befunderhebung wird eine Diagnose und daraus abgeleitet das Therapieziel formuliert. Die Kenntnisse des Behandlers über die notwendigen Voraussetzungen einer erfolgreichen Therapie, das Risiko der einzelnen Behandlungsschritte, ihre Wirkungen, Nebenwirkungen und ggf. Folgeschäden läßt ihn prüfen, ob die Therapie in einer bestimmten Situation mit überwiegender Aussicht auf Erfolg durchgeführt werden kann. Er prüft ob das dabei einzugehende Risiko von ihm vertreten und vom Patienten akzeptiert werden kann.

Im Negativfalle wird er unter Nutzung seiner oben beschriebenen Kenntnisse und Erfahrungen die verschiedenen Möglichkeiten der Vorbehandlung oder Begleitbehandlung (z.B. knochenlagerverbessernde Eingriffe) erwägen und hinsichtlich Wirkung, Nebenwirkung, Folgeschäden und Risiko bewerten. Führt das nicht zum Erfolg prüft er, ob eine Änderung des Therapiezieles (z.B. Übergang von einer festsitzenden zu einer abnehmbaren Versorgung) zu angemessener Erfolgsaussicht führen kann (Abb. 1).

### II.2 Anamnesegespräch

**Dieser Teil des Patientengespräches dient nur der Informationsgewinnung und enthält sich jeder Beratung.**

Die **Anamnese präsens** ergibt die durch den Patienten reflektierte (und damit subjektiv gefärbte) Geschichte der Erkrankungen und Vorfälle, die nach Meinung des Patienten zu seinem jetzigen Zustand geführt haben. Insbesondere sollte die Reflexion des zurückliegenden Zahnverlustes durch den Patienten erfragt werden. Gleichermaßen sind die Verarbeitung der jetzigen Lückengebißsituation bzw. Zahnlosigkeit durch den Patienten von besonderer Bedeutung, da aus diesen Angaben Rückschlüsse auf die Beweggründe für den Implantationswunsch, die Vorstellungen des Patienten über das Therapieergebnis und seine Vorstellungen über den Weg dahin zu erhalten sind. Die Reaktionen des Patienten auf die Schilderung des Behandlungsablaufes und des einzuhaltenden

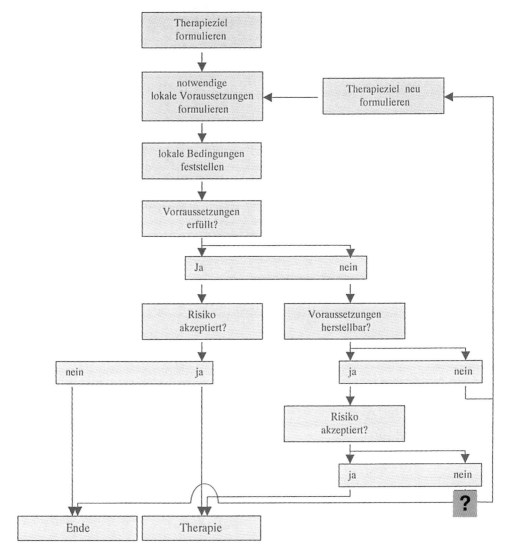

*Abb.1: vereinfachter Entscheidungsalgorithmus zur Anpassung des Therapiezieles an die realen Möglichkeiten*

Zeitregimes ergeben Anhaltspunkte für die zu erwartende Kooperativität.

Sogar die Vorstellungen des Patienten über die wirtschaftliche Seite der Implantattherapie läßt vorsichtige Rückschlüsse auf die Höhe (nicht die Art!) seiner Motivation und seinen Leidensdruck zu (siehe II.4).

Zusätzlich sind in der **Eigenanamnese** die weiter zurückliegenden Erkrankungen und Vorfälle seiner Biographie zu erfassen. Maßgebend für die hier zu stellenden Zielfragen sind die Inhalte des Kapitels III. "Indikation und Kontraindikation zur Implantation".

Ergeben sich aus der Anamnese Hinweise auf vorangegangene chirurgische Eingriffe im Mund-, Kiefer- und Gesichtsbereich, so muß dies bei der Knochenlagerdiagnostik berücksichtigt werden.

Letzten Endes sind im Rahmen der **Familienanamnese** auch Erkrankungen seiner nahen Blutsverwandten unter den oben genannten Gesichtspunkten zu erfassen.

## II.3 Allgemeinmedizinische somatische Diagnostik

Soweit es sich um den Ausschluß somatischer Kontraindikationen handelt, **müssen** Hausarzt oder Internist mit gezielten Fragestellungen hinzugezogen werden. Die Verpflichtung dazu ergibt sich, wenn anamnestische Hinweise auf eine allgemeinmedizinische somatische Kontraindikation vorliegen. Dazu kann ein standardisiertes Überweisungsschreiben verwendet werden, in welchem der Kollege über Anlaß und Art der Fragestellung informiert wird. Es ist zu bedenken, daß nicht alle Ärzte über die besondere Situation eines (offenen) zahnärztlichen Implan-

tates informiert sind. Besonders bei seltener Zusammenarbeit mit den betreffenden Kollegen wird eine Rücksprache hilfreich oder sogar unumgänglich sein.

Mit der Bitte, die allgemeinmedizinische somatische Diagnostik zu übernehmen, sollte der Wunsch nach einer abschließenden zusammenfassenden kritischen Bewertung und Stellungnahme verknüpft werden. Letzteres ist sehr wichtig, da es ohne Zweifel die Möglichkeiten des behandelnden Zahnarztes übersteigt, alle Befunde fremder Fachgebiete sachgerecht und umfassend auszuwerten sowie adäquate Schlüsse zu ziehen.

## II.4 Psychosoziale Diagnostik

Finden sich im Anamnesegespräch Hinweise, daß der Wunsch nach implantatgetragenem Zahnersatz einer psychischen Erkrankung mit psychogener Intoleranz gegenüber prothetischen Versorgungen entspringen könnte, sind die diagnostischen Kriterien nach MARXKORS und MÜLLER-FAHLBUSCH (1976) anzuwenden, um die Verdachtsdiagnose zu erhärten:
• auffällige Diskrepanz zwischen Befund und Befinden,
• auffällige Fluktuation der Beschwerden,
• Diagnosis ex non juvantibus,
• Mitbeteiligung der Persönlichkeit,
• Koinzidenz oder Konkordanz von Beginn oder Verlauf der Be-

schwerden mit biographisch-situativen Ereignissen.

**Die interdisziplinäre Zusammenarbeit mit Ärzten der Psychosomatik oder der Psychiatrie ist dann notwendig, wenn diese Kriterien ganz oder überwiegend erfüllt sind. Erst danach ist zu entscheiden, ob und wann der Patient zahnärztlich (implantologisch) behandelt werden kann.**

Die Compliance-Vermutung über die zukünftige Hinwendung des Patienten zu Gebiß und Zahnersatz muß hingegen vom Zahnarzt ausgesprochen werden. Die Entscheidung dieser Fragestellung wird am sinnvollsten unter Würdigung des bisherigen Gebiß- und Prothesenpflegezustandes sowie der Kooperativität in der Phase der konservierenden und prothetischen Vorbehandlung gestellt. **Im Zweifel entscheide man sich für eine zeitlich ausgedehntere Vorbehandlung mit exzessivem Mundhygienetraining.**

### II.5 Stomatologische Diagnostik

### II.5.1 Ausschluß von Erkrankungen des Orofazialen Organs

Die hier anzusetzende Diagnostik dient der Erfassung der "Umgebungsbedingungen" eines möglicherweise zu setzenden Implantates und damit der Beurteilung der Verantwortbarkeit. Von Überblickserkenntnissen abgesehen, gibt sie keine Antwort auf die Frage der Realisierbarkeit und des technischen Risikos der Implantation.

In Stichworten ist das Vorgehen wie folgt zu empfehlen:
* **Inspektion der Mundhöhle**
  * Mundhygiene,
  * marginales Parodont,
  * Mundschleimhautveränderungen / Präkanzerosen,

* **Inspektion des vorhandenen Zahnersatzes,**
* **Palpation der Mundhöhle:**
  * Druckdolenzen,
  * Resistenzen,
  * Speicheldrüsen,
  * Lymphknoten,
  * Groborientierung über Form und Konsistenz der Alveolarfortsätze,
  * Zahnbeweglichkeit,

* **semiquantitative Entzündungsdiagnostik des Parodontes;**
  Bei therapierefraktären Parodontitiden, chronisch rezidivierenden Parodontitiden und rapid progressiven Parodontitiden kann eine weiterführende mikrobiologische Diagnostik sinnvoll sein.
* **Sensibilitätstest,**
* **Röntgendiagnostik.**

Die Röntgendiagnostik wird durch ein vollformatiges OPG ohne Prothesen oder Schablonen vorgenommen.
Bei anamnestischem Hinweis, suspektem Befund oder besonderem Interesse werden zusätzliche Aufnahmen angefertigt. Besonderes Interesse besteht:

• bei Implantationen in die teilbezahnte obere und untere Front wegen der dort unzureichenden Darstellung der Knochenstruktur im OPG. (Im Oberkiefer ist auch an die dort auftretenden Häufung entzündlicher und / oder zystischer Prozesse zu denken.) Es wird daher die zusätzliche Darstellung durch einen Zahnfilm dringend empfohlen.

• bei Implantationen im Lückengebiß neben wurzelgefüllten Zähnen. Es wird wegen der unsicheren Wiedergabe apikaler Veränderungen im OPG die zusätzliche Darstellung durch einen Zahnfilm empfohlen.

• bei beabsichtigten subantralen Implantationen, die sich dem Sinus maxillaris vermutlich auf weniger als 1,5 mm nähern werden. Es wird der Ausschluß entzündlicher Veränderungen im Sinus maxillaris durch eine (kleine) NNH-Aufnahme, ersatzweise auch durch eine Kieferhöhlen-Schichtaufnahme (Spezialprogramm des OPG-Gerätes) empfohlen. Allerdings ist "die Beurteilung des Kieferhöhlenzustandes ... im OPG nur für den dargestellten Bereich und die getroffene Schicht und daher nur mit Einschränkungen möglich" (STRIETZEL und EHRL 1999). TETSCH et al. (1998) fanden immerhin bei nur 37,3% computertomographisch untersuchter Patienten absolut CT-unauffällige Schleimhautbefunde der Kieferhöhle in der Implantatregion.

**Diese Aufnahmen ohne Positionsschablonen werden später auch zur ersten Orientierung über die vertikale Knochenlagerdimension im Rahmen der Positions- und Operationsplanung (siehe II.5.2.4) herangezogen.**

**II.5.2 Positions- und Operationsplanung**
**Präimplantäre Positions- und Operationsplanung ist stets ein rückwärtsgerichtetes Aufrollen eines fiktiven Behandlungsablaufes, der bei dem konkreten Patienten zu einem optimalen Therapieergebnis geführt hätte.**
**Sie dient der Auffindung der extra- und intraossären Räume, in denen das Implantat, seine Mesokonstruktion und seine Suprakonstruktion so untergebracht werden können, daß sie das Erreichen des Therapiezieles optimal ermöglichen.**

Für die Unterbringung der **Suprakonstruktion** und der supraossären Anteile der Mesokonstruktion stehen dem implantierenden Zahnarzt diejenigen Räume zur Verfügung, die durch den Zahnverlust, ggf. durch den damit einhergegangenen Gewebeverlust (Knochen und Weichteile) und die sich anschließenden Atrophievorgänge entstanden sind. Diese Räume werden mit fortschreitender Atrophie größer (Abb. 2).

Für die Unterbringung des **enossalen Implantatkörpers** steht der Knochenraum zur Verfügung, der durch den Zahnverlust frei wurde.

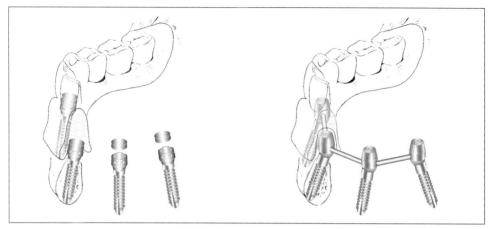

*Abb. 2: Supramuköse Räume (grau) für die Unterbringung der Meso-
und Suprakonstruktion; links: geringer Platzbedarf der Mesokonstruktion, rechts: hoher Platzbedarf der Mesokonstruktion*

Dieser wird durch zahnverlustas-
soziierten Gewebsverlust (Knochen) und die danach einsetzende
Atrophie in allen Raumachsen
kleiner (Abb. 3). Es können jedoch
zusätzlich Knochenräume genutzt
werden, die von natürlichen Zahnwurzeln nicht besetzt werden.
Derartige Räume befinden sich
z.B. palatinal der Wurzeln oberer
Inzisivi und im Basalbogen des

Unterkiefers in der Regio interforaminalis.

**In Anlehnung an JOOS (1999) klas-
sifizieren wir den Grad der Vor-
schädigung der zukünftigen Implantatregion wie folgt:**

**Klasse 1: Zahnverlust,**
**Klasse 2: Zahnverlust, partieller
Knochenverlust im Al-
veolarfortsatz**

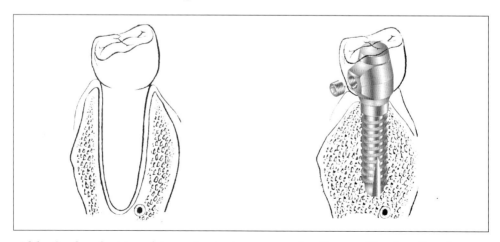

*Abb. 3: durch Atrophie reduzierter enossaler Raum für den Implantat-
körper*

Klasse 3: Zahnverlust, partieller Knochenverlust im Alveolarfortsatz, Verlust an keratinisierter Mukosa

Klasse 4: Zahnverlust, (Sub-) Totalverlust des knöchernen Alveolarfortsatzes, Verlust an keratinisierter Mukosa

Klasse 5: komplexe Defektsituationen.

Das Ausmaß der für die Positions- und Operationsplanung primär anzusetzenden Diagnostik ergibt sich aus den Hinweisen, die die Anamnese (vorhergehende chirurgische Eingriffe im Mund) und die stomatologische Diagnostik im Rahmen des Ausschlusses entzündlicher, zystischer, präkanzeröser und tumoröser Prozesse erbracht hat.

Diese Diagnostik muß hinsichtlich objektiver Invasivität, subjektiver Belastung des Patienten und wirtschaftlichem Aufwand der Fragestellung angemessen sein.
Sind nach den bis zu diesem Zeitpunkt gewonnenen Erkenntnissen Vorschädigungsbilder entsprechend den Klassen 1 – 3 zu erwarten, gilt das in Kap. II.5.2.1 - 5.2.4 dargestellte Basisverfahren als allgemein akzeptiert und angemessen.( Abb. 4).

**II.5.2.1 Ermittlung des Meso- und Suprakonstruktionsraumes**
Die Erhebung der **prothetischen Grundlagen** für die Positions- und

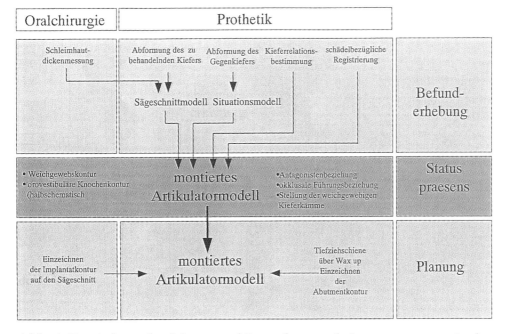

*Abb. 4: Ermittlung des Meso- und Suprakonstruktionsraumes sowie der orovestibulären Knochenkontur*

Operationsplanung erfolgt nach den üblichen Regeln. Sie ergibt ein **montiertes Artikulatormodell,** welches nach der Median-Saggital-Ebene, der Frankfurter Horizontalen und der Orbitaebene ausgerichtet ist. Es stellt die Weichgewebskontur, die Stellung der (weichgewebigen) Kieferkämme zueinander, die Antagonistenbeziehung und die okklusalen Führungsbeziehungen dar. Seine Fehler liegen im Hartgewebsbereich in der Größenordnung unter 0,01 mm, im Bereich der keratinisierten Mukosa eine Zehnerpotenz höher. Für die Genauigkeit im Bereich der verschieblichen Mukosa darf das Prädikat "zufällig" verwendet werden.

Diese Genauigkeit hat Auswirkungen auf die Erhebung der **oralchirurgischen Grundlagen** für die Positions- und Operationsplanung. Ihr liegt die Schleimhautdickenmessung an 5 Punkten zugrunde. Ob diese in der Version "Sonde/Kanüle plus endodontischer Stop" oder mit einem zweidimensional abgreifenden Meßschieber/Meßzange (sog. Implantatlehre) ausgeführt wird, ist unerheblich (Abb. 5). Wegen der vorhergehenden Lokalanästhesie muß sowieso mit einer Volumenzunahme im Gewebe gerechnet werden. Auch treten bei der Abformung Kompressionen unterschiedlichen Ausmaßes ein, die die Messung beeinflussen.

Die Schleimhautdickenmessung mit einem kleinen Ultraschallgerät (z.B.: SDM Fa. Krupp) hat den Vorteil nicht invasiv zu sein. Durch den notwendigen Anpreßdruck des Schallkopfes werden aber Gewebskompressionen erzeugt, die einen Fehler im Sinne zu günstiger Dimensionen des Knochenlagers hervorrufen (HILDWEIN 2000).

Da beide Meßverfahren hinsichtlich der Positionierung des Meßmittels (Sonde bzw. Schallkopf) auf dem Knochen "blind" sind, ist mit einem weiteren zufälligen Fehler zu rechnen. Insgesamt sollte von einer semiquantitativen Erfassung der oro-vestibulären Knochenkontur gesprochen werden. Diese wird auf das montierte Artikulatormodell übertragen, welches nunmehr auch eine chirurgische Information enthält.

**Die Schleimhautdickenmessung (NENTWIG 1983, SPÖRLEIN, MROCHEN und TETSCH 1986 BRINKMANN 1987, SEIDE und SÜMNIG 1992,) als Grundlage der Anfertigung eines Sägeschnittmodelles nach NENTWIG (1983) ist bekanntermaßen je nach Verfahren mit verschiedenen Unschärfen belastet.**

**Genauere Angaben sind technisch möglich (siehe Kap. II.5.3), jedoch je nach Verfahren entweder mit höheren Nebenwirkungen, und / oder durch ihre mangelhafte Übertragbarkeit in das Koordinatensystem des Schädelebenenmodells mit anderen Fehlern ähnlicher Größenordung behaftet.**

**II.5.2.2 Orientierung über die vertikale Lagerdimension**
Zum Ausschluß von Erkrankun-

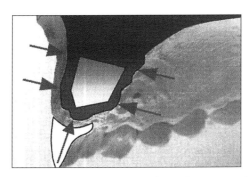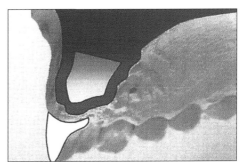

*Abb. 5: Typische Meßpunkte einer 5-Punkt-Schleimhautdickenmessung*

gen des Orofazialen Organs wurde bereits ein vollformatiges OPG (notwendigenfalls auch die in Kapitel II.5.1 angegebenen ergänzenden Bilder) angefertigt.

**Diese Aufnahmen ohne Positionsschablone dienen auch der ersten Orientierung über**
- **die vermutliche vertikale Implantatlagerdimension,**
- **die vermutliche Lage der schonungspflichtigen Strukturen relativ zum ins Auge gefaßten Implantatstandort (Canalis mandibularis, F. mentale mit "Mentalisknie", Cavum nasi, Sinus maxillaris, Wurzelachsen der dem potentiellen Implantatort benachbarten Zähne)**
  - Die im Zahnfilm röntgenologisch darstellbare Einzelzahnlücke muß (unter Berücksichtigung einer näherungsweisen Vergrößerung von 1,1 : 1) mindestens das Implantat und eine Trepanfräse, die als Innendurchmesser den Durchmesser des Implantates hat, aufnehmen können. Irgendwann muß jedes Implantat wieder entfernt werden!

- **anatomische Variationen hinsichtlich der Darstellbarkeit schonungspflichtiger Strukturen.**
  - Wenn die krestale Knochenkante des Unterkiefers im OPG kaum eine Röntgendichtedifferenz gegen Luft erkennen läßt, ist (nach Würdigung der Qualität der Aufnahme) dringend zu vermuten, daß diese Knochenkante weniger als 2 mm dick ist (Abb. 6).
  - Wenn sich der Canalis mandibularis im OPG nur teilweise oder gar nicht darstellen läßt, ist (nach Würdigung der Qualität der Aufnahme) dringend zu vermuten, daß seine Grenzen pergamentdünn sind (tritt vor allem beim älteren Menschen häufiger auf) und sich auch mit anderen konventionellen Röntgentechniken nicht darstellen lassen (BENNER 1999; Abb. 7).

In solchen Fällen ist ein Spiral CT indiziert. Über die Verwendbarkeit einer digitalen Volumentomographie (sog. Kopf-CT) in dieser Indikation ist noch nichts Sicheres bekannt. Konventionelle Tomographien (z.B.

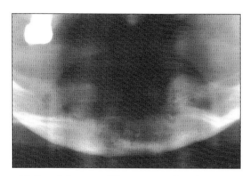

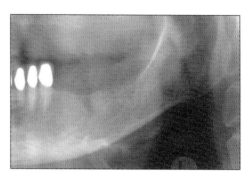

*Abb. 6: kaum Kontrast der kresta-len Knochenlinie des Unterkiefers gegen Luft: Hinweis auf messer-scharfen Kieferkamm*

*Abb. 7: Unauffindbarkeit eines Canalis mandibularis im OPG bei einer 60jährigen Patientin*

OPG-Sonderprogramme, CommCat) tragen unserer Erfahrung nach nicht zur Lösung des Problems bei.

### II.5.2.3 Ermittlung der Implantatpositionen

Die prothetische Zielvorstellung wird durch ein Wax-up bzw. eine Probeaufstellung auf dem **montierten Artikulatormodell** vorläufig umgesetzt. Das Wax-up füllt den supramukösen Raum, der zur Unterbringung der Suprakonstruktion genutzt werden kann[1]. Aus dem Gipsduplikat des Wax-ups wird in Kenntnis der Ergebnisse **der Schleimhautdickenmessung (Sägeschnittmodell)** und unter Berücksichtigung des ins Auge gefaßten **Implantatdurchmessers** und des geplanten **Durchmessers, der Länge und des Knickwinkels des Abutments** die erwünschte Position der Implantate hinsichtlich Achse und Ort festgelegt.

Die daraus resultierende Bohrachse wird in eine Positionsschablone übertragen, die den Ort des Implantates in der ins Auge gefaßten Achse mit einem metallenen Röntgenmeßstift bekannten Durchmessers und bekannter Länge markiert. Im teilbezahnten Kiefer werden im Allgemeinen Tiefziehschienen verwendet (Abb. 8), im zahnlosen Kiefer sind prothesenanaloge Methacrylatschablonen zu bevorzugen (Abb. 9). Tiefziehschienen sollten mit Methacrylat armiert werden, um ihnen die Verwindungsfähigkeit zu nehmen. Immerhin erzeugen 5° Verwindung bei einem 20 mm langen Implantat bis zu ca. 2 mm Positionsabweichung an der Implantatspitze. Die Positionsschablonen sollten die Okklusion nicht stören.

### II.5.2.4 Bestimmung der vertikalen Lagerdimension (Planungsaufnahme)

Der Patient wird mit eingesetzter Positionsschablone und seinem Ersatz im Gegenkiefer[1] geröntgt.

---

1 Eine glasklare Tiefziehschiene über das Gipsduplikat des Wax-up und die vorhandene Zahnreihe kann eine wertvolle intraoperative Unterstützung sein.

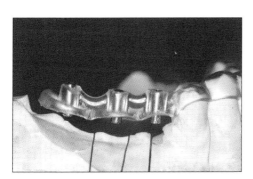

*Abb. 8: Positionsschablone aus Tiefziehmaterial mit Röntgenmarkern vor der Armierung mit Methacrylat*

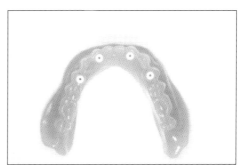

*Abb. 9: Prothesenanaloge Positionsschablone aus Methacrylat mit Bohrhülsen*

In der Regel wird dieselbe Aufnahme, die unter II.5.1 die aussagefähigsten Informationen geliefert hat, erneut angefertigt. Je nach Aufnahme (OPG bzw. Zahnfilm) ist sie **im ersten orientierenden Schritt** mit einer Implantatkonturenschablone, die auf eine mittlere Vergrößerung von 1,25 : 1 (OPG) bzw. 1,1 : 1 (Zahnfilm) eingestellt ist, auszuwerten (Abb. 10).

Im **zweiten Schritt** wird das zur Verfügung stehende Knochenangebot unter Nutzung der Größe des in der Schablone befindlichen Normkörpers mittels Dreisatz berechnet (Abb. 11). Es ist zu berücksichtigen, daß ein zylindrischer Röntgenmarker (z.B. Titan-Röntgenmeßstift Fa. ZL-Microdent d = 2,35 mm,l = 10 mm) bei geeignetem Strahlengang mit seiner Diagonalen abgebildet werden kann. Im vorgenannten Beispiel sind das 10,27 mm, mithin etwa 3% länger als eine Kugel von 10 mm Durchmesser.

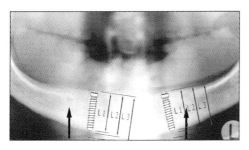

*Abb. 10: Implantatkonturenschablone auf der Diagnostikaufnahme entsprechend Kap. II.5.1. zur ersten Abschätzung der Implantatlänge*

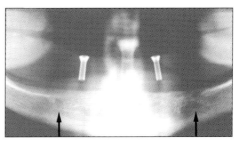

*Abb. 11: OPG-Planungsaufnahme mit Bohrhülsen 4,1/2,35 mm x 10 mm aus dem ZL-Duraplant-Implantatsystem*

Bei Implantationen im lateralen Unterkiefer ist ein Sicherheitsabstand von 2 mm (TETSCH 1984, GRAF und KNÖFLER 1986, SZABO et al. 1991), 1mm (NENTWIG 1996) bzw. 3 mm (EHRL et al. 1993) zum Canalis mandibularis hinzuzurechnen.

Da die Annäherung an den (entzündungsfreien) Sinus maxillaris und das Cavum nasi keine der Alteration des Canalis mandibularis vergleichbaren Folgen hat, muß dieser Sicherheitsabstand hier nicht in Ansatz gebracht werden.

Bei Implantationen in die Basis mandibulae (Regio interforaminalis) kann wegen der im OPG tendentiell zu klein ausgewiesenen vertikalen Knochendimensionen bei "OPG-Knochenhöhen" < 14 mm ein Fernröntgenseitbild (mit Positionsmarkierungen) angefertigt werden (SCHRAMM-SCHERER et al. 1989, PRÖBSTER und FREESMEYER 1989).

**Die in den Planungsaufnahmen gewonnenen Informationen sind nur „mit Augenmaß" (subjektiv) in die Resultate der Ermittlung des Meso- und Suprakonstruktionsraumes sowie der orovestibulären Knochenkontur einfügbar, da die Röntgenbilder keine eingeblendeten Referenzebenen (Frankfurter Horizontale, Orbitaebene und Median-Saggital-Ebene) enthalten. Mithin hat die Positionsschablone einen stets einzukalkulierenden Restfehler!**

## II.5.2.5 Eigenschaften der Planungsröntgenaufnahmen

### II.5.2.5.1 Zahnfilm
**Der Zahnfilm findet Anwendung als zusätzliche Planungsaufnahme für die Bestimmung der Knochenlagerdimension in Einzelzahnlücken der Klassen 1, 2 und 3.**

Die Verwendung eines Langtubus in Kombination mit einer exakten Paralleltechnik ermöglicht eine verzerrungsfreie Darstellung der parallel zum Film liegenden Strukturen. Abhängig vom Film-Objekt-Abstand muß mit Vergrößerungen unbekannten Ausmaßes gerechnet werden. Radioopake Marker sind daher auch beim Zahnfilm unverzichtbar.

In der oberen Front stellt der Zahnfilm ein geringeres vertikales Knochenangebot dar, als tatsächlich implantologisch nutzbar ist, wenn man die Implantatachse ca. 10° stärker nach palatinal neigt als die Wurzeln der natürlichen Zähne (Abb. 12).

### II.5.2.5.2 OPG
**Das OPG ist ungeachtet seiner Verzerrungen die Standardplanungsaufnahme in den Klassen 1 bis 4. In Regionen schlechter Darstellbarkeit wird es ggf. durch den Zahnfilm (Regio 13 – 23 und 33 – 43) oder die Fernröntgenseitenaufnahme (Darstellung des Corpus mandibulae im Bereich der Symphysis mandibulae bei Schädigungsbildern der Klasse 4) ergänzt.**

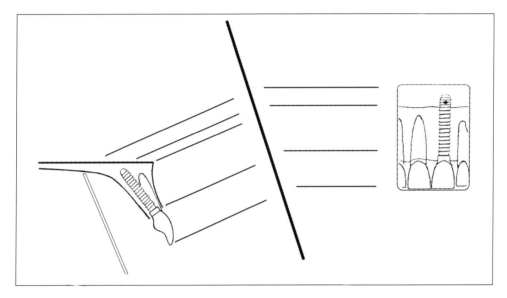

*Abb.12 Projektionsverhältnisse am Paralleltechnik-Zahnfilm in der Oberen Front; es wird weniger Knochen ausgewiesen als implantologisch nutzbar ist*

Das OPG verfügt bei korrekter Positionierung des Patienten über eine in den einzelnen Zonen des Bildes variierende Vergrößerung, die je nach konstruktiver Auslegung (Hersteller) nochmals schwankt. Inkorrekte Positionierung des Patienten im Gerät erzeugt zusätzliche nicht abschätzbare Verzerrungen, die besonders die horizontale Dimension betreffen. Bereits eine Vor- bzw. Rückverlagerung des Patienten um 5 mm bzw. eine leichte Drehung aus der Mediansagittalebene können zu einer Veränderung des horizontalen Vergrößerungsfaktors in Bereiche zwischen 1,1 und 1,6 : 1 führen.

Bei der Auswertung von OPG-Aufnahmen, die im Routinebetrieb auf einem Siemens OP 10 angefertigt wurden, kamen SZABO et al. zu der Aussage: „Bei Verwendung einer Klarsichtschablone mit dem Vergrößerungsmaßstab 1,25 : 1 muß ... eine Überschätzung des Knochenangebotes um 2 – 6 % einkalkuliert werden". (SZABO et al. 1991, ähnlich auch: KAEPPLER et al. 1995).

Die Anwendung von Positionsschablonen mit radioopaken Markern ist daher zur OP-Planung unverzichtbar (Abb. 13 und 14). Außerdem sollte sich die prothetische Versorgung des Gegenkiefers bei der Aufnahme in situ befinden, um die Kiefer etwa in der prothetisch erstrebten intermaxillären Relation abzubilden.

Die Breite einer Lücke ist im OPG wegen der deutlich variableren Vergrößerung in horizontaler Richtung höchstens abschätzbar.

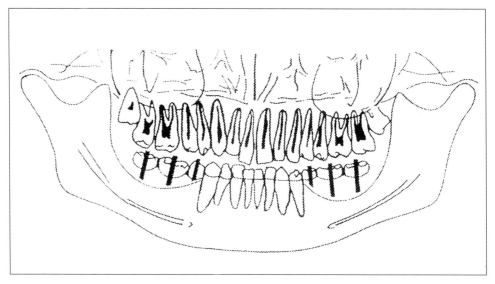

*Abb. 13: Planungs-OPG mit Bohrhülsen zur Bestimmung der vertikalen Knochenlagerdimension*

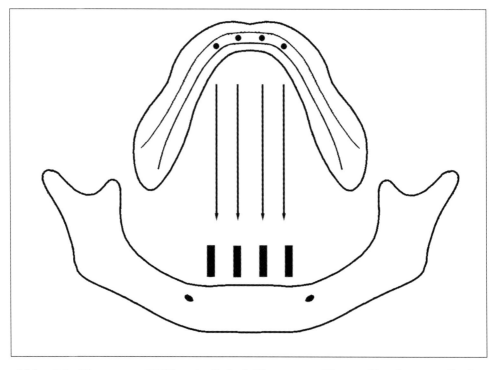

*Abb. 14: Planungs-OPG mit Bohrhülsen zur Kontrolle der vertikalen Knochenlagerdimension und der mesio-distalen Positionierung der Implantate*

**II.5.2.5.3 Fernröntgenseitenbild**
Das Fernröntgenseitenbild ist eine Planungsergänzungsaufnahme, die zusätzlich zum OPG angefertigt werden kann, wenn dieses in der Regio interforaminalis weniger als 14 mm Knochenangebot ausweist (Klasse 4).

Fernröntgenseitenaufnahmen sind Summationsbilder, die mit 1,5 m Strahler-Objekt-Abstand aufgenommen werden. Zusammen mit dem routinemäßig aufbelichteten metrischen Standard ergeben sie eine vermeßbare diagnostische Grundlage für kieferorthopädische Fragestellungen.

Für implantologische Fragestellungen ist das Miträntgen der Positionsschablonen mit ihren radio-

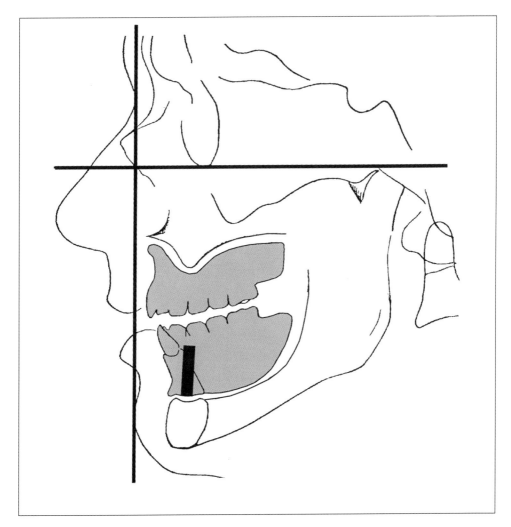

*Abb. 15: Planungs-FRS mit Bohrhülsen zur Kontrolle der vertikalen und orovestibulären Knochenlagerdimension im Symphysenbereich*

opaken Markern und des Ersatzes im Gegenkiefer notwendig. Es wird dann die prothetisch erstrebte intermaxilläre Relation abgebildet (Abb. 15).

Fernröntgenseitenbilder können durch Summationseffekte Kortikalisstrukturen vorgaukeln, die real nicht vorhanden sind. Insbesondere ist die röntgenologisch dargestellte orale Kontur des Palatum durum ein Summationsartefakt (Pröbster und Freesmeyer 1989). Lediglich der Symphysenbereich des Unterkiefers wird exakt wiedergegeben (Schramm-Scherer 1989). Daher sind sie zur Diagnostik etwaiger lokaler Knochendefekte ungeeignet.

### II.5.2.6 Übertragen der Planungswerte in den Operationssitus
Die Orientierungsschablone (Bohrschablone) kann nur bei:

- dentaler Verankerung,
- hinreichender Sterilisations-(Desinfektionsmittel-) resistenz,
- Ausstattung mit Metallbohrhülsen,
- hinreichender Steife ihrer Konstruktion

tatsächlich zur Sicherung des Therapieergebnisses beitragen. Sie macht die ständige schrittweise intraoperative Kontrolle von Implantationsort, Implantatachse und Tiefe des Implantatbettes mit geeigneten Hilfsmitteln (z.B. Meßschiebern, Tiefenmeßlehren, Winkelmeßlehren) nicht entbehrlich (Abb. 16 und 17).

**In die Orientierungsschablone (Bohrschablone) gehen die prothetisch erstrebte Position und die vermutlich chirurgisch realisierbare Position ein. Die endgültige Implantatposition ist ein intraoperativer Kompromiß!**

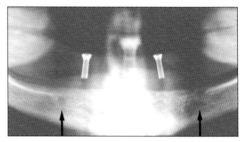

*Abb. 16: OPG-Planungsaufnahme mit Bohrhülsen 4,1/2,35 mm x 10 mm aus dem ZL-Duraplant-Implantatsystem*

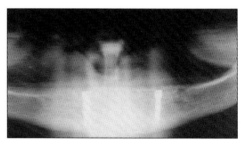

*Abb. 17: OP – Ergebnis 2 ZL-Duraplant Implantate 2,9 mm x 15 mm; infolge der mangelnden Fixierbarkeit der Schablone entsprechen die Achsen nicht der Planung*

### II.5.3. Positions- und Operationsplanung – Erweiterte Verfahren
Generell gilt, die diagnostische Information mit der geringstmöglichen Strahlendosis zu erzielen (ALARA-Prinzip). Visser (1999) hat an Hand dosimetrischer Un-

*Tab. 1: Relative Dosisbelastung radiologischer Untersuchungstechniken im Kopfbereich (VISSER 1999; \*ergänzt um Werte umgerechnet nach MÖBES, BECKER und JACOBS 1999)*

| Aufnahmetechnik | Relative Dosisbelastung |
|---|---|
| Zahnfilmstatus intraoral, konventionell | 1 |
| Zahnfilmstatus intraoral, digital | 0,2 - 0,3 |
| OPG, konventionell | 0,2 |
| CT von OK und UK (Spiraltechnik) | 2 |
| CT von OK und UK (Axialschichttechnik) | 6 |
| DVT („Kopf-CT") von OK und UK | ca. 0,5 – 1\* |

tersuchungen die in Tab. 1 zusammengestellten relativen Dosisbelastungen für die einzelnen Untersuchungsverfahren bestimmt.

## II.5.3.1 Konventionelle Röntgentomographie

**Die transversalen Schichtaufnahmen (TSA) sind Planungsergänzungsaufnahmen, die zusätzlich zum OPG angefertigt werden können, wenn in die Basis mandibulae/Basis maxillae implantiert werden soll (Klasse 4).**

Die transversalen Schichtaufnahmen (TSA) beruhen auf dem gleichen technischen Prinzip wie das OPG. Ihnen sind daher ähnliche systematische und zufällige Darstellungsfehler eigen. Sie werden mit Positionsschablonen, denen röntgenopake Marker eingefügt sind, durchgeführt. Unter den Techniken der erweiterten Implantatlagerdiagnostik stellen sie die strahlenhygienisch günstigsten Verfahren dar. Sie werden entweder mit speziellen Röntgengeräten

(z.B. Scanora, ISI CommCAT) oder mit speziellen Programmen des OPG (Orthophos-Zusatzprogramme für TSA) ausgeführt (KAEPPLER et al. 1997, EKKESTUBE 1997, BESIMO et al.1999).

Diese Verfahren eignen sich besonders im (zahnlosen) Unterkiefer, wo auf Grund einer ausgeprägten Kompakta meist eine klare Darstellung der Knochenkontur im Querschnitt gelingt (Abb. 18 und 19).
Wegen der im (langjährig zahnlosen) Oberkiefer geringer ausgeprägten Kompakta eignen sie sich dort weniger (Abb. 20 und 21).

Schichtdimensionen bis zu minimal 1mm erlauben (nur bei Verwendung von Schablonen mit Markern, die auch eine Ortsidentifikation ermöglichen müssen!) die Bewertung der Situation genau am vorgesehenen Implantationsort. Der Vorteil des Verfahrens liegt in seiner Toleranz gegenüber Metallen (keine Reflexionen). Die Nach-

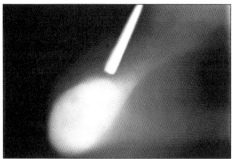

*Abb. 18: ISI CommCAT-Planungs-aufnahme im extrem atrophierten Unterkiefer*

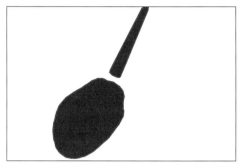

*Abb. 19: ISI CommCAT-Planungs-aufnahme im extrem atrophierten Unterkiefer schematisch*

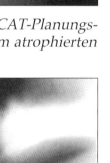

*Abb. 20: ISI CommCAT-Planungs-aufnahme im extrem atrophierten Oberkiefer*

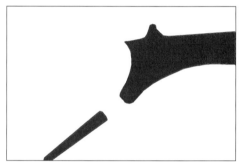

*Abb. 21: ISI CommCAT-Planungs-aufnahme im extrem atrophierten Oberkiefer schematisch*

teile der konventionellen TSA bestehen darin, dass die Bilder technisch bedingt relativ unscharf erscheinen und dass es einiger Erfahrung in der Anwendung dieser Techniken bedarf, vor allem was die Einstellung der Patienten im Gerät betrifft, um auswertbare Bilder zu erhalten. Die subjektive Belastung des Patienten ist durch längeres „Eingespanntsein" in das Gerät beim ISI CommCAT hoch. Die Dosisbelastung hängt von der Anzahl der angefertigten Aufnahmen ab und liegt im Bereich eines OPG bzw. darunter (EKKESTUBE 1992).

Die so gewonnenen Bilder lassen sich (wie jedes konventionell erstellte Röntgenbild) via Scanner auch mit spezifischen Softwarelösungen für die Vermessung und Implantatplanung (z.B.: Friacom, Surgplan) auswerten .

### II.5.3.2 Computertomographie (CT)/Digitale Volumentomographie (DVT)

**Bei komplexen Defektsituationen in der Implantatregion (Klasse 5) und bei Nichtdarstellbarkeit einer schonungspflichtigen Struktur im OPG (siehe Kap. II.5.2.2) besteht**

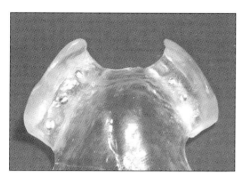

*Abb. 22: Methacrylat-Positions-schablone mit Titanmarkern für CT-Untersuchung (aus GRAF et al. 1992)*

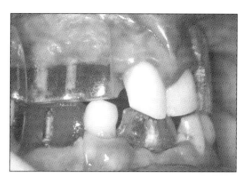

*Abb. 23: CT-Positionsschablone in situ; die prothetisch erstrebte Relation der Kiefer ist eingestellt (aus GRAF et al. 1992)*

eine absolute Indikation zur CT- oder DVT-Untersuchung.

Bei räumlich sehr ausgedehnten Schädigungsbildern entsprechend der Klassen 2, 3 und 4 kann eine relative Indikation zur CT-Untersuchung bestehen. Sie dient der möglichst exakten Bestimmung des Augmentationsvolumens und damit der Entscheidung für die in Frage kommende Knochenspenderegion (Knochenfalle, intraorale Entnahme, Entnahme aus der Tibia, Entnahme aus dem Beckenkamm) bzw. die Verwendung von Knochenersatzmaterial.

### II.5.3.2.1 Vorbereitung des Patienten

Entsprechend des in Kapitel II.5.2.1. dargestellten Verfahrens wird eine Positionsschablone erstellt, die radioopake Marker (Stifte) am prothetisch erwünschten Ort und in der prothetisch sinnvollen Achse der Implantate enthält. Diese radioopaken Marker müssen aus Titan (ersatzweise Guttapercha ca. 2 mm Durchmesser) bestehen, da ansonsten bei der CT-Aufnahme Reflexionen entstehen, die die Aussagefähigkeit der betreffenden CT-Schicht extrem einschränken (Abb. 22 und 23).

*Tab. 2: Einstellung des CT für implantologische Untersuchungen*

| Parameter | Einstellung |
| --- | --- |
| Gantrywinkel | 0° |
| Gantryebene | parallel zur Kauebene |
| Tischvorschub | 1,5 mm |
| Schichtdicke | 1 mm |

Die Positions- und Operationsschablone ist so zu gestalten, daß
sie die therapeutisch erstrebte intermaxilläre Relation darstellt. Sie
sollte aus Methacrylat bestehen.
Alle ohnehin aus zahnärztlichen
Gründen entfernungspflichtigen
metallenen Restaurationen (sofern
sie nicht aus Titan bestehen) müssen vor der CT-Untersuchung entfernt werden, um metallreflexi-
onsbedingte Bildstörungen zu minimieren. Sie können durch Gla-
sionomerzemente (Füllungen) und
Epiminharzprovisorien (Kronen
und Brücken) ersetzt werden.
Metallgußprothesen sind gegen
Methacrylataufbißbehelfe auszutauschen.

### II.5.3.2.2 Computertomographie (CT)

Mit der oben dargestellten Pla-
nungsschablone und den grundlegenden Einstellungen entsprechend
wird das CT aufgenommen (Tab. 2).

Das Gerät führt dabei im Prinzip
für eine CT-Schicht einen Umlauf
um den Patienten aus. Durch kon-
struktive Verbesserungen und
Softwareweiterentwicklung ist dieses Prinzip des mehrmaligen Um-
laufs zwar eingeschränkt, jedoch
nicht aufgehoben (Abb. 24).

Die Lage der Gantryebene mit 0°
Neigung parallel zur Kauebene erlaubt es, nötigenfalls die durch die
Artefaktbildungen an nicht aus-
gliederbaren metallenen Restaurationen unbrauchbaren Schichten
bei der weiteren Rekonstruktion
auszublenden.

Nach der Auffindung der potentiellen Implantationsorte anhand
der Titanstifte (Guttaperchastifte)
werden rechtwinklig zum Kieferkamm sogenannte cross sections
errechnet, die ein „radiologisches
Sägeschnittmodell" darstellen. Einem in implantologischen Untersuchungen unerfahrenen Radiolo-
gen sollte bei Aufnahme wie Auswertung der Zahnarzt zur Seite
stehen. Durch die Transformation
der CT-Daten in ein PC-lesbares
Format steht dem Zahnarzt mit
Softwarepaketen wie z.B.
SIM/PLANT auch die Möglichkeit
der Auswertung der Untersuchung am Praxis-PC offen.

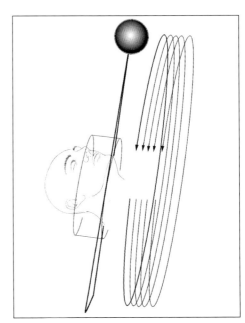

*Abb. 24.: Funktionsprinzip eines
CT; die Strahlenquelle strahlt in
mehreren Umläufen auf einen linearen Sensor*

### II.5.3.2.3 Digitale Volumentomographie DVT (sog. „Kopf-CT")

Seit ihrer Einführung 1998 gewinnt die Digitale Volumentomographie (DVT 9000, QR Italia) zunehmend an Bedeutung für die präimplantologische Diagnostik in den oben angegebenen Indikationen.

Das Gerät erzeugt bei nur einem Umlauf mit 360 Einzelbildern auf einem flächigen Bildsensor einen Volumendatensatz von ca. 150 mm Durchmesser und 100 mm Höhe (Abb. 25). Das erlaubt die zusammenhängende Darstellung von Ober- und Unterkiefer mit den angrenzenden Strukturen.

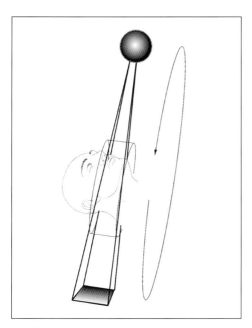

*Abb. 25: Funktionsprinzip der Digitalen Volumentomographie DVT, (sog. Kopf-CT); die Strahlenquelle strahlt in einem Umlauf auf einen flächigen Sensor*

Der entstehende Rohdatensatz wird mathematisch in axiale Schichten (entsprechend der Computertomographie) umgewandelt.

Diese Axiale dienen als Grundlage für weitere sekundäre Rekonstruktionen (z.B. Panoramaschichten, Transversalschnitte (cross sections) und 3-D Darstellungen), welche eine exakte Ermittlung des Knochenangebotes und eine durch alle Ebenen verfolgbare Markierung schonungspflichtiger Strukturen erlauben.

Die Möglichkeit der Modifikation der Axialebene nach der Aufnahme gewährleistet, dass die jeweils interessierende Region senkrecht zur Ebene der Sekundärrekonstruktionen dargestellt werden kann und damit ein hohes Maß an meßtechnischer Sicherheit erreicht wird.

Ist in der zahnärztlichen Praxis die entsprechende Software vorhanden, so besteht nach Übermittlung der Daten via e-mail, CD-ROM oder ZIP-Disk die Möglichkeit der Betrachtung, Auswertung und Vermessung durch den Implantologen selbst.

In der Dosisbelastung ist die Technik nach ersten Untersuchungen 3 bis 4mal so hoch wie ein konventionelles OPG und liegt damit deutlich unter der CT-Dosis (20-25%).

### II.5.3.2.4 Auswertung

Wenn die Untersuchung auf beide Kiefer ausgedehnt wird, sind folgende metrisch exakte Aussagen am Ort der Implantation möglich (Abb. 26 und 27):

- Abstand der knöchernen Kieferkämme beider Kiefer zueinander,
- Lage der knöchernen Kieferkämme beider Kiefer zueinander,
- Konturen der Positionschablonen (i.e. Umgrenzung des Suprakonstruktionsraumes; ggf. Hounsfieldfenster verschieben!),
- vertikale Dimension des Knochenlagers,
- horizontale Dimension des Knochenlagers,
- chirurgische Optimalachse,
- prothetische Optimalachse,
- Winkel zwischen chirurgischer und prothetischer Optimalachse,
- 3D – Darstellung der Kiefer (GRAF et al. 1992).

Außerdem kann auf die Knochenstruktur am Implantationsort geschlossen werden.

Es existiert jedoch kein metrisch korrektes Verfahren, um die im CT oder DVT gemessenen diagnostischen Ergebnisse fehlerfrei in die zahnärztliche Positions- Operationsschablone zu überführen! Dieser Vorgang wird nach wie vor mit Augenmaßunschärfe vorgenommen (GRAF et al. 1992).

Die mittels CT- oder DVT-Untersuchung gewonnenen Erkenntnisse lassen daher -wie die Ergebnisse

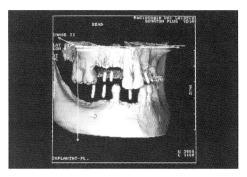

*Abb. 26: 3D-Darstellung in prothetisch erstrebter intermaxillärer Relation (aus GRAF et.al. 1992)*

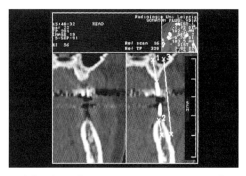

*Abb. 27: Cross sections in prothetisch erstrebter intermaxillärer Relation (modifiziert aus GRAF et al. 1992)*

des Basisverfahrens ebenfalls nur eine **Positionsvorausschätzung** für das/die Implantat(e) zu.

### II.6. Implantologisches Beratungsgespräch

Der Abschluß der präimplantären Diagnostik besteht in einem Beratungsgespräch mit dem Patienten. Es informiert ihn in einer **ersten verständlichen Stufe** über die vom Implantologen gestellte Diagnose und die von ihm ins Auge gefaßte Therapie. Dies beinhaltet die Antwort auf die Frage, ob die implantologische Therapie in der vom Patienten gewünschten Form aus fachwissenschaftlicher Sicht:

1. überhaupt zum erwünschten Ziel führen kann,
2. überhaupt mit vertretbarem Risiko durchführbar ist,
3. mit den im Hause zur Verfügung stehenden Mitteln mit vertretbarem Risiko durchführbar ist,
4. welchen zeitlichen Ablauf die geplante Therapie haben muß und welche Fristen vom Patienten zwingend einzuhalten sind **(erduldet werden müssen)**,
5. über welche Zeiträume der Patient mit prothetischen Interimsversorgungen auskommen muß und welche (geringe) Funktionalität diese notwendigerweise haben werden,
6. welche Alternativen mit welchem Risiko, die dem Patienten evtl. eher zusagen, vorhanden sind.

Erfahrungsgemäß werden nur wenige Patienten über die oben genannten Punkte keine oder nur geringe eigene Vorstellungen haben. Maßgebend für einen gemeinsamen Entschluß zur Therapiedurchführung ist aber das Wohl des Patienten nicht sein Wille!

**Salus aegroti suprema lex, nicht aber: Voluntas aegroti suprema lex!**

**Im Beratungsgespräch oktroyiert der Implantologe dem Patienten keinen Therapieweg, läßt sich aber auch vom Patienten keinen Therapieweg, dessen Scheitern er (nicht der Patient) zu verantworten hat oktroyieren.**

In einer **zweiten Stufe** kann dem Patienten eine Empfehlung in Form einer Projektion gegeben werden: „Wenn Sie meine Mutter (Schwester, Vater, Bruder) wären, riete ich Ihnen folgendes: „ ......"!

Nach der Darlegung eines medizinisch wie auch finanziell so außerordentlich folgenreichen Sachverhaltes muß der Patient angemessene Zeit zur Verarbeitung und Entscheidung erhalten.

## II.7 Literatur

1   Benner, K.U.: Morphologie der oralen Implantologie ; in Brinkmann, E. (Hsgb.) Implantologie in der Zahnärztlichen Praxis, Band I: Grundlagen; Anke-Verlag Oldenburg 1999 S. 38 – 67

2   Besimo, Ch.; Jordi, P.; Berezowsky, J.; Guindy, J.: Computer- und schablonengeführte Mehrzweckradiographie am Beispiel Scanora als Alternative zur CT-gestützten Implantatplanung. Implantologie 2 (1999) 131-140

3   Brinkmann, E.: Präoperative Diagnostik in der zahnärztlichen Implantologie. Zahnärztl Praxis 38 (1987) 411

4   Ehrl, P.A., Engels, H., Müller.: Standards für Implantatsysteme. Z Zahnärztl Implantol IX, 5-8 (1993)

5   Ekkestube, A; Thilander, A.; Gröndahl, H.-G.: Absorbed doses and energy imparted from tomography for dental implant installation. Spiral tomography using the Scanora-technique compared with hypocycloidal tomography. Dentomaxillofac Radiol 21 (1992) 65-69

6 Ekkestube, A, Gröndahl, K.; Gröndahl, H.-G.: The use of tomography for dental implant planning. Dentomaxillofac Radiol 26 (1997) 206-213

7 Graf, H.-L.; Knöfler, W.: Indikation und Anwendung unbeschichteter und beschichteter MLW-Titanblattimplantate des Typs Leipzig. Sektion Stomatologie der Karl-Marx-Universität Leipzig, Leipzig 1986 134 S.

8 Graf, H.-L.; Angerer, K.; Schulz, M.; Lieberenz, S.; Knöfler, W.: CT-gestützte präimplantäre Diagnostik unter Berücksichtigung der intermaxillären Relation mit dem Programm DENTAS-CAN. in: Ges.für Orale Implantologie (Hsg.): Jahrbuch für Orale Implantologie 1992, Quintessenz-Verlags-GmbH Berlin 1992, S. 105 – 110

9 Hildwein, A.: Morphometrische Untersuchungen des Alveolarfortsatzes aus implantologischer Sicht. Med. Diss. Med. Fakultät Uni Leipzig 2000

10 Joos, U.: Diagnostische Standards als Voraussetzung für die Qualitätssicherung in der Implantologie. Vortrag zur Frühjahrstagung 1999 der Deutschen Gesellschaft für Implantologie im Zahn-, Mund- und Kieferbereich. Münster 18. - 20.03.1999

11 Kaeppler, D.; Axmann-Krcmar, Schwenzer,N.: Anwendungsbereiche transversaler Schichtaufnahmen (Scanora) in der zahnärztlichen Implantologie. Z Zahnärztl Implantol XIII (1997) 18 - 24

12 Marxkors, R.; Müller-Fahlbusch, H.: Psychogene Prothesenunverträglichkeit. Ein nervenärztliches Konsilium für Zahnärzte. Hanser, München 1976

13 Möbes, O.; Becker, J.; Jacobs, K.: Anwendungsmöglichkeiten der Digitalen-Volumen-Tomographie in der implantologischen Diagnostik. Vortrag zur Frühjahrstagung 1999 der Deutschen Gesellschaft für Implantologie im Zahn-, Mundund Kieferbereich. Münster 18. - 20.03.1999

14 Nentwig, G.H.: Präoperative Planung der Spätversorgung von Einzelzahnlücken mit Implantaten. Dtsch Zahnärztl Z 38 (1983) 689 – 692

15 Nentwig, G.H.: Diagnostik, Planung und Aufklärung aus chirurgischer Sicht. In in: Hupfauf, L. (Hsg.): Implantologie - Praxis der Zahnheilkunde Urban und Schwarzenberg München - Wien - Baltimore 1996, S 92 – 102

16 Pröbster, L.; Freesmeyer, W.B.: Das Fernröntgenseitbild in der präimplantologischen Diagnostik - eine röntgenkephalometrische Studie. In: Z Zahnärztl Implantol V (1989) S. 155-161

17 Schramm-Scherer, B.; Behneke, N.; Reiber, Th.; Tetsch, P.: Röntgenologische Untersuchungen zur Belastung von Implantaten im zahnlosen Unterkiefer. In: Z Zahnärztl Implantol V (1989), S. 185-190

18 Seide, M.; Sümnig, W.: Zur sicheren Positionierung der Implantatpfeiler unter Berücksichtigung eines ausreichend dimensionierten Implantatlagers. Z Zahnärztl Implantol VIII (1992) 185-192

19 Spörlein, E.: Mrochen, N.; Tetsch, P.: Entwicklung einer zweidimensionalen Schieblehre (Mainzer Modell). Z Zahnärztl Implantol 2 (1986) 277 – 280

20 Striezel, F.P.; Ehrl, P.A.: Röntgendiagnostik; in: Brinkmann, E. (Hsg.):Implantologie in der Zahnärztlichen Praxis, Band I: Grundlagen; Anke-Verlag Oldenburg 1999 S. 128 - 144

21 Szabo, G.; Keck, B.; d´Hoedt, B.: Präimplantologische Diagnostik mit individuellen Röntgenschablonen im OPG. Z Zahnärztl Implantol VII 33-36 (1991)

22 Tetsch, J.; Tetsch, P.; Koestner, St.; Pfannenstiel,W.:Zur Morphologie teil- und unbezahnter Oberkiefer; Z zahnärztl Implantol 14 (1998) 35 –39

23 Tetsch, P.: Enossale Implantationen in der Zahnheilkunde. München - Wien: Carl Hanser, 1984

24 Visser, H.: Zeitgemäße parodontologische Röntgendiagnostik. Dtsch Zahnärztl Z 54 (1999) 64-72

# III. Indikation und Kontraindikation zur Implantation
(H.-L. Graf)

## III.1 Indikation

## III.2 Indikationsgrenzen – Kontraindikationen

III.2.1 Allgemeinmedizinische Indikationsgrenzen

III.2.1.1 Somatische Probleme

III.2.1.2 Psychosomatische und soziale Probleme

III.2.2 Stomatologische Indikationsgrenzen

III.2.2.1 Prothetische Probleme

III.2.2.2 Oralchirurgische Probleme

III.2.2.3 Parodontologische Probleme

III.2.2.4 Kieferorthopädische Probleme

III.2.3 Indikationsgrenzen des verwendeten Implantatsystem heraus

## III.3 Beschreibung der Indikationsklassen (E. Brinkmann)

## III.4 Literatur

# III. Indikation und Kontraindikation zur Implantation
*(H. L. Graf)*

## III.1 Indikation

**Die Indikation zur Implantation ist stets eine prothetische.** Um sie zu stellen ist das übliche Repertoire der prothetischen Diagnostik abzuarbeiten:
• Anamnese,
• Karies- und Parodontalstatus,
• Schleimhautbefund,
• Funktionsanalyse,
• Modellanalyse und
• bildgebende Verfahren.

Die **Indikation** ergibt sich aus:
• der Diagnose der momentanen Lückengebißsituation,
• der Behandlungsnotwendigkeit,
• der individuellen Prognose der vorhandenen Kaueinheiten und
• dem daraus entwickelten therapeutischen (prothetischen) Gesamtkonzept.

Die **Behandlungsnotwendigkeit** ergibt sich aus:
• der Schwere, der durch den Zahnverlust eingetretenen Veränderungen im orofazialen Organ **(therapeutische Indikation)** und / oder
• der Schwere, der durch den Zahnverlust zu erwartenden Veränderungen im orofazialen Organ **(prophylaktische Indikation).**

Die **Prognose der vorhandenen Kaueinheiten** sollte über einen Zeitraum von zirka 10 Jahren versucht werden, da konventioneller wie implantatgetragener Zahnersatz diese Funktionszeiten erreicht. Notwendigerweise wird der Prognose, mit zunehmendem Vorhersagezeitraum ein stärker werdendes spekulatives Element eigen sein.

Das **prothetische Gesamtkonzept** ist ausgerichtet auf:
• die Wiederherstellung der durch Zahnverlust gestörten Struktur und Funktion des orofazialen Organs, oder den Schutz des orofazialen Organs vor zu erwartenden Störungen,
• die dauerhafte Funktionstüchtigkeit der prothetischen Versorgung,
• den Erhalt der verbliebenen orofazialen Strukturen.
Es sollte wegen der Unsicherheiten der Prognose eine sinnvolle Weiterentwicklung zulassen.

**Primär** werden Implantate mit dem Ziel eingesetzt, :
• die dentalen Hartgewebe zu schonen,
• festsitzenden Zahnersatz zu ermöglichen, wo dieser im Rahmen der konventionellen Prothetik nicht mehr möglich ist,
• funktionsunfähigen abnehmbaren Zahnersatz in seiner Kinematik einzuschränken.

**Sekundär** ist ihnen durch die Eigenart ihrer Verankerung im Knochen ein die Knochenstruktur erhaltender Effekt eigen.

## III.2 Indikationsgrenzen - Kontraindikationen

Im Unterschied zu konventionellem Zahn-(kronen)ersatz macht

ein Implantat einen chirurgischen Eingriff notwendig. Aus dessen Verantwortbarkeit ergeben sich Indikationsgrenzen (Tab. 1).

Im Unterschied zu natürlichen Zähnen sind Implantate nicht Bestandteile evolutionär selektierter Regelkreise, die vom Organismus aktiv (und unter Energieeinsatz) aufrecht erhalten werden. Der periimplantäre Knochen und die periimplantäre Mukosa haben nur eine sehr beschränkte Antwortmöglichkeit auf die (unphysiologischen) Reize, die vom Implantat und seiner Suprakonstruktion ausgehen. Diese Antwort ist die Entzündung. **Ihr subchronischer Verlauf als Fremdkörperreaktion stellt das Funktionsprinzip der Implantate, ihr Umschlagen in die akute Form das Funktionsprinzip ihrer Abstoßung dar (siehe auch GRAF 1990, DONATH, LAASS und GÜNZL 1992 und GRAF 1997).** Das Vorhandensein von Noxen, die diesen Umschlag zu befördern geeignet sind, stellt daher eine Indikationsgrenze dar (Tab. 1).

Im Unterschied zu natürlichen Zähnen verfügen Implantate nicht über einen gingivodesmodontalen Verschluß. Das hemidesmosomale Attachment des narbenringbedeckenden Epithels am Implantat ist vulnerabel. Es besteht während der gesamten Funktionsperiode des Implantates eine Störung der ektodermalen Integrität des Organismus. Diese ist bei einem gesunden Immunsystem erfahrungsgemäß unkritisch, da genügend

"Leistungsreserven" desselben vorliegen. Störungen ergeben Indikationsgrenzen (Tab. 1).

Aus diesen Erkenntnissen resultieren Standards hinsichtlich tolerierbarer bzw. nicht tolerierbarer systemischer und lokaler Begleiterkrankungen, sowie Konstruktionsprinzipien des Körperersatzmittels Implantat.

### III.2.1 Allgemeinmedizinische Indikationsgrenzen

### III.2.1.1 Somatische Probleme
Die Langzeitstabilität der Kontaktzone eines Implantates mit Knochen und Mukosa muß dadurch erreicht werden, daß das Therapeutikum so eingestellt wird, daß seine unphysiologischen Wirkungen und Nebenwirkungen auf den Organismus stets kleiner sein werden, als dessen kompensatorische Potenz.

Im einzelnen müssen folgende Gleichgewichte bestehen (Abb. 1).

- Die Stabilität des hemidesmosomalen Attachments ist an Quantität und Qualität der angreifenden Noxe „Plaque" und offenbar an die mechanische Ruhe der periimplantären Bindegewebsmanschette gebunden.
- Die Auseinandersetzung des Körpers mit dem Material ist klinisch unproblematisch. Eine eventuelle Abstoßungsreaktion des Körpers gegen das Implantat spielt bei heutigen Implantatma-

## Kritische Gleichgewichte am Implantat

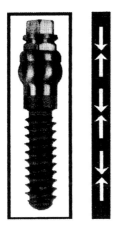

– Stabilität des hemidesmosmalen Attachments
gegen mechanischen und mikrobiellen Angriff

– Reaktion der körpereigenen Abwehr gegen
Materialwirkung des Fremdkörpers „Implantat"

– Stabilität des Knochenlagers gegen
unphysiologische Belastung

Abb. 1: Wesentliche Gleichgewichte zwischen Implantat und Organismus

terialien keine nennenswerte Rolle mehr.
- Die Resistenz des Knochenlagers gegen die angreifende Last ergibt sich aus der Quantität der Last, der Quantitätsänderung der Last und der Reaktion des Knochengewebes.

Mit der Anerkennung dieser Prinzipien kann bei Vorliegen einer Reihe von Allgemeinerkrankungen keine Indikation zur Implantation mehr gestellt werden.

Unter Verwendung der Angaben LENZ (1983) und TETSCH (1984), GRAF und KNÖFLER (1986), ACKERMANN et al. (1991), FUCHSBRUNNER (1991), K.A. SCHLEGEL (1992) und

GRAF (1997) entsteht die in Tab. 1. dargestellte Liste von Allgemeinerkrankungen und Zuständen, die eine Implantation verbieten. Dabei wird das nach Auffassung des Autors in einer normalen zahnärztlichen Praxis zu vertretende Risikoniveau zugrunde gelegt. Daß in hochspezialisierten Praxen und Kliniken in besonderen Fällen und unter besonderen Vorkehrungen im Einzelfall auch anders entschieden werden kann, ist nicht zu bezweifeln.

Allergien gegen Titanverbindungen werden extrem selten gefunden. RAMMELSBERG und PEVNY (1986) stellten bei 200 Patienten der Würzburger Hautklinik (i.e.

**Tab. 1: Kontraindikationen aus allgemeinmedizinischer Sicht (überarbeitet nach GRAF [1997])**

| I. Problemkreise hinsichtlich der Verantwortbarkeit des operativen Eingriffs | Kausalgruppe | Zustände / Erkrankungen |
|---|---|---|
| 1. Toleranz gegenüber dem chirurgischen Eingriff | Krankheiten und Zustände, die einen quod vitam nicht notwendigen Eingiff unverantwortbar erscheinen lassen | - Herzinsuffizienz NYHA III u. IV<br>- CCS III u. IV chron. isch. Herzkrankheit<br>- Zustand nach Myokardinfarkt (temporär 6 Monate)<br>- nicht eingestellter Hypertonus |
| 2. Wundheilung | Krankheiten und/oder Zustände, die die Gerinnung oder Wundheilung beeinträchtigen | - Antikoagulantientherapie<br>- ASS-Therapie (1 Woche Karenz!)<br>- sonstige Gerinnungsstörungen<br>- Leberzirrhose (Vit.K !)<br>- Diabetes mellitus Typ I<br>- alle Erkrankungen des hämatopoetischen. Systems (Leukosen, Agranulozytosen etc.)<br>- Prednisontherapie<br>- sonst. immunsuppr. Therapie<br>- aktuelle Zytostatikatherapie<br>- Radiation und Zustand nach Radiatio |
| **II. Problemkreis am Implantat in situ:** | **Kausalgruppe:** | **Zustände / Erkrankungen** |
| 1. Dauerstabilität der Pfeilerdurchtrittsstelle durch die Mukosa (Abwehr am Narbenring versus Plaquebelastung) | Zustände und/oder Erkrankungen, die die regelrechte Funktion der körpereigenen Abwehr in Frage stellen | - gestörte Immunabwehr (HIV)<br>- Diabetes mellitus (Typ I)<br>- Prednisontherapie<br>- sonst. immunsupp. Therapie<br>- alle Erkrankungen des hämatopoetischen. Systems (Leukosen, Agranulozytosen etc.) |
| 2. Lasteinleitung in den Knochen (unphys.Einleitung von Lasten versus Knochenregeneration) | Zustände und /oder Erkrankungen, die die normale Reaktivität des Knochens einschränken | - Nierenerkrankungen<br>- Urikopathie (Gicht)<br>- Krankh. des rheumat. Formenkreises (generalisierte Mesenchymerkrankung)<br>- Knochensystemerkrankungen<br>- Stoffwechselerkrankungen (M. Recklinghausen [Parathormon])<br>- Dialysebehandlung<br>- Diuretikabehandlung (Kalziumspiegel prüfen!) |
| 3. Materialwirkung gegen Körperabwehr | | - Allergien (bei Titan extremst selten) |

selektiertes Patientengut) eine Allergie auf Titan-III-Chlorid fest. FALLSCHÜSSEL (1986) fand im Epikutantest bei über 300 zufällig ausgewählten Patienten einer zahnärztlichen Praxis keine allergische Reaktion auf $TiO_2$ und Titan-III-Chlorid. Infolge dessen sollte die Allergieproblematik unserer Auffassung nach cum grano salis betrachtet werden.

Desgleichen vertritt GRÖTZ bereits (1990) aufgrund eigener Untersuchungen am Menschen die Auffassung, daß eine Oligosialie und eine Xerostomie *keine* Kontraindikation zur Implantation darstellen.

Die prothetischen Schwierigkeiten bei der postoperativen Rehabilitation von Tumorpatienten haben dazu geführt, daß seit einiger Zeit unter besonderen Vorsichtsmaßnahmen (u.a. prä- und postoperative hyperbare Oxigenierung) auch in diesen Fällen implantiert wird. Diese Therapie muß jedoch hochspezialisierten Praxen oder Kliniken vorbehalten bleiben.

Im Unterschied zu anderen Autoren (ACKERMANN et al. 1991) können wir in der Diagnose „Zustand nach Endokarditis" keine absolute Kontraindikation gegen eine Implantatversorgung erkennen, wenn auch auf die übliche antibiotische Prophylaxe geachtet werden muß.

Das (in drei klinische Stadien eingeteilte) Krankheitsbild der Osteo-

porose wurde in den 90iger Jahren verschiedentlich als Kontraindikation zur Implantation kontrovers diskutiert. In Übereinstimmung mit der Auffassung über die Indikation von orthopädischen Implantaten (Endoprothesen), sehen wir in der Osteoporose keine Kontraindikation zur Implantation. Allerdings haben wir in solchen Fällen die Einheilzeit um bis zu 50% verlängert.

Rheumatische Erkrankungen sehen wir nur insofern als Kontraindikation an, als sie mit Prednison und/oder Zytostatika behandelt werden.

In den vergangenen Jahren rückt das Problem des Nikotingebrauchs und Nikotinmißbrauchs zunehmend in das Zentrum öffentlichen und medizinischen Interesses. Wiewohl in dieser Diskussion auch Elemente des Zeitgeistes vermutet werden dürfen, geben eine ganze Reihe von Autoren Berichte über die prognoseverschlechternde Auswirkung des Rauchens auf die Implantate vorwiegend in der Einheilungsphase (z.B. BAIN und MOY 1993, DE BRUYN und COLLAERT 1994).

### III.2.1.2 psychosomatische und soziale Probleme

Neben nachvollziehbaren Wünschen der Patienten hinsichtlich der Funktionen ihres Zahnersatzes treten auch in implantologischen Sprechstunden häufig Patienten auf, deren geklagte Beschwerden und Probleme mit ihrem Zahnersatz nicht objektiviert und nachvollzogen werden können. Solche Probleme werden mehrheitlich bei abnehmbarem Zahnersatz (80%) gefunden, treten aber auch bei festsitzendem Zahnersatz (20%) auf (MÜLLER-FAHLBUSCH, SONE und STRUCKMEYER 1984). „Diese Zahl sollte zum Nachdenken anregen! In der Diskussion um enossale Implantate wird nämlich oft die Vermeidung seelischer und psychosomatischer Reaktionen als selbstverständlicher Vorteil dieser Methode postuliert" (MÜLLER-FAHLBUSCH 1987).

Da es sich bei einer psychogenen Prothesenunverträglichkeit um eine psychosomatische Störung handelt, die sich oft auf dem Boden einer larvierten Depression, einer neurotischen Reaktion oder einer abnormen Persönlichkeitsentwicklung ausbildet, besteht eine zeitlich befristete Kontraindikation zur zahnärztlichen Behandlung, mithin auch zur Implantation. Die Therapie sollte erst in der Phase des Abklingens der psychosomatischen Störung begonnen werden (MÜLLER-FAHLBUSCH und MARXKORS 1981.

In diesem Zusammenhang sind auch Patienten, die angeben an einer „Umweltvergiftung" zu leiden, kritisch zu betrachten. Immerhin scheint sich der Begriff „Ökochonder" für Patienten, die jede Befindensveränderung auf eine Umweltvergiftung zurückführen, einzubürgern. Wir können über einen eigenen Fall eines 17jährigen Mädchens, das nach Auffassung seiner erkennbar überprotektiven Mutter an einer Titanvergiftung infolge eines Frialit-II-Implantates litt, berichten.

**Im Grundsatz sollte bedacht werden, daß psychische Probleme und Erkrankungen mit dem Skalpell nicht geheilt oder gebessert werden können.**

Unabhängig von psychischen Veränderungen von Krankheitswert werden auch Patienten beobachtet, die bei normaler Intelligenz die Besonderheiten einer Implantattherapie (Hygiene, Zeitregime, Recall etc.) zu erfassen nicht in der Lage sind.

**Diese Patienten, die die besonderen Möglichkeiten einer Implantattherapie, aber auch deren spezifische Grenzen, Risiken und die besondere Pflegebedürftigkeit der Implantate nicht erkennen und verstehen können oder wollen, sollten nicht mit Implantaten versorgt werden.** Von ihnen ist die notwendige Kooperation mit dem Zahnarzt und die Einhaltung der auferlegten Verordnung (z. B. hinsichtlich Mundhygiene) nicht zu erwarten.

**Patienten, denen es aus beruflichen oder anderen Gründen objektiv nicht möglich ist, die notwendige Kooperativität mit dem Zahnarzt aufzubringen, sollte die Implantation ebenfalls versagt werden.**

### III.2.2. Stomatologische Indikationsgrenzen

### III.2.2.1 Prothetische Probleme

*Pathologische Veränderungen der Kieferrelation*

Veränderungen der Kieferrelation sind vor der Implantation mit einer Okklusionsschiene zu korrigieren. Sofern die Rekonstruktion die Ruhehaltung des Unterkiefers nicht überschreitet, kann die Entscheidung über die Akzeptanz der neuen Kieferrelation in der Regel nach 3 - 4 Wochen getroffen werden. Muß die vertikale Kieferrelation über die Ruhehaltung hinaus oder die horizontale Kieferrelation um mehr als 2 mm verändert werden, sollte das Ergebnis der Schienenbehandlung über mindestens 3 Monate beobachtet werden, ehe die endgültige Restauration erfolgt.

*Myogene Dysfunktion*

Nicht-okklusogenes Zähnepressen oder -knirschen kann nicht auf Dauer durch eine Okklusionstherapie (z. B. Okklusionsschiene) behandelt werden. Infolgedessen ist mit dauerhaft erhöhten Belastungen im ungünstigen Fall mit Schädigungen der Mesostruktur oder Suprastruktur (Lockerung, Frakturen) zu rechnen. Diese Indikationseinschränkung gilt nicht für andere kraniomandibuläre Dysfunktionen wie die Arthropathien.

*Starke Fehlstellung der natürlichen Zähne/Inkongruenzen der Zahnbögen*

Horizontal betonte Dysgnathien sind einer Abmilderung im Rahmen einer implantologischen Therapie nur insoweit zugänglich, als Implantatpositionen gefunden werden können, bei denen die Belastungsachse max. 20-25° von der Implantatachse abweicht.

Vertikale Dysharmonien im Verlauf der Okklusionsebene müssen prae implantationem korrigiert werden.

Ein besonderes Problem stellt beim Ersatz oberer Zähne der "Tiefbiß" dar. Hier resultiert nicht selten bei ästhetisch korrekter Gestaltung der Implantatkrone eine dominante okklusale Führung, die (systemabhängig) zu Schäden an der Suprastruktur führen kann.

*Implantat kann nicht an prothetisch sinnvoller Stelle inseriert werden*

Der horizontale Platzbedarf des Implantates (Durchmesser, ggf. Abutmentdurchmesser und Operationssicherheitsabstand) können mit der Lückenbreite bzw. mit der ästhetisch notwendigen Lückenaufteilung kollidieren. Die Indikation zur Implantation kann erst nach diagnostischem Wax-up gestellt werden.

*Fehlender Platz für die Meso- und Suprastruktur*

Abhängig vom Implantatsystem besteht ein bestimmter extraossärer Platzbedarf für die Meso- und Suprastruktur. Ist dieser nicht vorhanden und läßt er sich auch nicht schaffen (Einschleifen/Überkronen von Antagonisten, vertikale Osteotomie im Implantatlager) besteht eine Kontraindikation zur Implantation zumindest mit dem ins Auge gefaßten System, wenn nicht generell.

### Ungünstige Kraftarm-Lastarm-Relation

Bei einem mittleren Atrophiegrad der Kiefer wird mit intermaxillären Distanzen von ca. 40 mm gerechnet. Diese werden bei totalprothetischer Rehabilitation etwa im Verhältnis 18 mm (Unterkiefer) zu 22 mm (Oberkiefer) auf die jeweiligen Prothesen verteilt.

Betrachtet man den im Krankengut von SPIEKERMANN (1987) gefundenen häufigsten Atrophiegrad des Unterkiefers (18 mm anteriore Resthöhe), so ergibt sich zwischen Kraftarm und Lastarm ein Verhältnis, das etwa 1 : 1 beträgt. Gerade die Arbeiten von HESSLING et al. (1990) und NEUKAM und SCHELLER (1992) belegen aber, daß auch bei Unterkieferhöhen um 6 - 8 mm noch erfolgreich implantiert werden kann. Hier entstehen dann Kraftarm-Lastarm-Relationen von bis zu 5 : 1. Nach eigener Erfahrung sollte eine Knochenresthöhe von 10 mm bei Implantationen ohne vertikale Augmentation nicht unterschritten werden.

Da bei Einzelzahnersatz und (nahezu) linearen Brücken/Kronenblöcken keine Krafttransformation infolge zirkulärer Versteifung durch die Suprakonstruktion eintritt, ist nicht zu erwarten, daß Kraftarm-Lastarm-Verhältnisse von 5 : 1 vom Implantat-Knochen-Interface toleriert werden. In diese Richtung weisen die Arbeiten von KIRSCH (1980) sowie HERTEL und RICHTER (1988). Der Knochenabbau ist dabei abhängig von der horizontalen, nicht aber von der vertikalen Belastung. Bereits KIRSCH (1980) beschrieb, daß mit Zunahme des Abstandes zwischen krestaler Knochenkante und Kauebene die Prognose für ein Implantat schlechter wird. Auch im Statement der DGZMK (1984) wird die Problematik angesprochen und festgestellt: "kommt es durch den Knochenschwund zu einer Erhöhung des Abstandes der Kieferkämme voneinander, (wird) der Lastarm eines Implantates erhöht und eine prothetische Therapie erschwert". Die Forderung von RICHTER et al. (1990), okklusale Stops nur innerhalb der Unterstützungsfläche der Implantate zu setzen, um Kippbewegungen zu vermeiden, ist ebenfalls hier zuzuordnen. Eigener Auffassung nach sollte ein Verhältnis von 1,25 : 1 nicht überschritten werden.

### Lastübertragende Implantatoberfläche

Aus Gründen der Evolutionstheorie müßte ein Implantat-Knochen-Interface hinsichtlich seiner funktionellen Belastbarkeit der natürlichen Gomphosis des Zahnes unterlegen sein, da es sich um ein iatrogenes Kunstprodukt handelt, welches nur mangelhaft in natürliche Regelkreise integriert ist.

Infolge dieser zu postulierenden Minderwertigkeit sollten also logischerweise zur Aufnahme funktioneller Lasten Interfacegrößen angeboten werden, die deutlich über denen der zu ersetzenden natürlichen Zähne liegen. In praxi geschieht das selten oder gar nicht, da mit Ausnahme der Frialit-Implantate keine Formkörper zur Verfügung stehen, die eine größere Oberfläche als der zu ersetzende Zahn haben. Die Wurzeloberflächen natürlicher Zähne nach JEPSEN (1963) sind in der nachfolgenden Tabelle 2 dargestellt.

**Tab. 2: Wurzeloberflächen natürlicher Zähne (nach JEPSEN 1963)**

| [mm²] | | | 220 | 234 | 273 | 179 | 204 | 204 | 179 | 273 | 234 | 220 | | |
|---|---|---|---|---|---|---|---|---|---|---|---|---|---|---|
| Zahn | | | 15 | 14 | 13 | 12 | 11 | 21 | 22 | 23 | 24 | 25 | | |
| Zahn | 47 | 46 | 45 | 44 | 43 | 42 | 41 | 31 | 32 | 33 | 34 | 35 | 36 | 37 |
| [mm²] | 426 | 431 | 207 | 180 | 268 | 168 | 154 | 154 | 168 | 268 | 180 | 207 | 431 | 426 |

Für einige gebräuchliche Implantate liegt die Größe der makroskopischen Implantatoberfläche bei folgenden Werten (ergänzt nach SCHULTE et al. 1992):

**IMZ:**
4,0 mm x 15 mm:    195 mm²
**Frialit -Implantat:**
6,0 mm x 15 mm:    340 mm²
**ZL-Duraplant-Schraube:**
3,5 mm x 15 mm:    207 mm².

Setzt man bei fehlendem ersten und zweiten Molaren 3 Duraplant-Schrauben, so entsteht eine lastübertragende Oberfläche (Makroform) von maximal 621 mm². Die zu ersetzende Wurzeloberfläche beträgt nach JEPSEN aber 857 mm². Durch die Prämolarisierung der Kaufläche und das Konzept der reduzierten zentrischen Okklusion (RICHTER et al. 1990) kann zwar eine Lastminimierung erreicht werden, jedoch gilt das auch nur für den Leerschluckakt und visköse Speisebreie. Mindestens im Moment des Aufbeißens auf z.B. einen Kirschkern muß mit einer inadäquaten Last im Implantatbett gerechnet werden.

Die alte Forderung LEDERMANNS(1986) für 1,5 entfernte Zähne mindestens ein Implantat zu setzen, dürfte daher aus theoretischer Sicht an der unteren Grenze des Vertretbaren liegen.

### III.2.2.2 Oralchirurgische Probleme

#### *Vertikale Dimension des Oberkiefers*
In der Vergangenheit bestand die Forderung, Nasenhöhle und Sinus maxillaris keinesfalls zu alterieren, da die folgende entzündliche Schleimhautveränderung eine zusätzliche Infektionsgefahr für die Implantate in sich berge (REICHART und SCHLEGEL (1977). Im Hundeversuch fand SCHLEGEL (1984) nach Alteration der Kieferhöhle bei Implantation in 50% der Fälle purulente Sinusitiden. Hingegen beobachteten BRANEMARK et al. (1984) und FELDMANN (1986) keine

Alterationen der menschlichen Kieferhöhlenschleimhaut nach Perforation des knöchernen Kieferhöhlen- oder Nasenbodens durch Implantate.

BRANEMARK et al. (1984) empfehlen sogar bei schwierigen Platzverhältnissen eine Anhebung der Kieferhöhlenmembran durch das Implantat. Dies ist als „Vorstufe" der Sinus-lift-Operationen anzusehen, die (konventionell oder in SUMMERS-Technik) die Indikationsgrenzen der Implantattherapie aufdehnen. Die Perforation des **knöchernen** Kieferhöhlenbodens bei klinisch und röntgenologisch ausgeschlossener Sinusitis maxillaris ist kein Kunstfehler.

***Vertikale Dimension - Unterkiefer***
Bei Implantationen im lateralen Unterkiefer wird ein Sicherheitsabstand zum Canalis mandibularis von 1-2 mm gefordert (TETSCH 1984, GRAF und KNÖFLER 1986. TETSCH und STRUNZ 1987), EHRL et al. (1993) fordern bei weniger als 3 mm Sicherheitsabstand weiterführende diagnostische Maßnahmen.

Im anterioren Unterkiefer gelten eine minimale Knochenhöhe in der regio interforaminalis von etwa 15 - 16 mm (TETSCH 1983 und 1984) als anerkannt. Systembedingt kann die Grenze auch bei 19 mm liegen (TPS-Implantat; KREKELER, SCHILLI und GEIGER 1990). Die Grenze sieht SPIEKERMANN (1987) bei 12- 13 mm vertikalem Knochenangebot. Jedoch vertreten

NEUKAM et al. (1988) die Auffassung, daß gerade ein Unterschreiten dieser Größe (12 mm Kieferhöhe und weniger) die absolute Indikation zur Implantation im zahnlosen Unterkiefer darstelle. LEKHOLM und ZARB (1985) implantieren noch bei 6 mm Unterkieferrestspange. Auch NEUKAM und SCHELLER (1992) sehen bei 6-7 mm die Indikationsgrenze. HESSLING et al. (1990) fordern eine minimale Höhe des Unterkiefers von 8 mm um Implantate setzen zu können, ohne Gefahr zu laufen, die Unterkieferbasis zu perforieren. Da dies von den Autoren jedoch auch nicht als besorgniserregend eingestuft wird, finden sich auch in ihrem Krankengut Patienten, wo bei 6 mm Unterkieferresthöhe implantiert wurde. Dies sollte aber das Tätigkeitsfeld hochspezialisierter Praxen und Kliniken bleiben. Die häufigste Indikation liegt im Patientengut von SPIEKERMANN (1987) bei 18 mm Resthöhe.

***Orovestibuläre Dimension des Implantatlagers***
TETSCH (1983) fordert wenigstens eine Gesamtbreite des krestalen Alveolarfortsatzes von 6 mm. Legt man die Dimensionierung des von ihm favorisierten Implantates zugrunde (IMZ d = 3,3 mm, bzw. d = 4,0 mm), so entspricht dies einer Wandstärke des Implantatbettes von mindestens 1 mm (siehe auch TETSCH 1984). LEDERMANN (1986) läßt jedoch bei seinem TPS-System eine minimale krestale Knochenbreite von 4 mm zu. Dies bedeutet unter Berücksichtigung der

Dimensionierung der TPS-Schraube bzw. des NLS-Implantates (Kerndurchmesser 3,2 mm, Außendurchmesser 4,0 mm) eine Unterschreitung der 1 mm Grenze für die laterale Knochenwand und spitz auslaufende Knochenkanten. Nach PIESOLD und LEONHARD (1991) soll die paraimplantäre Knochenwand wenigstens 0,75 mm dick sein.

### Annäherung an das Foramen mentale

Die (im OPG nicht immer sichtbare) anteriore Schleife des N. mentalis an seinem Austritt in das F. mentale („Mentalisknie") wird mit bis zu 3 – 5 mm beschrieben (ULM et al. 1990, TATUM und LEBOWITZ 1991). Ohne intraoperative Darstellung des Foramens und Sondierung des Kanalverlaufes mit einer stumpfen Sonde (z.B. CPITN-Sonde; Kleeblattsonde) auf seine Ausdehnung nach mesial darf das distale „Ende" eines Implantates daher nur bis auf 5 mm an das Foramen angenähert werden. Außerdem läuft der Canalis mandibularis über das röntgenologisch sichtbare Foramen hinaus noch mehrere Millimeter nach mesial. Die in ihm enthaltenen Fasern bilden den Plexus incisivus. Eine Alteration in diesem Gebiet hat aber erfahrungsgemäß keine klinische Relevanz.

### Knochenqualität

LEKHOLM und ZARB (1985) teilen die Knochenqualität ein in:
• überwiegend kompakte Knochenstruktur,

• breite Kompakta und dichte Spongiosa,
• dünne Kortikalis und dichte Spongiosa,
• dünne Kortikalis und lockere Spongiosa.

**Tab. 3: Knochendichteklassen nach MISCH (1993) und ihre korrospondierenden Werte auf der CT-Dichteskala nach Hounsfield**

| D1 | 1900 - 700 HE |
|----|---------------|
| D2 | 0700 - 350 HE |
| D3 | 0350 - 150 HE |
| D4 | 0150 - 050 HE |

MISCH (1993) gibt eine ähnliche Einteilung an (Tab.3). Da sich diese Verhältnisse jedoch prae implantationem konventionell radiologisch nicht mit hinreichender Sicherheit klären lassen, ist ihre Bedeutung für die Indikationsstellung fraglich. Eine präoperative Untersuchung durch Knochenbiopsie mit dem Knochenkernbohrer, wie sie JAKOBS (1985) und SCHRAMM-SCHERER (1987) vorschlagen, dürfte nur in seltenen Ausnahmefällen angezeigt sein. Gleiches dürfte wegen der Strahlenbelastung für eine computertomographische Untersuchung gelten, wiewohl sich die Knochendichteklassen nach MISCH mit den Knochendichteklassen nach HOUNSFIELD im CT-Meßsystem korrelieren lassen.

### Präexistente Knochenveränderungen

Zustand nach Radiatio galt in der Vergangenheit (TETSCH 1984) wegen der Gefahr der Osteoradionekrose als absolute Kontraindikation zur Implantation. Das Frankfurter Konsensuspapier (1991) hingegen bezeichnet eine Implantation im Strahlenfeld zwar noch als besonders risikoreich, läßt sie aber (in besonderen Zentren) prinzipiell zu. Frühe klinische Beschreibungen liegen unter anderem von WEBER und SCHMELZLE (1986), MONTAG (1987), DEHEN (1991) und LASS et al. (1992) vor.

Einigkeit besteht hingegen, bei aktuellen akuten oder chronischen entzündlichen Veränderungen der Kiefer nicht zu implantieren. LEDERMANN (1983) fordert eine Ausheilzeit für die Extraktionswunden „beherdeter" Zähne von einem Jahr, was relativ lang erscheint. Wir plädieren nur bei vorangegangener massiver akuter Exazerbation (im Sinne einer Osteomyelitis) für 3/4 - 1 Jahr Wartezeit, sonst etwa 1-2 Monate. Immerhin finden sich in der Literatur und im eigenen Krankengut mehrere Fälle einer Periimplantitis apicalis (WERNER und FEIFEL 1997; GRAF 1998, STRUCKMEIER 1998 pers. Mitt.), die als Produkt der implantogenen Reizung einer nicht vollständig ausgeheilten vorangegangenen Parodontitis apicalis aufgefaßt werden.

### Präexistente Mundschleimhautveränderungen

ACHERMANN et al. (1991) sehen „pathologische Weichteil-(...)veränderungen" als Kontraindikation zur Implantation an. Darunter fallen auch die mit dem Summenbegriff „Mundschleimhautveränderungen" gekennzeichneten (sehr inhomogenen) Erkrankungen. Es ist jedoch nicht gesichert, dass eine Implantattherapie über das von anderen prothetischen Therapien (und ihren Materialien) bekannte Maß hinaus auf eine Mundschleimhautveränderung einwirkt. Insofern sehen wir keine absolute Kontraindikation zur Implantattherapie. Im Einzelfall kann (nach sorgfältiger Individualentscheidung in hochspezialisierten Praxen und Kliniken) die Implantattherapie die Methode der Wahl sein, die Mundschleimhaut von großflächiger Bedeckung mit prothetischen Therapiemitteln zu entlasten. Dies schließt die Pflicht nicht aus, Mundschleimhauterkrankungen unabhängig von der Art der prothetischen Behandlung adäquat zu therapieren und engmaschig zu überwachen.

### Unklare therapieresistente Schmerzzustände

Eine Vielzahl somatischer Befunde können Schmerzzustände (sozusagen: „üblicher Art") im Zahn-, Mund- und Kieferbereich auslösen. Sie werfen meist keine unüberwindlichen diagnostischen und therapeutischen Probleme auf. Bei langem Bestehen (> 6 Monate) eines solchen Schmerzzustandes kann dieser aber chronifizieren und sich als selbständige Schmerzkrankheit mit sekundären psychischen Veränderungen (nunmehr auch ohne somatisches Substrat) darstellen. Diese Schmerzkrankheit ist mit zahnärztlichen Mitteln allein nicht mehr therapierbar. Daneben finden sich im Zahn-, Mund-, Kieferbereich nicht selten psychogene Gesichtsschmerzen primär ohne organisches Substrat.

Die beiden letztgenannten Krankheitsgruppen werfen erhebliche diagnostische und therapeutische Probleme auf. Nicht selten wird aus Ratlosigkeit des Behandlers einer aus dem objektiven somatischen Befund nicht gedeckten Polypragmasie gehuldigt. Umgekehrt projiziert das Kausalitätsbedürfnis des Patienten, die erlebten und erlittenen Schmerzen auf ein ihm geeignet erscheinendes Substrat. Dies kann u.a. jedes zahnärztliche Therapiemittel, mithin auch das Implantat sein. Eine Implantation ist bei einer solchen Diagnose folglich kontraindiziert.

### III. 2.2.3 Parodontologische Probleme

#### *Mundhygienezustand und Erkrankungen des Parodontiums*
Es gilt in der gesamten implantologischen Literatur als absolut unstrittig, daß Patienten, die die Fähigkeit oder den Willen zu einer optimalen Mundhygiene nicht aufbringen, zur Versorgung mit Implantaten ungeeignet sind ( u. a.: KIRSCH [1980], LENTRODT [1980], SCHULTE, HEIMKE und D'HOEDT [1980], TETSCH [1984 u. 1991]). Als Grenzwert tolerierbarer "Gebißverschmutzung" geben WAHL und KRAUS (1991) einen Approximal-Plaque-Index von 35 % an.

Problematischer scheint die Festlegung zu sein, ob (und wenn ja in welchem Maße) parodontale Vorerkrankungen eine Implantation ausschließen. Selbst einige Standardwerke behandeln diese Frage nicht. Allerdings lassen sich aus den bekannten Implantationsfrequenzen einerseits und der in der Bevölkerung angetroffenen Gingivitis- und Parodontitisrate andererseits Schlüsse auf die Behandlung dieser Frage durch die deutschen Implantologen ziehen. FLORES DE JACOBY (1984) gibt den Grad des Gingivitisbefalls bei 12 - 14 jährigen bereits mit 100 % an. Nach GÄNGLER (1984) liegt die Gingivitisfrequenz bei Erwachsenen bei 99 %. Parodontitische Veränderung sahen LANGE und SCHWÖPPE (1981) bei 98,5 % aller Rekruten.

Infolgedessen ist damit zu rechnen, daß in praxi bei Patienten mit derartigen Erkrankungen durchaus implantiert wird. SCHAREYKA (1978) veröffenlichte eine Arbeit zur SFFR an Tübinger Implantaten, bei der in der Probandengruppe ein "normaler Gingivitisbefall" in der Population anzutreffen war. Gleiches ist auch aus den Arbeiten von ADELL et al. (1986), LEKHOLM et al. (1986) und LINDQUIST et al. (1988) zu folgern, die eine Korrelation zwischen erhöhter Plaquebelastung und periimplantärer Gingivitis beobachteten. Infolgedessen war in diesen Untersuchungsgruppen das Auftreten einer Gingivitis kein grundsätzliches Ausschlußkriterium.

Entgegen der frühen Auffassung EICHNERS (1973) scheinen heute auch marginale Parodontitiden zugelassen zu sein. TETSCH und BOLLMANN (1975) sahen nur „generalisierte Parodontopathien" und „Parodontosen" als Kontraindikationen an. SCHULTE, HEIMKE und D'HOEDT (1980) schließen ebenfalls lediglich „generalisierte Parodontopathien" aus, während TETSCH (1984) sich gegen eine Implantation bei „parodontaler Insuffizienz" ausspricht. Im Mainzer Konsensuspapier des AG Implantologie der DGZMK (TETSCH et al. 1990) wird die „hygiene- bzw. therapieresistente generalisierte marginale Parodontopathie" als Ausschlußkriterium aufgeführt. Aus diesen Erkenntnissen heraus verfahren wir in Übereinstimmung mit unserer klinischen Erfahrung wie folgt:

**Gingivitiden oder Parodontitiden, die durch hygienisierende und/ oder chirurgische Maßnahmen zum Stagnieren zu bringen sind, stellen keine Kontraindikation zur Implantation dar, wohl aber ist mit erhöhten postchirurgischen Komplikationsraten zu rechnen.**

### Breite der fixierten Mukosa

Besonders zu Beginn der achtziger Jahre wurde die Bedeutung einer hinreichend breiten Zone fixierter Mukosa besonders betont. FALLSCHÜSSEL (1984 u. 1985) hält das Vorhandensein derselben für unumgänglich. FOITZIK (1985) sieht sie immerhin als prognoseverbessernd an. Ihre wünschenswerte

Breite geben LEDERMANN (1981), SCHRÖDER et al. (1981), TETSCH (1983 u. 1984), SCHROEDER (1985), GRAF und KNÖFLER (1986) und BUSER (1987) mit 2 - 3 mm an.

Bei fehlender fixer Mukosa befürchten KIRSCH (1980) und TETSCH (1983) wegen der Übertragung muskulärer Kräfte aus der Wange und Lippe einen negativen Einfluß auf das Implantat und sein umgebendes Gewebe. Deshalb empfehlen sie in solchen Fällen eine Gingivaextension. Dieser Ansicht sind auch STRUB et al. (1987), wobei sie die Indikation zur Interposition eines freien Schleimhauttransplantates oder der Ausführung einer Edlan-Mejchar-Plastik bei weniger als 1 mm fixierter Mukosa sehen.

GRAF und KNÖFLER (1986) sowie MONTAG (1987) vertreten ebenfalls diese Auffassung, wollen die Vestibulumplastik jedoch im Gegensatz zu KIRSCH (1980) erst post implantationem ausgeführt wissen.

Daß bei fehlender fixer Mukosa erhöhte Sondierungstiefen angetroffen werden, stellten GÜNAY et al. (1989) fest. SCHRAMM-SCHERER et al (1988) beschreiben, daß sich die SFFR-Werte am Implantat mit Abnahme der Breite fixierter Mukosa in den Bereich der subklinischen Entzündung bewegen.

Im völligen Gegensatz dazu stehen die Auffassungen von ADELL et al. (1986), KELLER (1986), LEKHOLM et al. (1986), MERICSKESTERN

(1988), VAN STEENBERGHE (1988) und STRUB et al. (1988), die aufgrund von klinischen Nachuntersuchungsergebnissen feststellen, daß gesunde periimplantäre Verhältnisse auch angetroffen werden, wenn keine fixierte Mukosa vorhanden ist. Analoge tierexperimentelle Ergebnisse veröffentlichten SCHROEDER (1984), LEDERMANN (1983) und STRUB, GABERTHÜL und SCHÄRER (1988).

Nach dem Frankfurter Konsensus (1991) gilt eine fixe Mukosa im Bereich des Pfeilerdurchtrittes immerhin als wünschenswert.

Nach dem Prinzip des kleinsten Risikos für die Patienten sollte daher eine fixierte Mukosa in einer Breite von ca. 2 mm erhalten oder herbeigeführt werden, sofern das anatomisch noch möglich ist (Atrophiegrad) und schonungspflichtige Strukturen nicht gefährdet werden.

### III.2.2.4 Kieferorthopädische Probleme

Da gebräuchliche Implantate im Unterschied zu natürlichen Zähnen im Kiefer nicht bewegt werden können, ist der Abschluß der kieferorthopädischen Behandlung eine nicht zu umgehende Notwendigkeit für eine Versorgung mit implantatgetragenem Zahnersatz. Die bedeutet vor allem die sichere Einstellung der Mittellinie und der Eckzähne.

### III.2.3 Indikationsgrenzen des verwendeten Implantatsystems

Es ist nicht vertretbar, eine Implantation ohne subtile Kenntnisse der Geometrie, der mechanischen Parameter und des biologischen Verhaltens eines Implantatsystems (enossale Formkörper und Abutments!) zu planen oder auszuführen. Daß diese Kenntnisse bei der Planung (wo sie aber in den entsprechenden Systemunterlagen nachgeschlagen werden können) zur Verfügung stehen müssen, um optimale Ergebnisse erreichen zu können, dürfte unstrittig sein.

Wenig bekannt ist aber, daß diese Kenntnisse auch dem Operateur stets gegenwärtig sein müssen. Die Planung der Implantatstandorte einerseits und ihre tatsächliche Positionierung während des operativen Eingriffs andererseits sind stets ein Kompromiß aus prothetischer Idealvorstellung, zahntechnischen Zwängen und oralchirurgischer Möglichkeit der Realisierung.

Dieser Kompromiß kann meist erst intra operationem vollendet werden. Fehler bei dieser Kompromißbildung mangels Systemkenntnis, vor allem mangels Kenntnis der Abutmentpalette durch den Operateur erzeugen suboptimale Ergebnisse, im Extremfall prothetisch nutzlose Implantate. Für das von uns am häufigsten verwendete System ZL-Duraplant sind die Kardinalmaße in Tab. 4 dargestellt.

**Tab. 4: Beispiel für Kardinalmaßangaben (hier: ZL-Duraplant-System)**

| | |
|---|---|
| interokklussaler Platzbedarf bei Zahngruppenersatz im Prämolaren -Molarengebiet: | ca. 5,50 -6,50 mm |
| Overbite : Overjet bei Zahnersatz im Frontzahngebiet: | 6:2 mm |
| vertikaler Platzbedarf für Stegkonstruktionen: | ca. 7,00 - 8,00 mm |
| Maximalwinkel zwischen chirurgisch realsisierbarer Implantatachse und prothetisch-zahntechnischer Achse: | – 20° - + 20° |
| Implantatlängen: (Sicherheitsabstand zu schonungspflichtigen Strukturen beachten!) | 9 mm<br>12 mm<br>15 mm |
| Implantatdurchmesser: (minimale Knochenwandstärken beachten; beidseits 1 mm) | 2,9 mm<br>3,2 mm<br>3,5 mm |
| minimaler Implantatachsenabstand bei Zahngruppenersatz: | 5,70 mm |
| minimaler Implantatachsenabstand bei Stegkonstruktionen: | 8,80 mm |
| maximaler Implantatachsenabstand bei Stegkonstruktionen: | 20,00 mm |

### III.3 Beschreibung der Indikationsklassen (E. Brinkmann)

Auf Initiative des Gutachter-Ausschusses des BDIZ, an der sowohl die wissenschaftlichen Gesellschaften (DGI und DGZI) als auch die Berufsverbände der Oralchirurgen und Kieferchirurgen (BDO und BV-MKG) mitgewirkt haben, wurde am 29. Januar 1997 die von BRINKMANN 1973 initiierte Klasseneinteilung der Indikation zur Implantation überarbeitet. Diese Fortschreibung ergab sich aus den neuen wissenschaftlichen Erkenntnissen und Erfahrungen in der zahnärztlichen Implantologie.

BRINKMANN beschrieb 1973 eine Klasseneinteilung der Implantologie und hat sie 1976 näher definiert:

**Klasse I:**
**Einzelzahnverlust** im frontalen Bereich (vorwiegend im Oberkiefer bei geschlossener Zahnreihe und Kariesresistenz)

**Klasse II:**
**Einseitiges oder beidseitiges Freiend** (verkürzte Zahnreihe vorwiegend im Unterkiefer)

**Klasse III:**
**Pfeilervermehrung** (im reduzierten Restgebiß, Brücken mit großen Spannweiten)

**Klasse IV:**
**Totaler Zahnverlust** (vorwiegend im Unterkiefer)

Diese Indikationsbeschreibung und -einteilung hatte bis zur wissenschaftlichen Anerkennung durch die DGZMK 1982 ihre Gültigkeit behalten und wurde in den Grundzügen bei der Beschreibung der Indikationen durch die DGZMK übernommen und wie folgt festgelegt:

• **Einzelzahnlücken des Frontbereichs** im jugendlichen Gebiß bei weitgehend abgeschlossenem Kieferwachstum
• **Einzelzahnlücken des Frontbereichs** im sonst klinisch intakten Gebiß
• **uni- und bilaterale Freiendlücken** im Unterkiefer
• **große Schaltlücken** im Unterkiefer
• **zahnloser** prothetisch auf konventionellem Wege nicht funktionstüchtig zu versorgender Unterkiefer (hier Implantation lediglich im Frontbereich des Unterkiefers)

Weiter wurde die „**Medizinische Notwendigkeit**" durch die Feststellung der DGZMK bei der wissenschaftlichen Anerkennung 1982 mit folgender Formulierung begründet:

*„daß enossale Implantate in bestimmten Behandlungsfällen erfolgreich in die zahnärztliche Implantologie einbezogen werden können und bei entsprechender Abwägung unter Umständen anderen Behandlungsmethoden vorzuziehen sind".*

Auch die Konsensuskonferenz vom 18. Oktober 1989 und die Neufassung vom 23. Januar 1991 durch das Deutsche Konsensuspapier kommen zu eindeutigen Aussagen, die keinen Zweifel aufkommen lassen, daß die zahnärztliche Implantologie zum Therapiekonzept des Arztes und Zahnarztes gehört.

Ergänzt wurde die Indikation unter Berücksichtigung von relativen und absoluten Kontraindikationen und durch die Definition des Begriffes **„Sofortimplantation"** bei Einzelzahnersatz in zahnbegrenzter Lücke oder als Zahnreihe zur Pfeilervermehrung für einen festsitzenden Zahnersatz oder als Pfeiler für einen herausnehmbaren Zahnersatz in Regio 15 bis 25 und 37 bis 47 durch **„Spätimplantationen"**. Darüber hinaus sind auch festsitzende Versorgungen möglich.

Weitere Ergänzungen erfuhr die Beschreibung der zahnärztlichen Implantologie durch das Deutsche Konsensuspapier vom 23. Januar 1991 durch die Feststellung:

*„Implantate im Sinne dieses Textes sind künstliche Pfeiler zur Aufnahme von Kronen und Brücken oder zur Stabilisierung von Prothesen".*

**Die Fortschritte in der zahnärztlichen Implantologie seit 1982 haben gezeigt und die Aussagen der Konsensuskonferenz haben dies bestätigt, daß auch für den Oberkiefer bei kritischer Abwägung die gleichen Indikationen gelten, wie im Unterkiefer.**

Durch den ständigen Fortschritt in der oralen Implantologie und der wissenschaftlichen Anerkennung wurde eine Neubeschreibung der Indikationsgebiete erforderlich, um den aktuellen Anforderungen und dem Standard zu entsprechen.

Daher hat der BDIZ in Übereinkunft mit den Vertretern des Berufsverbandes der Oralchirurgen und Kieferchirurgen und den wissenschaftlichen Gesellschaften der DGI und DGZI am 29. Januar 1997 die Indikationen neu beschrieben und beschlossen:

**Indikationseinteilung in der zahnärztlichen Implantologie**

**Klasse I – Einzelzahnimplantat**
Der Begriff des Einzelzahnimplantates bezieht sich nicht nur auf ein einzelnes Implantat bzw. eine Zahnlücke; sondern auch mehrere nebeneinanderliegende Zahnlücken können durch Einzelimplantate geschlossen werden. Bei Fehlen von ein- bis vier Zähnen im Bereich des Oberkiefers, klinisch intakten Nachbarzähnen und intaktem Alveolarfortsatz ist im Regelfall die Versorgung mit einem Implantat je fehlendem Zahn indiziert. Im Unterkiefer wird man hingegen wegen der anatomischen Verhältnisse auch bei vier fehlenden Frontzähnen kaum mehr als zwei Implantate inserieren können und müssen.

Die Kurzfassung und Begründung lautet:

## Klasse I – Einzelzahnersatz

Bis vier Zähne der Oberkieferfront fehlen, klinisch intakte Nachbarzähne, sowie erhaltenem Alveolarfortsatz:

**1 Implantat für jeden fehlenden Zahn**

Bis vier Zähne der Unterkieferfront fehlen, klinisch intakte Nachbarzähne sowie erhaltenen Alveolarfortsatz:

**2 Implantate**

## Klasse II – Reduzierter Restzahnbestand

Unter der Klasse II wurden alle Indikationen eines reduzierten Restzahnbestandes zusammengefaßt, so daß eine differenzierte Unterteilung vorgenommen wurde. Die Freiendsituation wird mit Klasse IIa, die Schaltlücke mit Klasse IIb und der stark reduzierte Restzahnbestand mit Klasse IIc bezeichnet. Ebenso ist zu berücksichtigen, daß ein Implantat mit einer Spannweite von mehr als einer Prämolarenbreite nicht belastet werden sollte.

## Klasse II – Reduzierter Restzahnbestand

**Grundsatz:**
**Bei der implantologischen Versorgung des reduzierten Restgebisses ist die Bezahnung des Gegenkiefers bei der Planung zu berücksichtigen. Darüber hinaus gelten die Regeln der konventionellen Prothetik.**

Zu berücksichtigen ist bei der Planung und Festlegung der Implantatposition

a) **die Verwindung des Kieferknochens** (insbesondere des Unterkiefers)
b) **die Knochenqualität und -quantität** (siehe II.2.2.2.5)
c) **unterschiedliches E-Modul für Knochen- und Weichgewebe** (siehe III.2.2.2.7, III.2.2.3.2)
d) **statisch günstige Implantatposition – auch zum Restzahnbestand** (siehe II.2, II.5.2.3, III.2.2.1)
e) **der Ersatz des Weisheitszahnes ist in jedem Fall von der Gegenkieferbezahnung abhängig.**

Die Kurzfassung und Begründung lautet:

**Zähne 7 und 8 fehlen:**
**keine Indikation für eine Implantation**
**Zähne 6-8 fehlen: 1 bis 2 Implantate**
**Zähne 5-8 fehlen: 2 bis 3 Implantate**
**Zähne 4-8 fehlen: 3 Implantate**

**Klasse IIb: Schaltlücke**
**Versorgung einer großen Schaltlücke mit festsitzendem Zahnersatz:**
**– 1 bis 2 Implantate an statisch notwendigen Positionen.**

**Klasse IIc: Stark reduzierter Restzahnbestand**
**a) für die Verankerung eines festsitzenden Zahnersatzes sind:**
**– im Oberkiefer – 8 Pfeiler**
**– Im Unterkiefer – 6 Pfeiler**
notwendig (Pfeiler = Zahn oder Implantat)

**b) für die Verankerung eines herausnehmbaren Zahnersatzes sind:**
**– im Oberkiefer – 6 Pfeiler**
**– im Unterkiefer – 4 Pfeiler**
**notwendig.**

Die Zahl der vorhandenen erhaltungswürdigen Zähne reduziert dabei die Anzahl der benötigten Implantate, wenn diese in statisch günstiger Region angeordnet sind:

Bei den Indikationsklassen IIb und IIc ist stets die Verteilung der natürlichen Zähne zu berücksichtigen, so daß sich die Anzahl der Implantate erhöhen kann, wenn dies aus statischen Gründen notwendig erscheint.

**Die definitive Anzahl der Implantate richtet sich stets nach der jeweiligen Situation und der Position der vorhandenen natürlichen Zähne, so daß die endgültige Entscheidung dem Behandler in Absprache mit seinem Patienten obliegt.**

**Klasse III – Zahnloser Kiefer**

Der zahnlose Kiefer und insbesondere der zahnlose Unterkiefer stellt heute eine altersbedingte Indikation dar. Im Unterkiefer ist der laterale Bereich in der Regel stärker atrophiert als die intraforaminale Region. Auch im Oberkiefer sind diese Verhältnisse bedingt durch die Ausdehnung der Kieferhöhle ähnlich, so daß häufig nur im präsinusalen Bereich ein ausreichendes Knochenangebot vorliegt. Bei älteren Patienten mit längerem **Totalprothesenschicksal** ist in der Regel ein implantatfixierter bedingt herausnehmbarer Zahnersatz vorzuziehen.

Die Kurzfassung und Begründung lautet:

**Klasse III – Zahnloser Kiefer**
**a) für die Verankerung eines herausnehmbaren Zahnersatzes sind:**
**– im Oberkiefer – 6 Implantate**
**– im Unterkiefer – 4 Implantate**
**notwendig.**
**b) für die Verankerung eines rein festsitzenden Zahnersatzes sind:**
**– im Oberkiefer – 8 Implantate**
**– im Unterkiefer – 6 Implantate**
**notwendig.**
**In jedem Fall ist bei einer Zahnlosigkeit aus statischen Gründen eine gleichmäßige Verteilung der Implantatpositionen anzustreben.**

Diese Indikationsbeschreibungen entsprechen der derzeitigen wissenschaftlichen Auffassung und werden sowohl den Möglichkeiten der Versorgung mit einem herausnehmbaren als auch festsitzenden Zahnersatzes gerecht.

Außer diesen beschriebenen Indikationsklassen können enossale Implantate in ausgefallenen und extremen Situationen (Defektversorgung nach unfall- oder tumorbedingten Schäden sowie angeborenen und erworbenen Defekten) Anwendung finden.

**Tab.: 5: Regelversorgung in der oralen Implantologie
(nach BDIZ Konkret 1/97)**

| | |
|---|---|
| **Klasse I**<br>**Einzelzahnersatz** | - bis 4 Zähne der OK-Front fehlen: (klinisch intakte Nachbar-<br>zähne sowie erhaltener Alveolarfortsatz)<br>1 Implantat je fehlendem Zahn<br><br>- bis 4 Zähne der UK-Front fehlen: (klinisch intakte Nachbar-<br>zähne sowie erhaltener Alveolarfortsatz)<br>2 Implantate |
| **Klasse II**<br>**Reduzierter**<br>**Restzahn-**<br>**bestand** | **Grundsatz:** Bei der implantologischen Versorgung des reduzier-<br>ten Restgebisses ist die Bezahnung des Gegenkiefers in der Pla-<br>nung zu berücksichtigen. Darüber hinaus gelten die Regeln der<br>konventionellen Prothetik |
| **Klasse IIa**<br>**Freiendsituation** | Zähne 7 und 8 fehlen: keine Indikation zur Implantation<br>Zähne 6, 7 und 8 fehlen: 1-2 Implantate<br>Zähne 5, 6, 7 und 8 fehlen: 2-3 Implantate<br>Zähne 4, 5, 6, 7 und 8 fehlen: 3 Implantate |
| **Klasse IIb**<br>**Schaltlücke** | Versorgung einer großen Schaltlücke durch festsitzenden Zahner-<br>satz: 1-2 Implantate an statisch notwendigen Positionen |
| **Klasse IIc**<br>**Stark**<br>**reduzierter**<br>**Restzahn-**<br>**bestand** | Die Zahl der vorhandenen erhaltungswürdigen Zähne reduziert<br>die Anzahl der benötigten Implantate:<br><br>**a) Für die Verankerung eines festsitzenden Zahnersatzes** sind<br>im Oberkiefer 8 Pfeiler im Unterkiefer 6 Pfeiler notwendig, z.B.:<br>bei 2 erhaltungswürdigen Zähnen im Oberkiefer 6 Implantate,<br>bei 2 erhaltungswürdigen Zähnen im Unterkiefer 4 Implantate<br>(sofern die Restzähne in statisch günstigen Positionen stehen).<br><br>**b) Für die Verankerung eines abnehmbaren Zahnersatzes** sind<br>im Oberkiefer 6 Pfeiler im Unterkiefer 4 Pfeiler notwendig, z.B..<br>bei 2 erhaltungswürdigen Zähnen im Oberkiefer 4 Implantate,<br>bei 2 erhaltungswürdigen Zähnen im Unterkiefer 2 Implantate<br>(sofern die Restzähne in statisch günstigen Positionen stehen). |
| **Klasse III**<br>**Zahnloser**<br>**Kiefer** | Für die Verankerung eines festsitzenden Zahnersatzes sind:<br>im zahnlosen Oberkiefer **8 Implantate,**<br>im zahnlosen Unterkiefer **6 Implantate notwendig.**<br><br>- Für die Verankerung eines herausnehmbaren Zahnersatzes sind:<br>im zahnlosen Oberkiefer **6 Implantate,**<br>im zahnlosen Unterkiefer **4 Implantate notwendig.** |

Die definitive Anzahl der Implantate richtet sich stets nach der jeweiligen Situation und der Position der vorhandenen natürlichen Zähne, so daß die endgültige Entscheidung dem Behandler in Absprache mit seinem Patienten obliegt.

# III.4 Literatur

2. Ackermann, K.; Blaha, I., Bürkel, A. Ehrl, P.A., Fischer-Brandies, E. Schlegel, D., Schulte W.: Strunz, V., Takacs, G.: Frankfurter Konsensus Implantologie vom 23.01.91; in: In: Ges. f. Orale Implantologie: Jahrbuch für Orale Implantologie 1991. Berlin: Quintessenz, 1991, S. 11-15

3. Adell, R.; Lekholm, U.; Rockler, B.; Branemark, P.-I.; Lindhe, J.; Ericsson, B.; Sbordone, L.: Marginal tissue reactions at osseointegrated titanium fixtures. I. A tree-year longitudinal prospective study. In: Int J Oral Surg 15 (1986), S. 39-52

4. Bain, C.A.; P.K. Moy: The Association between the Failure of Dental Implants and Cigarette Smoking. Int J Oral Maxillofac Impl 8; 609 - 615 (1993)

5. Benner, K.U.: Vortrag zum 2. Expertensymposium Frialit°-2; Tutzing 1996

6. Branemark, P.I.; Adell, R.; Albrektsson, T; Lekholm, U.; Lindström, J.; Rockler, B.: An experimental and clinical study of osseointegrated implants penetrating the nasal cavity and maxillary sinus. In: J Oral Maxillofac Surg 42 (1984), S. 497-509

7. De Bruyn, H.; Collaert B.: The Effects of Smoking on Erly Implant Failure. Clin Oral Implants Res 5; 260 - 264 (1994)

8. Dehen, M.: Die kombiniert implantologisch-prothetische Rehabilitation von Tumorpatienten. In: Ges. f. Orale Implantologie: Jahrbuch für Orale Implantologie 1991, Berlin: Quintessenz, 1991, S. 183-187

9. Deutsche Gesellschaft für Zahn-, Mund- und Kieferheilkunde: Oralimplantologie. In: ZWR 93 (1984), S. 872-880

10. Donath, K; Laass, M; Gunzl, H.: The histopathology of different foreign-body reactions in oral soft tissue and bone tissue. In: Virchows Arch A Pathol Anat Histopathol 1992, VOL: 420 (2), S: 131-137

11. Ehrl, P.A., Engels, H., Müller.: Standards für Implantatsysteme. Z Zahnärztl Implantol IX, 5-8 (1993)

12. Eichner, K.: Enossale Implantologie - aus prothetischer Sicht. In: Dtsch Zahnärztl Z 28 (1973), S. 36-40

13. Fallschüssel, G.: Parodontologische Aspekte enossaler Implantate. In: Dtsch Zahnärztl Z 39 (1984), S. 544-553

14. Fallschüssel, G.: Mukogingivale Probleme bei enossalen Implantaten. In: Fortschr Zahnärztl Implantol I (1985), S. 195-203

15. Fallschüssel, G.: Das allergene Potential von Titan. In: Z Zahnärztl Implantol III (1986), S. 165-172

16. Feldmann, G.: Klinische und röntgenologische Befunde bei nasalen und antralen Perforationen durch gewebeintegrierte Prothesen. In: Watzek, G. und Matejka, M.: Erkrankungen der Kieferhöhle. Wien-New York: Springer, 1986, S. 252-258

17. Flores de Jacoby, L.: Mikrobiologische Aspekte in der parodontologischen Grundlagenforschung. In: Siebert, G.: Symposium des Forschungsbereiches "Biologie der Mundhöhle". München - Wien: Hanser, 1984

18. Foitzik, Ch.: Möglichkeiten der Verbreiterung der befestigten Gingiva bei Patienten mit Implantaten im zahnlosen Unterkiefer. In: Fortschr Zahrärztl Implantol I (1985), S. 246-253

19. Frankfurter Konsensus Implantologie. siehe: Implantologie - Deutsches Konsensuspapier

20. Fuchsbrunner, B.: Die Probleme der zahnärztlichen Implantologie in der freien Praxis - Ergebnisse einer Nachuntersuchung. Univ. München: Med. Diss., 1991

21. Gängler, P.: Epidemiologie und Ätiologie der Gingivitis. In: Stomatol DDR 34 (1984), S. 645-652

22. Graf, H.-L.: Denkmodelle zu Ursachen, Bedingungen und Grenzen der funktionellen Integration von Implantatmaterialien. In: Ges. f. Orale Implantologie: Jahrbuch für Orale Implantologie 1990. Berlin: Quintessenz, 1990, S. 31-36

23. Graf, H.-L.; Knöfler, W.: Indikation und Anwendung unbeschichteter und beschichteter MLW-Titanblattimplantate des Typs Leipzig. Sektion Stomatologie der Karl-Marx-Universität Leipzig, Leipzig 1986 134 S.

24. Graf, H.-L.: Zur Entwicklung und Charakterisierung eines neuen Implantatsystems. Habilitationsschrift Univ. Leipzig 1997

25. Graf, H.-L.: Kritische Betrachtungen zur Periimplantitistherapie. Vortrag zur Jahrestagung des Bundesverbandes Mund-, Kiefer- und Gesichtschirurgie 05.-07.11. 1998

26. Grötz, K.A.: Stellt Xerostomie eine Kontraindikation für enossale Implantation dar?. In: Z Zahnärztl Implantol VI (1990), S. 184-190

27. Günay, H.; Blunk, U.; Neukam, F.W.; Scheller, H.: Periimplantäre Befunde bei Branemark-Implantaten - Eine klinische Nachuntersuchung. In: Z Zahnärztl Implantol V (1989), S. 162-167

28. Hertel, R.C.; Richter, E.-J.: Das intramobile Element des IMZ-Systems in der klinischen Prüfung. In: Z Zahnärztl Implantol IV (1988), S. 43-49

29. Hessling, K.-H.; Neukam, F.W.; Scheller, H.; Günay, H.; Schmelzeisen, R.: Die extreme Atrophie des Ober- und Unterkiefers - Klinische Gesichtspunkte bei der Versorgung mit enossalen Implantaten. In: Z Zahnärztl Implantol VI (1990), S. 35-39

30. Implantologie - Deutsches Konsensuspapier; Frankfurter Konsensus Implantologie vom 23.1.1991. Zahnärztl Mitteil 81 (1991) S. 454-457

31. Jacobs, K.: Die Knochenkernbohrung. Eine alternative Methode zur Schaffung eines Implantatbettes oder zur Knochenentnahme. In: Dtsch Z Mund Kiefer GesichtsChir 9 (1985), S. 427-430

32. Jepsen, A.: Root surface measurement and a method for x-ray Determination of root surface area. In: Acta Odont Scan 21 (1963), S. 35-46

33. Keller, U.: Der Einfluß der peripilären Gingivabreite auf das Implantat. In: Z Zahnärztl Implantol II (1986), S. 203-208

34. Kirsch, A.: Fünf Jahre IMZ-Implanat-System. Grundlagen, Methodik, Erfahrungen. In: Franke, J.: Der heutige Stand der Implantologie. München - Wien: Hanser, 1980, S. 164-181

35. Kirsch, A.: Titanspritzbeschichtetes Zahnwurzelimplantat unter physiologischer Belastung beim Menschen. In: Dtsch Zahnärztl Z 35 (1980), S. 112-114

36. Krekeler, G.; Schilli, W.; Geiger, H.: Das TPS-Implantat, ein zuverlässiges Retentionselement?. In: Z Zahnärztl Implantol VI (1990), S. 229-234

37. Lass, M.; Retemeyer, K.; Lange, K.-P.; Kirsch, A.: Erste Ergebnisse zum Verhalten osteointegrierter Implantate und zur Einheilung enossaler Implantate unter Co 60-Bestrahlung im Tierexperiment und die prothetische Versorgung von implantierten Defektpatienten In: Ges. f. Orale Implantologie: Jahrbuch für Orale Implantologie 1992, Berlin: Quintessenz, 1992, S. 177-181

38. Lange, D.E.; Schwöppe, G.: Epidemiologische Untersuchungen an Rekruten der Bundeswehr (Mund- und Gebißbefunde. In: Dtsch zahnärztl Z 36 (1981), S. 432-434

39. Ledermann, P.D.: Sechsjährige klinische Erfahrungen mit dem titanplasma-beschichteten ITI-Schraubenimplantat in der Regio interforaminalis des Unterkiefers. In: Schweiz Mschr Zahnheilk 93 (1983), S. 1070-1089

40. Ledermann, P.D.: Kompendium des TPS-Schraubenimplantates im zahnlosen Unterkiefer. Berlin: Quintessenz, 1986

41. Ledermann, P.D.; Schroeder, A.: Klinische Erfahrungen mit dem ITI-Hohlzylinder-Implantat. In: Schweiz Mschr Zahnheilk 91 (1981), S. 349-367

42. Lekholm, U.; Adell, R.; Lindhe, J.; Branemark, P.I.; Ericsson, B.; Rockler, B.; Lindvall, A.-M.; Yoneyma, T.: Marginal tissue reactions at osseointegrated titanium fixtures - II. A crosssectional retrospectiv study. In: Int J Oral Maxillofac Surg 15 (1986), S. 53-61

43. Lekholm, U.; Zarb, G.A.: Patientenselektion. In: Branemark, P.I.; Zarb, G.A. und Albrektsson, Th.: Gewebeintegrierter Zahnersatz. Osseointegration in klinischer Zahnheilkunde. Berlin: Quintessenz, 1985

44. Lentrodt, J.: Einführung und Standortbestimmung zur Implantologie. In: Franke, J.: Der heutige Stand der Implantologie. München - Wien: Hanser, 1980, S. 11-20

45. Lenz, A.: Stand der zahnärztlichen Implantologie aus parodontologischer Sicht - eine Übersicht vorwiegend deutschsprachiger Literatur in einem Zeitraum von 1975 - 1982. Univ. Frankfurt/Main: Med. Diss., 1983

46. Lindquist, L.W.; Rockler, B.; Carlsson, G.E.: Bone resorption around fixtures in edentulous patients treated with mandibular fixed tissue-in-

tegrated prostheses. In: J Prosth Dent 59 (1988), S. 59-63

47. Mericske-Stern, R.: Die implantatgesicherte Totalprothese im zahnlosen Unterkiefer. In: Schweiz Monatsschr Zahnmed 89 (1988), S. 931-936

48. Misch, C.E.: Knochendichte in contemoray implant dentristry. Verlag Mosby, St. Louis 1993

49. Montag, H.: Die Möglichkeiten enossaler Implantate bei der Rehabilitation nach Tumoroperationen des Oropharynx. In: Z Zahnärztl Implantol III (1987), S. 219-222

50. Müller-Fahlbusch, H.: Psychosomatik. In: L. Hupfauf (Hsg.): Totalprothesen Praxis der Zahnheilkunde 7, Urban und Schwarzenberg 1987

51. Müller-Fahlbusch, H., Marxkors, R.: Zahnärztliche Psychagogik. Vom Umgang mit dem Patienten. Carl Hanser, München-Wien 1981

52. Müller-Fahlbusch, H., Sone, K. und Strukmeyer, D.: Ganzheitliche und mehrdimensionale Diagnostik und Therapie in der Zahnheilkunde. Dtsch zahnätztl Z 39 (1984) 194

53. Neukam, F.W.; Scheller, H.: Chirurgische Gesichtspunkte zur Ästhetik des Implantat-gestützten Zahnersatzes. In: Z Zahnärztl Implantol VIII (1992), S. 5-12

54. Neukam, F.W.; Scheller, H.; Günay, H.; Schmelzeisen, R.: International anerkannte Implantationssysteme im klinischen Einsatz - Vorläufige Ergebnisse einer prospektiven Studie. In: Z Zahnärztl Implantol IV (1988), S. 147-152

55. Piesold, J.; Leonhard, M.: Morphometrische Untersuchungen des Alveolarfortsatzes vor der enossalen Einzelzahnimplantation. In: Z Zahnärztl Implantol VII (1991), S. 225-229

56. Rammelsberg, P.; Pevny, I.: Metall-Allergien. In: Derm Beruf Umwelt 34 (1986), S. 160-162

57. Reichart, P.; Schlegel, D.: Klinische und histologische Untersuchungen an Blattimplantaten im Hundeversuch. In: Dtsch Zahnärztl Z 32 (1977), S. 284-286

58. Richter, E.-J.; Jovanovic, S.A.; Spiekermann, H.: Rein implantatgetragene Brücken - eine Alternative zur Verbundbrücke?. In: Z Zahnärztl Implantol V (1990), S. 137-144

59. Schareyka, R.: Die Sulcus-Fluid-Fließrate (SFFR) bei Tübinger Sofortimplantaten aus Aluminiumoxidkeramik. In: Dtsch Zahnärztl Z 33 (1978), S. 360-362

60. Schlegel, D.: Komplikationen und Mißerfolge bei enossalen Implantaten. In: Coll med dent 28 (1984), Nr. 12, S. 105-111

61. Schlegel, K.A.: Präimplantologische Fallanalyse und Planung. in: Ges.für Orale Implantologie (Hsg.): Jahrbuch für Orale Implantologie 1992, Quintessenz-Verlags-GmbH Berlin 1993 (111 - 117)

62. Schramm-Scherer, B.: Ein Verfahren zur histologischen Untersuchung des knöchernen Implantatlagers. In: Z Zahnärztl Implantol III (1987), S. 35-38

63. Schramm-Scherer, B.: Die "parodontale" Situation bei Frialit-Implantaten Typ Tübingen in Abhängigkeit von der Breite der Zone befestigter Schleimhaut. In: Z Zahnärztl Implantol IV (1988), S. 96-100

64. Schroeder, A.: Die Reaktion von Mukosa und Knochen auf Titanplasma bzw Titanoxide (Rutil). In: Fortschr Zahnärztl Implantol I (1984), S. 25-27

65. Schroeder, A.: Biologie des Fremdkörpers Implantat. In: Schweiz Monatsschr Zahnmed 95 (1985), S. 841-846

66. Schroeder, A.; van der Zypen, E.; Stich, H.; Sutter, F.: The reactions of bone, connective tissue and epithelium to endosteal implants with sprayed titanium surfaces. In: J Max-Fac Surg 9 (1981), S. 15-25

67. Schulte, W.; d'Hoedt, B.; Axmann, D.; Gomez, G.: 15 Jahre Tübinger Implantat und seine Weiterentwicklung zum Frialit 2 - System. In: Z Zahnärztl Implantol VIII (1992), S. 77-96

68. Schulte, W.; Heimke, G.; d'Hoedt, B.: Enossale Implantate (Frialit Typ Tübingen) aus Aluminiumoxidkeramik. In: Franke, J.: Der heutige Stand der Implantologie. München - Wien: Hanser, 1980, S. 121-130

69. Spiekermann, H.: Enossale Implantate für unbezahnte Kiefer. In: Hupfauf, L.: Praxis der Zahnheilkunde - Totalprothesen. München: Urban & Schwarzenberg, 1987, S. 257-284

70. Strub, J.R.: Langzeitprognose von enossalen oralen Implantaten unter spezieller Berücksichtigung von periimplantären, materialkundlichen und okklusalen Gesichtspunkten. Berlin: Quintessenz, 1986

71. Strub, J.R.; Garberthüel, T.W.; Schärer, P.: Role of attached gingiva in the health of peri-implant tissue in dogs. 1. clinical findings. In: Int J Periodontcs Restorative Dent 11 (1991), 4, S. 317-333

72. Strub, J.R.; Rohner, D.; Schärer, P.: Die Versorgung des Lückengebisses mit implantatzahngetragenen Brücken - Eine Longitudinalstudie über 7 1/2 Jahre. In: Z Zahnärztl Implantol III (1987), S. 242-254

73. Struckmeier, J. Persönliche Mitteilung 1998

74. Tatum, O.H.; Lebowitz, S.: Anatomic Considerations for Dental Implants. J Oral Implantol 17, 16-21 (1991)

75. Tetsch, P.: Indikation und Erfolgsaussichten von enossalen Implantaten. In: Dtsch Zahnärztl Z 38 (1983), S. 111-114

76. Tetsch, P.: Enossale Implantationen in der Zahnheilkunde. München - Wien: Carl Hanser, 1984

77. Tetsch, P.: Einzelzahnverlust. In: Tetsch, P.: Enossale Implantationen in der Zahnheilkunde.. München - Wien: Hanser, 2. Aufl 1991, S. 169

78. Tetsch,P.; Ackermann, K.L.; Behnecke, U.; Galandi, M.; Geis-Gestorfer, J.; Kerschbaum, Th.; Krämer, A.; Krekeler, G.; Nentwig, G.H.; Richter, E.J.; Schulte, W.; Spiekermann, H.; Strunz, V.; Wagner, W., Watzek, G.; Weber, H.: Konsensuskonferenz zur Implantologie am 18.10.1989 in Mainz. In: Z Zahnärztl Implantol VI (1990, S. 5-14

79. Tetsch, P.; Bollmann, F.: Zur Rehabilitation des Zahnlosen mit Hilfe enossaler Implantate. In: Zahnärztl Welt 84 (1975), S. 609-612

80. Tetsch, P.; Strunz, V.: Schädigung des Nervus alveolaris inferior durch Implantationen im Unterkieferseitenzahnbereich. In: Z Zahnärztl Implantol III (1987), S. 53-57

81. Ulm,C.; Pechmann, U.; Lill, W.: Anatomische Untersuchungen an der atrophen Mandibula, Teil 2: Das Foramen mentale und der Canalis mentalis. Z Stomatol 87, 7-15 (1990)

82. van Steenberghe, D.: Periodontal Aspects of Osseointegrated Oral Implants Modum Branemark. In: Dent Clin North Am 32 (1988), S. 355-370

83. Wahl, G.; Kraus, G.: Zur Häufigkeit der Implantatindikation im 2. und 3. Lebensjahrzehnt. In: Z Zahnärztl Implantol VII (1991), S. 77-80

84. Weber, H.; Schmelzle, R.: Prothetische Rehabilitation von osteoplastisch rekonstruierten Defektpatienten mit Hilfe von implantatgetragenem Zahnersatz. In: Z Zahnärztl Implantol II (1986), S. S61-S64

85. Winter, M., Feifel, H.: Zur Therapie der apikalen Periimplantitis nach Implantation im Oberkiefer. Z Zahnärztl Implantol XIII (1997) 223-224

# IV. Implantologische Qualität
(Kl. Müller)

# IV. Implantologische Qualität
*(Kl. Müller)*

Will man den Begriff „Was ist implantologische Qualität" definieren, kommt man nicht umhin die Qualität ärztlichen Handelns von der Antike bis zur Gegenwart im Bewußtsein der Menschheit kritisch zu beleuchten.

*„Die gesamte praktische Medizin ist auf kein anderes Fundament gebaut als auf Erfahrung, die bekanntlich trügen kann, und auf die Leichtgläubigkeit der Patienten. Sie bringt mehr Wehe als Wohl für die Kranken, denn sehr oft ... droht ihnen von Seiten des Arztes und seiner Behandlung mehr Gefahr als von der Krankheit selbst..... So sagt Hippokrates, die Medizin sei eine schwierige Kunst und Erfahrungen könnten trügen....Galen meint, man könne kaum ein Heilmittel finden, das in höchstem Maße hilft und doch nicht irgendwie auch schadet;..."* [28] *S.203*

*„In der Tat zählen die Ärzte zur übelsten Art von Menschen:Sie sind in höchstem Maße zänkisch, mißgünstig, verlogen und liegen ständig miteinander im Streit.Nie wird es einen Arzt geben, der ein von einem Kollegen verordnetes Mittel ohne Einschränkungen, Zusätze oder Änderungen als richtig bezeichnet."* [28] *S.206*

*„Wenn ein Kranker das Unglück hat und (was ja meist der Fall ist) unter den Händen der Ärzte sein Leben aushaucht, dann klagen diese die Unzulänglichkeit der Natur, die Schwere des Leidens und die Unvernunft des Kranken an und sagen, ihre Mittel könnten*

*eben nur heilbare Fälle kurieren und keine Leute, die schon so gut sie tot sind, sie könnten eben auch nicht mehr tun, als von ihren Erfahrungen ausgehe."* [28] *S.207*

In den üblichen Lexika wird Qualität gleich lat.qualis „wie" beschaffen als Güte einer Sache definiert. Im Gegensatz hierzu steht Quantität gleich Menge oder Größe.[6] Erstaunlich ist, daß die schon in der Antike begründete Meinung, in der Renaissance von einigen Autoren bestätigt wird, in ihrer wissenschaftlichen und praktischen Güte auch heute noch modern erscheint.

*„Das höchste Ziel aller Ärzte besteht darin, Neues zu ersinnen, Altes und Bewährtes preiszugeben oder gar zu mißachten. Das geringe Wissen, das sie besitzen, halten sie auch noch geheim, als wäre es der Sinn dieser Wissenschaft, keinen anderen etwas wissen zu lassen."* [28] *S.206*

*„Pindar sagt, Äskulap, der Vater der Medizin, sei sogar wegen seiner Habgier vom Blitz des Zeus erschlagen worden, weil er seine Heilkunst in schädlicher Weise zum Schaden der Weltordnung ausgeübt habe."* [28] *S.206*

*„Die antiken Ärzte sahen ihr wichtigstes Anliegen in der sorgfältigen Proportionierung und Mischung der Bestandteile bei den Heilmitteln, um ausgewogene und harmonische Verhältnisse zu erzielen, und übermitteln auch ihren Schülern die Kunst, Heilmittel dem körperlichen Zustand des*

*Kranken entsprechend anzuwenden. Um so größer ist die Frechheit, ja Unverschämtheit, dessenungeachtet die Erkenntnis der Alten zu ändern, ihnen etwas hinzuzufügen, sie völlig zu mißachten oder überhaupt nicht zur Kenntnis zu nehmen."* [28) S.211](#)

Einer der entscheidenden Denker der Renaissance, Michel de Montaigne, erkennt die revolutionären Entwicklungen auf allen Gebieten der Neuzeit, reduziert die Frage nach dem Wie bzw. Wie gut auf die Formel *"Die Dinge an sich sind gleich, nur die Ansichten über die Dinge ändern sich"*

*"Ebenso hatten die Egypter Grund, die Kunst eines allgemeinen Arztes zu verwerfen, und jeder Krankheit, ja jedem Theile des Leibes einen besonderen Arzt zu geben. Auf diese Weise muß ein jeder Theil besser und ordentlicher besorget werden, wenn man auf nichts, als auf ihn ins besondere, zu sehen hat. Unsere Aerzte wollen nicht glauben, daß, wer für alles sorgen will, für nichts sorget: sie wollen nicht begreifen, daß ihnen die völlige Verfassung der kleinen Welt zu schwer ist."* [5) S.722](#)

Mit dem Begriff der Qualität aus der Philosophie [19)](#)

**primäre Qualität = Zeit und Raum**
**sekundäre Qualität = Sinneswahrnehmung**

können z. B. Juristen oder Mediziner meist nichts anfangen. Daher hat es sich in unserer zunehmend von „Technik" beherrschten Welt eingebürgert, abstrakte Qualitätsbegriffe durch Sichtweisen oder Betrachtungsstufen zu ersetzen. [17)](#)

Alle Standpunkte und Abstufungen zur Qualität in der Medizin und im besonderen der oralen Implantologie sind unmöglich wiederzugeben. Mit einem pragmatischen Ansatz, der auf mehreren unterschiedlichen Sichtweisen aufbaut, wird stichpunkthaft „implantologische Qualität" umrissen.

Nur durch eine Verknüpfung dieser Blickweisen wird der Vielschichtigkeit des Qualitätsbegriffes umfassend Rechnung getragen. Um in der Qualitätsdiskussion nicht aneinander vorbeizureden, ist es unbedingt erforderlich sich rechtzeitig auf eine gemeinsame Sichtweise zu einigen.

Die fünf Blickrichtungen des Qualitätsbegriffes auf die orale Implantologie übertragen

**IV.1 Transzendente Blickweise**
Qualität ist absolut und universell erkennbar, ein Zeichen von kompromißlos hohen Ansprüchen und Leistungen. Sie ist nicht zu definieren, da für das Individuum bestimmt und wird durch Erfahrung empfunden.
Z. B. Rekonstruktive plastische Chirurgie mit Hilfe verschiedener Implantatmaterialien, die nicht alleine der Wiederherstellung der Kaufunktion dienen.

## IV.2 Produktbezogene Sichtweise

Qualität ist präzise und meßbar. Qualitätsunterschiede werden durch bestimmte Eigenschaften oder Bestandteile eines Produktes auch quantitativ wiedergespiegelt. Am Beispiel des seit 20 Jahren im Handel befindlichen Knochenersatzwerkstoffes Betatricalciumphosphat kann anhand der industriellen und klinischen Entwicklungsgeschichte aufgezeigt werden, welche Bedeutung eine phasenreine Herstellung hat. Das zu ergänzende Knochenvolumen braucht eine definierte Korngröße, eine bekannte Mikrorauhigkeit und ggf. sollte die Trägersubstanz auch Botenstoffe transportieren, welche die direkte Reossifikation beschleunigen.

## IV.3 Anwenderbezogene Betrachtung

Qualität ist weniger produktbezogen. Individuelles Verbrauchsverhalten hat unterschiedliche Bedürfnisse. Güter, die diese Bedürfnisse am besten befriedigen, werden als qualitativ hochstehend betrachtet. Hier denke ich an Implantatsysteme, die universell für die Sofort-, verzögerte- oder Spätimplantation sub- als auch transgingival einzusetzen sind.

## IV.4 Prozeßbezogene Denkweise

Qualität ist das Einhalten von Spezifikationen oder Standards.[10] Jede Abweichung impliziert eine Verminderung. Qualität entsteht durch gute Arbeit, deren Ergebnis die Anforderung zuverlässig und sicher erfüllt.

Z.B. Es wird stets in Länge und Durchmesser für die jeweilige Knochenbelastung das ideale Implantatsystem mit einer optimalen Implantatform bestimmt. Um minimalste Sicherheitsrisiken auszuschalten, wird auch stets neues Instrumentarium (Vorbohrer etc.) verwendet. [4)+11)]

## IV.5 Preis/Nutzenbezogenes Verhalten

Qualität wird durch Kosten und Preise ausgedrückt. Ein medizinisches Qualitätsprodukt erfüllt eine bestimmte Leistung zu einem akzeptablen Preis.

Beispiel: Ein Gummi O-Ring für einen Kugelkopfimplantatanker zur Befestigung einer totalen Unterkieferprothese hat eine durchschnittliche verschleißbezogene Verweildauer von maximal 6 Monaten. Gegenüber anderen Verankerungssystemen ist er jedoch schnell und preisgünstig auszutauschen.

Die vielen Facetten von Qualität der Medizin[1] und ihre Beurteilung durch die vom „Kassenwesen" geforderte ökonomische Bewertung[25] führt gerade im implantologischen Aufklärungsgespräch zu Verwirrungen.

Daher hat sich bei Patienten und interessanterweise auch bei Gutachtern eine griffigere Definition herausgebildet. Unter der hier vom Zeitgeist bevorzugten **„materialistischen Qualitätssdefinition"** versteht man ganz einfach <ein gutes Produkt zu einem angeme-

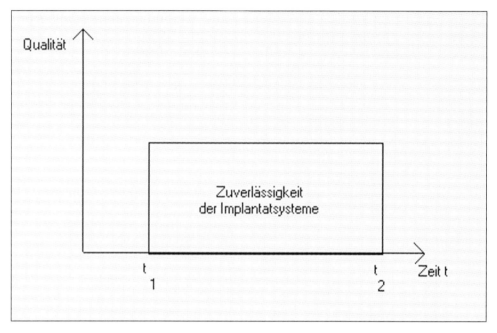

*Bild 1: Integral der Qualität über der Zeit = Systemzuverlässigkeit*

senen Preis> (wobei man auch mit Produkt eine implantologische Dienstleistung verstehen kann).

Doch halt, jetzt wird es durch unser Medizinrecht kompliziert! [12]

Der Gesetzgeber unterscheidet zwischen einer Dienstleistung z. B. nach Gewährleistung im **Werkvertrag** (6 Monate) oder zwischen einer 30jährigen Haftung im **Dienstvertrag.**

Ist die Qualität einer Kronenoberfläche (Rauhigkeit) beim taktosensiblen Patienten direkt zu beurteilen und ein Sälbchen gegen Schleimhautentzündung wegen Wirkungslosigkeit ggf. nicht mehr zu kaufen, entzieht sich jedoch das sogenannte **höhere Leistungsgut** z. B. eine präimplantologische Diagnostik oder auch eine juristische Beratung als einmalige individuelle Leistung bei Erfolg oder Versagen in der Regel einer Beurteilung durch den Laien.

In der Vergangenheit haben sich drei Säulen der Qualitätssicherung herausgebildet.

Der in allen Wirtschaftsbereichen florierende **Wettbewerb** kommt im Bereich der Medizin durch staatliche Eingriffe und Kassenmonopole kaum zur Geltung. Auch wenn die Implantologie eine Nische hat, sind ihre Entfaltungsmöglichkeiten zum Teil durch Selbstverwaltungsgremien eingeengt.

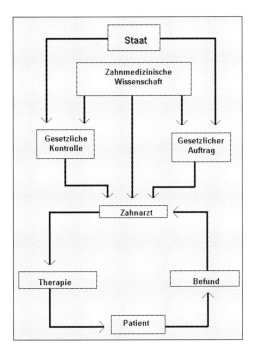

*Bild 2: Regelmechanismus einer zahnmedizinischen Qualitätssicherung nach Prof. Heners aus BDIZ Jahrbuch 1994/95*

**Einigungsausschüssen, Schiedsstellen und Gutachtergremien** als zweite Säule der Qualitätssiche-

rung werden in der Bevölkerung aufgrund angenommener fehlender selbstreinigender Kraft leider wenig Kompetenz zugetraut.

Mehr vertraut man daher der **Jurisprudenz.** Auffallend ist, daß sich die Medizin der Neuzeit einer seit dem Mittelalter bestehenden „Bevormundung" erwehren muß. Der Tatbestand vermuteter Fahrlässigkeit bei qualitativen Mängelrügen führt zu einer Ungleichbehandlung dieser freien Berufe.
Die Fülle der Literatur zum Thema Medizinrecht im Vergleich zum „absoluten Amtsrichterurteil" zeigt in der Fachwelt beklagende Mißstände auf.[2]

Unter den Realitäten dieser Entwicklung im Medizinrecht hat sich im Ausschuß für Qualifikation und Register des BDIZ der Begriff

**Implantologische Qualität = Technik + Geisteshaltung**

herausgebildet.

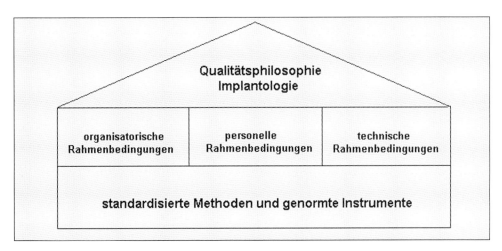

*Bild 3: Struktur- und Prozeßqualität bestimmen das Ergebnis*

Grundvoraussetzung hierfür ist, daß Patient und Arzt aber auch das Zahntechnikerhandwerk und die Industrie,die von uns stets als Anwender individuell neu zu definierende Qualität wollen, und die von uns praxisnah gewonnenen Qualitätsgesichtspunkte (Präimplantologische Planung und OP-Protokolle nach Engels) nach einem lege artis oder state of art erfolgen *(ständig jährlich aktualisierte Beiträge des Q+R-Ausschusses oder Verlautbarungen der DGI, DGZMK, DGZI etc.).*

Im Inhaltsstichwortverzeichnis des Standardwerkes zur Qualitätssicherung der deutschen Zahnärzte 2. Auflage ist die schillernde Komplexität des sprachlichen Begriffes Qualität von „Qualität der Ausbildung" über „Qualitätssicherung der Fortbildungsangebote" bis „Qualitätszirkel" nachzulesen. [15] S.349

Die Beziehung der drei an der sogenannten Implantationsqualität beteiligten Gruppen hat ein kompliziertes Regelwerk von Verordnungen und Prüfungen hinterlassen, die im Europafieber nicht einfacher wurden. Kritiker z.B. Hayek[14] sprachen schon vor Jahren von einer **Anmaßung von Wissen** dieser zentralen Überwachungsgremien. Die Wirklichkeit hat seinen Befürchtungen Recht gegeben. Auch wenn es den Implantologen als Betroffene gelingt, in die verschiedenen nationalen (DIN) und internationalen (ISO) Normungsgremien unter vielen Mühen einzusteigen. Die Realität einer rasanten medizintechnischen Entwicklung rast davon, so daß wir hinter Profitinteressen der Industrie, die natürlich auch Gutes bewirken, kaum noch Möglichkeiten einer scheinbar demokratischen Steuerung besitzen.

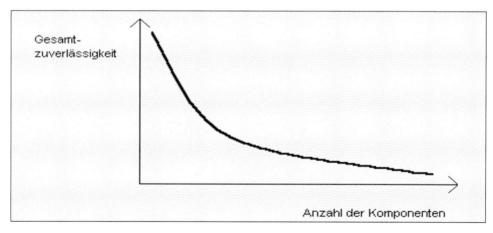

*Bild 4: Abbildung zeigt die Gesamtzuverlässigkeit eines Implantatsystems in der Abhängigkeit von der Anzahl verwendeter Komponenten z.B. Zwischenstücke und Verschraubungen.*

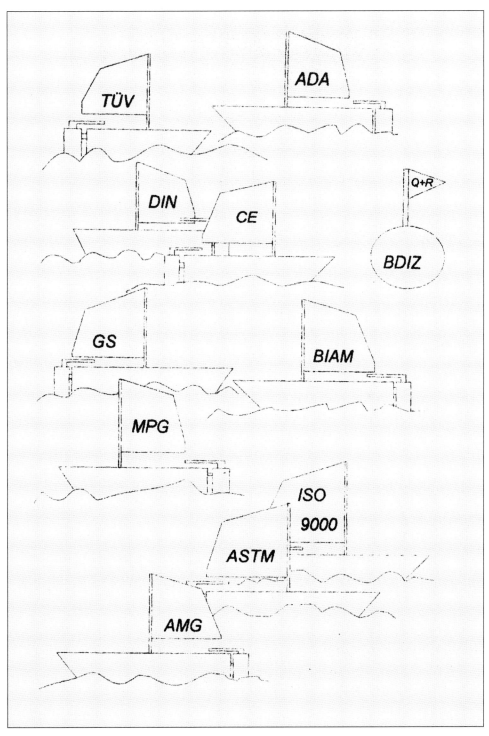

*Bild 5: Vielfalt der freien und staatlichen Verbände mit Einfluß auf die Entwicklung der Implantologie*

Beispiel: Die Grundversuche zur dynamischen Belastungstestung sind auf BDIZ-Mitgliederinitiative schon vor Jahren erfolgt.[8+9] Die Folgerungen hieraus, nämlich die Erstellung einer neuen Norm für Implantate und die Verwendung präziser Aufbauten und gesicherten Schraubverbindungen - ohne die vergleichsweise eine moderne Maschinenbau- oder Flugzeugindustrie unmöglich wäre - sind von den Implantatherstellern zum Teil nicht beachtet worden.[3]

Die Produkthaftung kommt bei Medizinprodukten nur selten zur Anwendung, da Arzt und Patient die Hauptrisiken tragen und durch eine Umkehr der Beweislast unzumutbare finanzielle Vorleistungen zur Beweissicherung bei schädigenden Implantatmaterialbrüchen entstehen.[20+21]

Unter dem vielgelittenen Begriff Globalisierung hat auch in der EU und sogar in der Schweiz[24] auf dem Gebiet der implantologischen Medizintechnik eine Entwicklung eingesetzt, die mit dem Begriff Qualität freiwillig erzeugen **(Strukturqualität, Prozeßqualität)** und nicht durch gezwungenermaßen erprüfte **Ergebnisqualität** z. B. durch Gutachter umschrieben werden kann.[13]

Die Crux unserer schnellen medizintechnischen Entwicklung ist in der Vergangenheit am Einsatz von Knochenwerkstoffen deutlich geworden, die schon auf dem Markt waren als es weder DIN noch ISO-

Normen gab. Um Krebs- oder Unfallopfern zu helfen, wurde aus ethischer Sicht zu schnell Neuland beschritten.

Aus heutiger Sicht erscheinen diese menschlichen und tierischen Spendermaterialien durch die mögliche Viren- oder Prionengefährdung zu riskant. Ein Einsatz sollte aufgrund besserer vollsynthetischer Werkstoffe nach Risikoabwägung nur noch in eingeschränkten Indikationsgebieten erfolgen.[7]

Eine von Privatzahnärzten geforderte ISO 9000 Zertifizierung von Praxis und Personal kann zu einem höheren Organisationsstand der Praxis führen (Prozeßqualität), die grundlegenden medizintechnischen Problematiken sowie Qualitätsunterschiede in der Fortbildung nur zum Teil ausräumen.[18]

Qualitätskontrolle von Ergebnissen in der Implantologie durch erfahrene Gutachter und Juristen ist der herkömmliche Weg. Freiwillige bessere Ausbildung und Weiterbildung mit dem abschließenden **Tätigkeitsschwerpunkt Implantologie** der zeitgemäße.[22]

Wie in der Industrie ist der Weg von dem „allwissenden" implantologisch tätigen vom autoritären Führungsstil geprägten Einzelkämpfer (rough skill) zum implantologischen Team-Approach (soft skill) erkennbar. Die Zukunft wird zeigen, inwieweit sich diese Systemauffassungen aus komplexen Industriestrukturen in kleine persönlich geführte Praxen übertragen lassen. **Top Quality Management** als liberale Variante und die **Zertifizierung von Labor und Praxis nach ISO 9000,** die etwas starrere eingebundene Form, müssen im Vergleich Qualitätssssteigerungen nachweisen gegenüber Strukturen, die als reaktionär gebrandmarkt auf unserem Gesundheitsmarkt bald nicht mehr existent sind.[16, 23 +26)]

### IV.6 Schlußbetrachtung

Der von fachfremden wie facheigenen Betrachtern rituell oft geübte Vorwurf, die Zahnmedizin, insbesondere die Implantologie, als junges Fachgebiet, würde sich nicht um Standards, Qualitätsbeschreibungen kümmern, ist entschieden zurückzuweisen.

Der schnelle medizinische Fort-

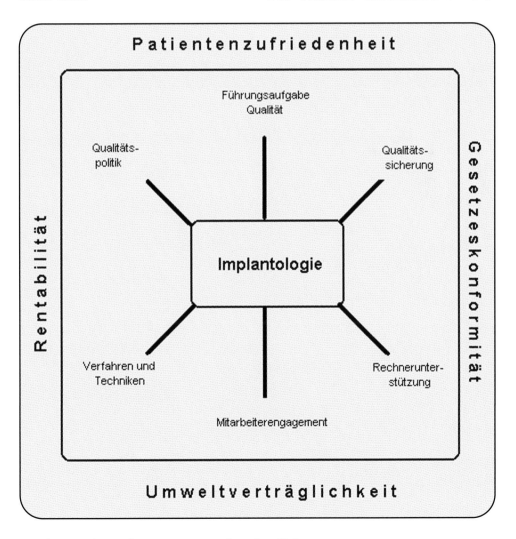

*Bild 6: Ziele und Instrumente des Qualitätsmanagements*

schritt, eine unsichere , gar zweifelhafte, Rechtsprechung begünstigen, im positiven Sinne, eine noch vor Jahren nicht erwartete unglaubliche Entwicklung der Implantologie in Richtung Lebensqualität. Statt sich mit abstrakten „Wie wirklich ist die implantologische Wirklichkeit" Qualitätsdenkmodellen, die schon bald überholt sind, zu befassen, sollte künftig mehr über die körperliche und geistige Qualität der Behandler nach-

gedacht werden. Nicht umsonst gibt es Höchstalter für Berufspiloten und für 50jährige mit Führerscheinklasse II ist ab 2000 EUweit ein Gesundheitscheck vorgeschrieben. Nicht jeder Operateur kann ein millimetergenaues CT des Kieferknochens per Hand dreidimensional bei der Implantation sicher umsetzen.

Mensch - Maschine - Umwelt, der folgende Arbeitsplatzvergleich gibt einen kritischen Ansatz hierzu.

| | Medizinischer Angestellter in der Verwaltung | Implantologisch tätiger Oral-, Kieferchirurg und Zahnarzt |
|---|---|---|
| Aufklärungsproblematik | keine | zunehmend erschwert |
| Raumangebot | reichlich | eingeschränkt |
| Dokumentation | vorzüglich | auf OP-Liste beschränkt, hoher Verwaltungsaufwand, der selbst zu tragen ist |
| Raumausstattung | klimatisiert | Belastung der Atemluft - (MAK-Werte) Biostoff-Verordnung (27) |
| Abstimmungsprobleme | wenig | im Team viel |
| Sitzgelegenheit | Bürosessel beweglich | um die OP-Einheit eingeschränkt - je nach OP-Ort körperlich extreme Sitzhaltung-Stand-Position |
| Beleuchtung | hell, regelbar | OP-Lampe ständig anzupassen |
| Lärm | gering | teilweise hoch, Turbine, Motoren, technische Geräte |
| Arbeitsfläche | ausreichend groß - Schreibtisch, Wand-Regal | extrem begrenzt - Mundöffnung, Blut, Würgereiz, Speichel |
| Ansteckung | keine | vielfältig - Aids, Hepatitis C etc. |
| Gefahr, Notfallkunde | keine | Erstversorgung usw. |
| Hilfspersonen | Kollegen, extern erweiterbar | "1 sterile Helferin, 1 halbsterile Helferin" -nicht eweiterbar |
| Ruhe und Pausenzonen | vorhanden | während OP nur begrenzt möglich |
| Ablösung bei Erschöpfung | jederzeit möglich | nicht möglich - Abbruch der OP |
| Kommunikationsmittel | Computer, Fax,Telefon | während OP nur über Dritte |
| Technische Daten zur Fehlerbehebung | umfangreich, gut, jederzeit zugängig | Check-Listen, Handbücher, Anleitungen im unsterilen Bereich - besser im Kopf |
| Zeitdruck bei Teamentscheidungen | null bis hoch | sehr hoch - Begrenzung durch Anästhesie, Vorerkrankungen z. B. Herz/Kreislauf |
| Entscheidungsfrist bei Einzelentscheidungen großer Tragweite | ausreichend lang | extrem kurz bei unvorhersehbaren Dingen z. B. Blutung, Nerv- oder Kieferhöhlenverletzung |
| Finanzielle Risiken durch falsche Entscheidung | je nach Verantwortungsbereich gering | sehr hoch, Schädigung des Patienten, Implantatverlust |
| Folgerisiken | fast keine | Materialproblematik, Haftung bis 30 Jahre im Dienstvertrag |
| Persönliche Risiken a) bei unlösbaren Problemstellungen b) bei fehlerhaftem Verhalten | keine Abmahnung, Disziplinarverfahren | Rufschädigung Berufsverbot,Existenzverlust Strafanzeige |

# IV.7 Literaturverzeichnis

1) *Ärztliche Qualitätszirkel.* Heft Nr. 2 Juni 1995. MEDI DIDAC-Verlag Koblenz

2) *Arbeitsgemeinschaft Rechtsanwälte im Medizinrecht e.V. (Hrsg.):* Der medizinische Sachverständige.Richter in Weiß? Carl Heymanns Verlag KG Köln; Berlin; Bonn; München 1995 (Recht der Medizin; Bd.2)

3) *Bellwinkel, D.:* Stellungnahme des Verbandes der Deutschen Dental Industrie e.V.zum Gütesiegel des BDIZ für Dentalimplantate. Schreiben vom 13.7.98

4) *Berufsverband der Deutschen Kieferorthopäden e.V. (Hrsg.):* Weißbuch Kieferorthopädie. Stand und Perspektiven der Qualitätssicherung in der Kieferorthopädie für die vertragszahnärztliche Versorgung. Augsburg 1993

5) *De Montaigne, M.:* Essais. Bd.1,2,3. Diogenes Verlag AG Zürich 1992

6) *DTV-Lexikon:* Band 15: Q-Sab.DTV 1968

7) *Ehmke/Flemmig:* Knochen und Knochenersatzmaterialien zur parodontalen Regeneration. Mitteilungen der DGZMK 1/99. Dtsch. Zahnärztl Z 54 (1999) 3 S. 141/142

8) *Engels, H./Müller, K:* Zur Entwicklung des BDIZ-Gütesiegels für Implantatsysteme. DZW-Spezial 4/98

9) *Engels, H./Müller, K.:* Unabhängige Prüfung und objektivierbare Kriterien sind die Voraussetzung. DZW 15/98

10) *Ehrl, P./Engels, H./Müller, K.:* Standards für Implantatsysteme. Z. Zahnärztl.Implantologie IX, 5-8 1993. Carl Hanser Verlag München

11) *Europäische Gesellschaft für Endodontologie:* Konsenspapier. Qualitätsrichtlinien endodontischer Behandlung. Endodontie - Die Zeitschrift für die Praxis Nov.94, 3. Jahrgang. Quintessenz Verlags GmbH Berlin

12) *Figgener, L.:* Ist Qualität zahnärztlicher Arbeit justiabel? Gedanken zur Qualitätssicherung in der Zahnmedizin. Zahnärztliche Nachrichten Niedersachsen 7/99, S. 26/27

13) *Fischer, R.:* Qualitätssicherung in der Zahn-, Mund- u. Kieferheilkunde. Österreichische Zahnärztliche Zeitung, 4o. Jahrgang, Heft 6 Juni 1989

14) *Habermann, G. (Hrsg.):* Philosophie der Freiheit: Ein Friedrich-August-von-Hayek-Brevier. OTT Verlag Thun 1999

15) *Institut der deutschen Zahnärzte IDZ (Hrsg.):* Qualitätssicherung in der zahnmedizinischen Versorgung. Weißbuch. 2. Auflage. Deutscher Ärzte-Verlag Köln 1995. Materialienreihe Bd. 15

16) *Jäkel, A./Ruff, T.:* Pro + Contra. Streitthema: Garantie auf Zahnersatz. In: Zahnarzt/Wirtschaft./Praxis 2/99 S. 32/33

17) *Kamiske/Brauer:* Qualitätsmanagement von A-Z, Erläuterungen moderner Begriffe des Qualitätsmanagements. Carl Hanser Verlag München Wien 1993

18) *Kegelmann, Monika:* Certqua: Zertifizierung von Qualitätsmanagementsystemen nach DIN/EN/ISO 9000 ff. in der beruflichen Bildung. In: Feuchthofen/Severing (Hrsg.): Qualitätsmangement und Qualitätssicherung in der Weiterbildung. Sonderdruck. Luchterhand 1999

19) Knaurs Lexikon a-z.Droemer Knaur 66

20) *Müller K.:* Relevanz des neuen MPG sowie der aktuellen Zertifizierung unter dem Aspekt implantologischer Begutachtung. Vortrag BDIZ Gutachtertagung Berlin 98

21) *Müller, K.:* BDIZ Strategie Papier zur Qualitätssicherung. Vortrag DGI Tagung Baden-Baden 1994

22) *Pampel, M.:* Wege zur Qualitätssicherung in der Implantologie. DZW-Spezial 5/99

23) *Pfeifer, T.:* Qualitätsmanagement. Strategien, Methoden, Techniken; mit 7 Tabellen. Carl Hanser Verlag München Wien 1993. Verlag München Wien 1993

24) *Ruggia, G.:* Qualitätsstandards eine Säule des Freien Berufs. ZM 89 Nr. 3, 1.2.1999 (217)

25) *Siegenführ, T.:* Optimale Gesundheitsinvestitionen in das Humankapital. Eine mikroökonomisch-dynamische Analyse. Physica-Verlag Heidelberg 1993 (Wirtschaftswissenschaftliche Beiträge 85)

26) *Simon, W.:* Die Schaumschlägerei um ISO 9000. Kommentar. Sales Profi 2/96 S. 7

27) *Steiner, J.:* Biostoffverordnung. Zahnärztliche Nachrichten Niedersachsen 7/99 S. 35

28) *Von Nettesheim, A.:* Über die Fragwürdigkeit, ja Nichtigkeit der Wissenschaften, Künste und Gewerbe. Akademie Verlag GmbH Berlin 1993

# V. Qualitätsmanagement in der Implantologie
(P. A. Ehrl)

# V. Qualitätsmanagement in der Implantologie
*(P. A. Ehrl)*

## V.1 Einleitung

Bis heute ist der Qualitätsbegriff in der Medizin nicht eindeutig definiert. Dies liegt an der Komplexität der Variablen, die Qualität in der Medizin beeinflussen. Dennoch gibt es bereits viele Ansätze Qualität in der Praxis umzusetzen. Aufgrund der hohen Bedeutung einer qualitativ hochwertigen Medizin wird es in der Zukunft auch nicht mehr möglich sein sich diesem Thema zu entziehen. Dies ist insbesondere für ein Gebiet wie die zahnärztliche Implantologie wichtig, in der Haftungsfragen eine besondere Rolle spielen, da es sich immer um einen Wahleingriff handelt. Die unreflektierte Übertragung von Managementsystemen aus der produzierenden Industrie allerdings schlägt im Dienstleistungsbereich fehl, insbesondere im Medizinbereich.

Grundsätzlich überwiegt heute im zahnmedizinischen Bereich noch ein **qualitätsfeindliches Umfeld.** So gilt z.B. im Bereich der kassenzahnärztlichen Versorgung seit langem ein Maßstab, der sich am rechnerischen Durchschnitt orientiert, d.h. dass er höherwertige Leistungen nicht anerkennt bzw. sanktioniert. Dieses System ist durch die bereits langdauernde unreflektierte Anwendung tief eingeprägt in der zahnmedizinischen Denkweise, zumindest bei der Versorgung gesetzlich versicherter Patienten. Die Qualitätsfeindlichkeit gilt nicht nur für die Menge der Leistungen, sondern auch für die Qualität selbst, da bislang vermieden wurde Leistungskataloge zu definieren, die allen Beteiligten ohne Grauzone ermöglichten die Qualität einer Leistung zu vergleichen. Dies geschah, obwohl es dafür institutionalisierte Gremien gibt. Von seiten der gesetzlichen Krankenversicherer überwiegt ebenfalls eine monetäre, d.h. auf Sparsamkeit ausgerichtete Handlungsweise, die höherwertigen Leistungen eher skeptisch gegenübersteht. Dies zeigt sich sowohl im direkten Umgang mit den Versicherten, in dem eher Marketingüberlegungen eine – ständig wechselnde – Rolle spielen und dehnt sich auch auf das Gutachterwesen aus. In vielen Bundesländern sind die Gutachter nicht ausreichend geschult bzw. auf ihre eigentliche Aufgabe vorbereitet. Auch die Zahnärztekammern versagen in vielen Bereichen eine Umsetzung qualitätsorientierter Entwicklung und setzen sich in diesem Punkt deutlich von den Ärztekammern ab, die sich an die Spitze der Qualitätsdiskussion gesetzt haben. So werden auch hier Leistungen - insbesondere Innovationen - nicht bezüglich des Qualitätsniveaus beurteilt und es werden fachliche Entwicklungen nur zögerlich mit dem nötigen Spezialisierungsgrad unterstützt. Die privaten Versicherer sehen sich – offensichtlich unter ebenfalls hohem finanziellen Druck – gezwungen nivellierende Regelungen aus dem Bereich der gesetzlichen Krankenversicherungen zu übernehmen oder nachzuahmen. Technische Weiterentwicklungen oder aufwendigere Verfahrensweisen werden kaum in der Bewertung anerkannt und in der Regel werden nur in der Person des Patienten oder im Schweregrad der Erkrankung liegende Höherbewertungen akzeptiert. Im Zusammenspiel führt dieses administrative Umfeld zu einem nicht mehr sachgerechten Abrechnungsverhalten und – man darf vermuten – auch einer aus finanziellen Gründen nicht in allen Fällen zielgerichteten Behandlungsweise. Der einzige, der die Qualität direkt beurteilen kann, der Patient, hat in diesem System nichts zu sagen.

Die Implantologie nimmt innerhalb der Zahnmedizin eine Sonderstellung ein, da hier bereits einige Merkmale einer qualitätsfördernden Struktur eingeführt wurden. So sind durch die implantologischen Verbände und hier insbesondere den BDIZ innerhalb der Strukturqualität die Qualifikation des Behandlers und durch die allgemeinen Hygienerichtlinien die Hygieneanforderungen bereits weitgehend gelöst. Materialanforderungen werden durch die Normierung im Bereich der CE-Normierung sowie DIN- und ISO-Normierung geregelt. In Qualitätszirkeln und wissenschaftlichen Veröffentlichungen werden Spätergebnisse behandelt und diskutiert. Nicht unerwähnt sollte bleiben, dass die meisten wissenschaftlichen Veröffentlichungen aus dem Bereich der Implantologie stammen. Vielfach wird bereits in internen Diskussionen und Befragungen von Patienten – die ohnehin individuell erfolgen – der Behandlungserfolg kontrolliert. Zur Erfassung dienen Statistikprogramme der Implantatanbieter.

Der chirurgische Part der Implantologie selbst muß unter hygienischen Gesichtspunkten differenziert betrachtet werden. Hierfür gelten die Richtlinien, wie sie für Eingriffe in der Zahnarztpraxis allgemein gelten. Bei plastischen Eingriffen und Augmentationen insbesondere mit nicht ortsständigem bzw. extraoral zugänglichen Knochen ist der OP-Standard für ambulante Eingriffe sinnvoll.

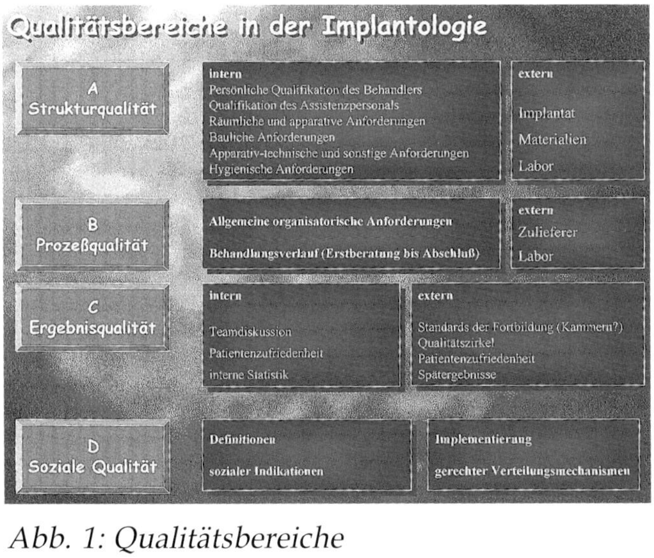

*Abb. 1: Qualitätsbereiche*

Standards in der Implantologie wurden erstmals 1993 formuliert. Hier wird Bezug genommen auf die Implantatwerkstoffe, Implantatkörper, Verpackung, Instrumentarium, Planungshilfen, Suprakonstruktion, klinische Daten und Sonstiges. Die Definition der Standards war und ist hilfreich bei der Beurteilung der implantologischen Qualitätsproblematik, kann diese allerdings nicht alleine lösen.

Zum besseren Verständnis sind folgende Begriffe auseinanderzuhalten:

**Qualität**
Gesamtheit von Merkmalen einer Einheit bzw. ihrer Eignung, festgelegte und vorausgesetzte Erfordernisse zu erfüllen

**Qualitätspolitik**
Die umfassenden Absichten und Zielsetzungen einer Organisation zur Qualität, wie sie durch die oberste Leitung formell dargelegt werden

**Qualitätsmanagement**
Alle Tätigkeiten der Gesamterfüllungsaufgabe, welche die Qualitätspolitik, Ziele und Verantwortlichkeiten festlegen

**Qualitätsmanagementsystem**
Organisationsstruktur, Verantwortlichkeiten, Verfahren, Prozesse, und erforderliche Mittel für die Verwirklichung des Qualitätsmanagements

Aus der Sicht der Ärzteschaft dient Qualitätssicherung und Qualitätsmanagement dazu, das Vertrauen der Öffentlichkeit, der Patienten in die Medizin zu erhalten, zu stärken und zu verbessern. *"Vertrauen zwischen Ärzten und Patienten ist eine Grundvoraussetzung für den Erfolg ärztlicher Tätigkeit und kann durch nichts, durch keine noch so aufwendige und moderne Technik, ersetzt werden."*

(Prof. Dr. Friedrich-Wilhelm Kolkmann, Präsident der Landesärztekammer Baden-Württemberg, Vorsitzender des Qualitätssicherungsgremiums der Bundesärztekammer)

Die implantologische Therapie weist heute ein riesiges Spektrum auf, vom Ersatz eines einzelnen Zahnes bis zum Ersatz aller Zähne bzw. noch zusätzlich des verloren gegangenen Kieferknochens und Weichteilstrukturen. Zur Definition der möglichen implantologischen Indikationen war die Installation der implantologischen **Indikationsklassen** (BRINKMANN 1973/76) bahnbrechend. Dieser Konsens schaffte Transparenz für Patient, Zahnarzt und Kostenträger. Er schaffte nicht nur Klarheit bei der Indikation, sondern weist mittlerweile bis in die Therapieempfehlung hinein, sicher nicht unumstritten, aber auch hier hilfreich. Die Indikationsklassen gewinnen auch unter dem Gesichtspunkt der Diskussion um die Bezuschussung durch gesetzliche und private Versicherungen an Bedeutung, da die Abgrenzung versicherbarer von nicht versicherbaren Leistungen gerade in der Implantologie dringend geboten ist. So reicht die Preisspanne des finanziellen Aufwandes zur Therapie der Diagnose "zahnloser Unterkiefer" nach eigener Einschätzung von ca. 800.- DM bis ca. 45.000.- DM und mehr. Da hinter der Entscheidung mit derart weitreichenden finanziellen Folgen auch immer individuelle Wünsche eines Patienten stehen, liegt es auf der Hand, dass hier auch der Patient – nach transparenten Regeln - in die finanzielle Pflicht genommen werden muss.

Zur Zeit sind weite Bereiche der Zahnmedizin dadurch gekennzeichnet, dass es keine exakten Definitionen für qualitativ unterschiedliche Leistungen gibt. Der von manchen für notwendig erachtete Schutz der minderen Qualität durch Verzicht auf Definitionen und die Bewertung nach Mittelwerten spricht eine eigene Sprache. Die kritische Allgemeinheit wird jedoch – nachdem bereits weit weniger wichtige Bereiche von der Qualitätsdiskussion erfasst wurden – ihre Finger in diese Wunden legen. Der Glaube, dass Zahnmedizin nach rein mechanistischen Prinzipien überprüfbar ist, wird umso mehr widerlegt werden, als sich die Zahnmedizin immer mehr an die Allgemeinmedizin annähert bzw. in ihr aufgeht.

Auch unter forensischen Gesichtspunkten gewinnt die Qualitätsdiskussion an Bedeutung. Implantologie heisst immer: Wahleingriff. Ein Blick in die Laserchirurgie am Auge zeigt eine ähnliche Problematik. Beispiel: Vier schwerwiegende, letztlich aber therapierbare Komplikationen auf 120 Eingriffe am Auge - in den meisten operativen Fächern würde dies als eine höchst positive Erfolgsrate angesehen werden. Die Kriterien, die an Erfolg oder Mißerfolg gestellt werden, sind jedoch ungleich schärfer, wenn es sich um eine Operation handelt, bei der nicht die medizinische Dringlichkeit, sondern der persönliche Wunsch die Indikation prägte (hier: Laserchirurgie zu Therapie der Kurzsichtigkeit). Dies lässt sich leicht auf die Implantologie übertragen.

Qualitätsmanagement in der Implantologie ist auf verschiedenen Ebenen denkbar, je nach den Umfeldbedingungen. Das einfachste Management ist das **Checklistenmanagement,** das sowohl für den Zahnarzt, für die Mitarbeiter als auch für Patienten angewandt werden kann. Diese Art der Prozessbetrachtung kann helfen, Qualitätsdefizite des Behandlungsverlaufes bereits zum Zeitpunkt ihrer Entstehung zu erkennen. Sie ist jedoch nicht ausreichend für eine wirkliche Verbesserung der Qualität.

Qualitätsfördernd ist ein funktionierendes Gutachterwesen. Wie in keinem anderen Teilgebiet der

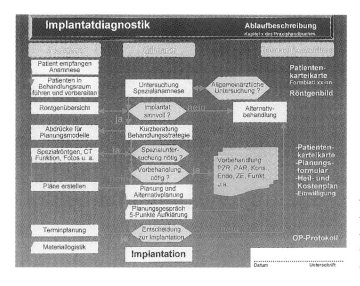

*Abb. 2
Fliessdiagramm zur
Prozessqualität bei
der Implantat-
diagnostik*

Zahnmedizin ist in der Implantologie ein **Gutachterwesen** installiert, das aufgrund seiner Gutachterrichtlinien, der Pflicht zur Weiterbildung und zur Einhaltung der Standards Maßstäbe gesetzt hat.

**V.2 Normen und Zertifizierungen** erlauben eine bessere Dokumentation von Qualitätsbemühungen.

So kann man nahezu alles zertifizieren:
• Betriebsstätte/Praxis
• Arzt/Zahnarzt
• Mitarbeiter
• Materialien
• Geräte
• Prozesse, organisatorische
• Prozesse, medizinische
• Fortbildung

**Nur der Patient kann nicht zertifiziert werden.**

Warum sollte man also zertifizieren und warum nach ISO 9000 ?

Vorteile für die Praxis könnten sein:
• die Abläufe werden transparent und optimiert,
• die Kommunikation wird verbessert,
• die Mitarbeitermotivation wird erhöht,
• in der Arbeitsvorbereitung entstehen geringere Kosten,
• die Qualität wird erhöht und
• die Fehlerkosten werden gesenkt.

Um dieses Ziel zu erreichen wird ein Qualitätshandbuch angelegt, das 20 Kapitel enthält:
01. Verantwortung der Leitung (Zielvorgaben)
02. Qualitätsmanagement-System (schriftl. Niederlegung)
03. Vertragsprüfung (Einhalten der vertraglichen Verpflichtungen insbes. gegenüber Patienten)
04. Designlenkung (Angebot muß der Nachfrage entsprechen; Gesundheitserziehung?)
05. Lenkung der Dokumente und Daten

06. Beschaffung
07. Lenkung der durchgeführten Behandlungen (Prophylaxe, Pflege)
08. Rückverfolgbarkeit von Dienstleistungen/Produkten (Dokumentation)
09. Prozeßlenkung (Beschreibung von Behandlungsabläufen)
10. Prüfungen
11. Prüfmittelüberwachungen
12. Prüfstatus
13. Lenkung fehlerhafter Produkte/Maßnahmen
14. Korrektur- und Vorbeugemaßnahmen
15. Handhabung, Lagerung, Verpackung, Konservierung, Versand
16. Lenkung von Qualitätsaufzeichnungen
17. Interne Audits
18. Schulung
19. Wartung
20. Statistische Methoden

Kernstück dieser Dokumentation sind die Prozesslenkungen, also die Beschreibung von Behandlungsabläufen. Beispielhaft ist ein solcher Prozess in Abb. 2 beschrieben. Qualitätshandbücher mit gleichem Inhalt für verschiedene Praxen zu erstellen ist schwierig, da Praxisstrukturen gewöhnlich individuell geprägt und gewachsen sind. Dennoch sind – mit Abweichungen – Standards denkbar, die Qualität vergleichbar machen. Hier ist von der Implantologie bzw. den betreffenden Institutionen zu überlegen, welche Bereiche einer spezifischen Beschreibung bedürfen, um einen hohen Standard in der Implantologie zu beschreiben. Langfristig ist dies sinnvoll, um auch nach aussen, d. h. gegenüber Patienten und Versicherungen Qualität zu dokumentieren.

Qualitätsmanagement muss allerdings nicht zwangsläufig durch eine Zertifizierung nach ISO-Regularien erfolgen. Auch in der Industrie haben manche Firmen eigene Qualitätsmanagementsysteme entwickelt, speziell auf die eigenen Bedürfnisse zugeschnitten. Besonders erfolgreich sind Systeme, die von Anbeginn der Qualitätsdiskussion im Betrieb die Mitarbeiter in den Prozess eingebunden haben.

Durch die in der Vergangenheit vielfach zu beobachtende Politik, vor allem den Kartellgedanken vor Qualitätsansprüche zu stellen, werden Kammern – ebenso wie dies mit Zünften geschah und mit Gewerkschaften geschieht – in Argumentationsnöte dort kommen, wo es darum geht dem Berufsstand einen hohen beruflichen Standard bzw. Qualitätsstandards zu erhalten und die Berechtigung derartiger Berufsvertretungen plausibel nach aussen darzustellen. Im angelsächsischen Raum ist durch eine gute Produkthaftungsregelung die Bedeutung von zwischengeschalteten Einrichtungen wie KZVen, Krankenkassen und Privatversicherer geringer, da diese Haftungsregelung die direkte Hersteller-Verbraucher- bzw. Arzt-Patient-Beziehung stärkt. Letztlich kann eine starke Arzt-Patient-Beziehung den Kostenträgern wieder die Funktion zuteilen, für die sie entstanden sind, nämlich die einer Abrechnungsstelle bzw. reines Kostenmanagement. Qualitätsmanagement ist damit Aufgabe der (Zahn-)Ärzteschaft.

## V.3 Qualitätsmanagement in der implantologischen Praxis

Der Wert eines Qualitätsmanagements in der zahnärztlichen Praxis ist von verschiedenen Parametern abhängig. In der 1-Behandler-1-Assistenzpraxis ist der Wert sehr gering, da die Qualität fast ausschliesslich über die Qualifikation des Behandlers definiert wird. Dies ändert sich mit der Grösse der Praxis und weiteren – damit zusammenhängenden – Parametern (Abb. 3).

Insofern hängt die Notwendigkeit eines Qualitätsmanagements in einer Zahnarztpraxis direkt von deren Struktur ab.

ZINK stellte fest, dass "Erfolge beim Qualitätsmanagement aufgrund zahlreicher Missverständnisse noch gering sind, die Einführung eines QM 5 - 7 Jahre dauert und eine Daueraufgabe ist " (Prof. Klaus Zink, Präs. D. Ges. f. Arbeitswissenschaft).

Wie entsteht eigentlich Qualität? Durch Regeln und Gesetze oder durch Kompetenz ? Diese Diskussion wird seit 25 Jahren geführt und heute dürfte klar sein, dass

Der Bedarf nach Qualitätsmanagement nimmt zu mit
- der Komplexität eines Vorganges
- der Kompliziertheit eines Gerätes
- dem Umfang der Haftungsproblematik
- der Zahl der Mitarbeiter
- der Anzahl der Organisationsstufen in der Praxis
- der Inkompetenz der -Ausführenden -Verantwortlichen(Peter-Prinzip)
- der geringeren Arbeitszeit
- den Sprachproblemen (Internationalität)
- dem sozialpolitischen Fürsorgebedürfnis
- den ethischen Grundvoraussetzungen

*Abb. 3*

Gesetze nicht der richtige Weg sind. So besteht die gesetzliche Pflicht bereits seit 10 Jahren, doch die § § 135-139 SGB V haben wenig bewirkt. Regelungswut bzw. Gesetze führen zu Umgehungsverhalten, zu Messogiornialisierung. Bestes negatives Beispiel ist die Steuergesetzgebung.

Qualität entsteht eher durch gute Ausbildung und ständige Fortbildung. Das Erfolgsgeheimnis sind mitdenkende Mitarbeiter und Transparenz für den Patienten. MOHNS formulierte es so: "Qualität von Produkten und Dienstleistungen entstehen nicht durch

Ordnungsmäßigkeit, sondern durch eine Unternehmenskultur, in der die Mitarbeiter mitdenken, sich identifizieren" (Reinhard Mohns, 6. Jahrestagung der Gesellschaft für Qualitätsmanagement in der Gesundheitsversorgung, 1999 Berlin). Nicht umsonst hängt in einer Werkshalle von VW das Schild: "Denken ist erlaubt".

Eines muss jedoch auch betont werden: Mehr Qualität bedeutet in der Regel auch höhere Kosten. Aus den USA wissen wir, daß das dort übliche Qualitätsmanagement zu einer Erhöhung des Verwaltungskostenanteils im Gesundheitswesen auf bis zu 20 % der Gesamtkosten geführt hat.

Manche Gesundheitspolitiker und auch die Kostenträger hoffen allerdings,
- daß Qualitätssicherung zu einer Ausgabensenkung führt,
- daß sich Qualitätsverluste bei zunehmend schlechterer Finanzierungslage durch mehr Qualitätssicherung vermeiden und sogenannte Rationalisierungsreserven gewinnen lassen. Dies dürfte bei einem ohnehin schon auf Mengenversorgung und nicht qualitätsgesteuerten System wie dem System der gesetzlichen Krankenversicherung in Deutschland auf einen Restwert geschrumpft sein. Ungleich höher dürfte dieses Potenzial in innovativen Teilgebieten wie z.B. der Implantologie sein.
Hierfür gibt es bislang keine Untersuchungen, die dies belegen.

Zur **externen Qualitätssicherung** beschloss die Gesundheitsministerkonferenz 1999:
- Bis 2003 sind neutrale Patienteninformationssysteme über die Einrichtungen des Gesundheitswesens aufzubauen
- Alle Einrichtungen des Gesundheitswesens müssen regelmässig Patienten befragen
- Auf Landesebene sind unabhängige Patientenberatungsstellen einzurichten
- Bis 2003 sind "Verbraucherschutzverbände" in die Gremien des Gesundheitswesens einzubeziehen, die sich federführend mit Qualitätsmanagement auseinandersetzen

Diese Zielsetzung dient der direkten Arzt-Patient-Beziehung und ist im Sinne einer direkten Qualitätsförderung sinnvoll. Unklar bleibt, warum dies nicht zu Lasten der dann nicht mehr erforderlichen Beratungssysteme der Versicherer (z.B. MDK) geht. Anzuregen wäre hier einen wirklich fachlich kompetenten Bereich zu installieren, der Patienten einen echten Nutzen bietet.
Zu befürchten ist, dass hier nur ein neuer Bereich halbherzig eingerichtet wird, mit geringem Nutzen, geringer Akzeptanz und noch mehr Bürokratie.

### V.4 Zusammenfassung
Folgende Thesen können zur Qualitätssicherung in der Implantologie als auch in anderen Teilgebieten aufgestellt werden:

Thesen zur Qualitätssicherung aus der Sicht der Zahnärzteschaft:
- Medizinische Qualitätssicherung dient der Patientenversorgung.
- Medizinische Qualitätssicherung dient nicht primär der Verbesserung der Wirtschaftlichkeit.
- Die Angemessenheit von Qualitätssicherungsprogrammen muss ständig hinterfragt werden.
- Transparenz, Kommunikation und Kooperation sind Voraussetzungen erfolgreicher Qualitätssicherung und Qualitätsverbesserung.
- Qualitätssicherung hat nur dann eine Chance auf Verwirklichung, wenn sie von der Überzeugung und dem Bestreben des einzelnen getragen wird, qualitativ hochwertige Leistungen zu erbringen, das eigene Tun einer kontinuierlichen Überprüfung und Verbesserung zu unterziehen und es mit anderen zu vergleichen.
- Qualität hat ihren Preis.

Dieses Ziel kann am einfachsten durch zwei Grundvoraussetzungen erreicht werden:

**1. Stärkung der (Zahn)-Arzt-Patient-Beziehung, denn diese ist der Kern der Aufgabe und der Patient ist der beste Kontrolleur.**
**2. Minimierung und Transparenz der Bürokratie; denn diese führt zur Verfälschung der eigentlichen Ziele ärztlicher Tätigkeit und verschleiert die Rechte des Patienten.**

Auch hierfür sind sicher Strukturen zu schaffen, doch sollte dies unter dem Prinzip der Effizienz für den Patienten geschehen und alte Strukturen dafür auch tatsächlich aufgegeben werden. Ein erster und wichtiger Schritt hierzu ist die Kostenerstattung, die sich nach wissenschaftlicher Untersuchung als positiv erwiesen hat. In wie weit neue Strukturen von politischer Seite institutionalisiert werden müssen oder durch Eigeninitiative der am Gesundheitsmarkt Beteiligten geschehen kann, sollte von diesen diskutiert werden. Der Politik bleibt es vorbehalten weise Regeln zu schaffen, die die Verhaltensweisen der Menschen antizipieren, soziale Gerechtigkeit ermöglichen und dennoch individuelle Freiheit erhalten.

### V.5 Literatur:

1. Berufsgenossenschaft für Gesundheitsdienst und Wohlfahrtspflege: Arbeitssicherheit in Tageskliniken und anderen Einrichtungen für ambulantes Operieren, Extrablatt, Beilage zu den
2. BGW-Mitteilungen 1/95, Bestell-Nr.: E-7
3. Buchborn, E.: Der ärztliche Standard, Dtsch. Ärzteblatt 90, Heft 28/29, 19.07.1993, C-1322
4. Bundesärztekammer: Richtlinie der Bundesärztekammer zur Qualitätssicherung ambulanter
5. Operationen, Dtsch. Ärzteblatt 91, Heft 38, 23.09.94
6. Ehrl, Engels, Müller, Standards in der Implantologie, Z Zahnärztl Implantol IX, 5-8, 1993
7. Gomez-Roman, G., Schulte, W., Axmann-Krcmar, D.: Periimplantäre Prognosefaktoren von Implantatverlusten, Z Zahnärztl Implantol 12 (1996), 225-230
8. Heners, M., Walther, W.: Unzureichende Zielvorgaben - Kriterien für die Qualitätssicherung in
9. der Zahnmedizin, Gesellschaftspolitische Kommentare Nr. 10/11, Okt/Nov 1994 (411)
10. König, H.-H., Seitz, R., Arnold, M.A., Kostenerstattung, Dt Ärztebl 1999;96: A-1557-1558 (23)

11. Reinhardt, E., Reuther J., Bleymüller W., Michel Ch., Eckstein, Th., Ordung, R.: Langzeitresultate nach Wurzelspitzenresektion mit unterschiedlichen Operationstechniken und Füllungsmaterialien, Dtsch Zahnärztl Z 50, 157-160 (1995) 3423

12. Schliephake, H., Neukam, F.W., Wichmann, M., Hausamen, J.-E.: Langzeitergebnisse osteointe-grierter Schraubenimplantate in Kombination mit Osteoplastiken, Z Zahnärztl Implantol 13 (1997), 73-78

13. Staehle, H.J., Heidelberg Stehen wir vor einer Aufsplitterung des Berufes? Dtsch Zahnärztl Z 1999, Gasteditorial

# VI. Zur Bewertung des Erfolges in der Implantologie
(F. P. Strietzel)

**VI.1 Einleitung**

**VI.2 Zur Definition des Erfolges**

**VI.3 Der Erfolg in Abhängigkeit vom zeitlichen Ablauf und der Datenerhebung**

**VI.4 Parameter und Kriterien zur Erfolgsbewertung**
VI.4.1 Implantatimmobilität
VI.4.2 Röntgenologisch darstellbarer Knochenabbau
VI.4.3 Zustand der periimplantären Mukosa
VI.4.4 Ausschluß von Schmerzen, Mißempfindungen, Sensibilitäts-
störungen sowie die subjektive Beurteilung durch den Patienten

**VI.5 Zusammenfassung**

**VI.6 Literatur**

# VI. Zur Bewertung des Erfolges in der Implantologie
*(F. P. Strietzel[1])*

## VI.1 Einleitung

In der Medizin kann eine Therapie als erfolgreich gewertet werden, wenn sie – auch über einen begrenzten Zeitraum – die subjektiven Beschwerden und objektiven Befunde eines Patienten verbessert ohne gleichzeitig bleibende Schäden zu setzen. Fast jedes therapeutische Vorgehen in der Zahnmedizin muß sich mit einem zeitlich begrenzten Erfolg zufriedengeben, eine Restitutio ad integrum wird meist nicht erreicht[30]. Andererseits wird von vielen Patienten, aber auch behandelnden Zahnärzten die Frage nach der Prognose des Ergebnisses einer geplanten Therapie gestellt. Im Bereich der zahnärztlichen Implantologie stützt sich eine zufriedenstellende Antwort meist auf die in der Fachliteratur publizierten oder auch von den Implantatherstellern angegebenen Erfolgsraten, mitunter fließen die empirisch gewonnenen Erkenntnisse aus der täglichen Arbeit des Behandlers in diese Aussagen zum Erfolg mit ein. Häufig wird der Erfolg jedoch unterschiedlich definiert.

Um den Erfolg objektiv bewerten zu können, bedarf es definierter Kriterien und Parameter. Die Erhebung der zur Bewertung erforderlichen Daten und deren statistische Auswertung muß bestimmten Standards folgen. Ausgehend davon, daß eine implantatprothetische Rehabilitation eine Langzeittherapie darstellt, muß das Ergebnis der Therapie in seinem gesam-

ten zeitlichen Verlauf dargestellt und analysiert werden. Angesichts zahlreicher Publikationen zur Erfolgsbewertung von Implantaten unter Verwendung von mehr oder weniger voneinander abweichenden Bewertungskriterien und unterschiedlicher Datenerfassungsarten wurden standardisierte Prozeduren zur Datenerhebung und –auswertung unter Verwendung einheitlicher Kriterien empfohlen[16,20]. Die Diskussion in der Literatur wird darüber hinaus jedoch über die Praktikabilität verschiedener Untersuchungsparameter geführt.

## VI.2 Zur Definition des Erfolges

Obgleich der Implantatverlust ein recht grobes Zielkriterium darstellt, ist er das eindeutige finale und zeitlich präzise festzulegende Ereignis, das in allen Vorschlägen zur Bewertung des Erfolges von Implantaten Berücksichtigung findet [1,10,16,22,26,28].

Dabei muß zwischen dem Verweilen eines Implantats in situ als reines Überlebenskriterium und weiteren Erfolgskriterien unterschieden werden. Das Verweilen eines Implantats in situ wird oft als Implantaterfolg mißgedeutet. Die Qualität und Funktion dieses Ver-

---
1 Universitätsklinikum Charité, Zentrum für Zahnmedizin
Abteilung für Oralchirurgie und Zahnärztliche Röntgenologie
(Leiter: Univ.-Prof. Dr. P. A. Reichart)

weilens wird dabei nicht weiter berücksichtigt. So setzt die Angabe einer Kaplan-Meier-Überlebensschätzung von Implantaten nicht grundsätzlich die Bewertung des Implantats mittels bestimmter Kriterien als erfolgreich voraus.

Bei der Angabe von Erfolgsraten als aussagekräftigere Bewertung im Vergleich zu Überlebens- bzw. Verweilraten müssen definierte Bewertungskriterien vorliegen[2].

Die Erfolgskriterien haben sich nicht zuletzt aufgrund der Umsetzung moderner wissenschaftlicher Erkenntnisse in der Implantologie gewandelt. Mittlerweile kann beispielsweise von einer 95%igen Erfolgsrate von Implantaten im unbezahnten Unterkiefer ausgegangen werden. Erfolgsraten sollten jedoch neben einer konkreten Zeitbezogenheit immer die Region und die damit im Zusammenhang stehende Knochenqualität und –quantität berücksichtigen, in der sich das Implantat befindet. Unterschiede bestehen nicht nur zwischen Ober- und Unterkiefer, sondern auch zwischen Front- und Seitenzahnbereich[2].

Als Beispiel zur Definition von Erfolgskriterien soll die von ALBREKTSSON und ZARB 1993[3] empfohlene Bewertung des Erfolges von Implantaten in 4 Kategorien dienen:

1. **Mißerfolg:** Ein Implantat wurde aus folgenden Gründen entfernt: Beweglichkeit des Implantats, schwere unbehandelbare Weichgewebsinfektionen, persistierender Schmerz, Parästhesien, Beschwerden. Alle zusätzlichen Ereignisse werden aufgenommen, der Beginn, die Dauer, ergriffene Maßnahmen, der Schweregrad wird definiert als mild (noch akzeptabel für den Patienten, keine Störung der normalen Aktivität), moderat (akzeptabel für den Patienten, deutliche Störung der normalen Aktivitäten) oder schwer (nicht akzeptabel für den Patienten, Behandlung verändert oder unterbrochen).

2. **Ungeklärt:** Ein Implantat erfüllt keine Mißerfolgskriterien, kann aber – aus welchen Gründen auch immer – nicht weiter nachuntersucht werden.

3. **Implantat in situ:** Ein Implantat gehört weder zur Mißerfolgskategorie noch zu der ungeklärten Kategorie.

4. **Erfolg:** Jedes einzelne konsekutive Implantat muß auf Stabilität untersucht werden, darf radiologisch weniger als 1 mm marginale Knochenresorption im ersten und in den folgenden Jahren nicht mehr als 0,2 mm Knochenresorption aufweisen. Wird die Untersuchung auf Stabilität nicht durchgeführt oder zeigt das Implantat eine Anamnese mit Knochenresorption, kann dieses Implantat entsprechend der genannten Kriterien nicht als Erfolg gewertet werden.

Diese Kriterien erwiesen sich als zu starr und wenig praktikabel in der täglichen Arbeit, da z. B. die Entfernung der Suprastruktur sehr zeitaufwendig und mitunter invasiv ist. Daher ist die Anwendung dieser Kriterien allenfalls dann sinnvoll, wenn ein neues Implantatsystem oder eine neue Anwendung eines etablierten Systems untersucht werden soll. Implantate, die als erfolgreich eingestuft werden, gehören im weiteren Sinne auch der 3. Kategorie an. Voraussetzungen für die Einordnung eines Implantats in die 4. Kategorie sind die Durchführung klinischer und röntgenologischer Untersuchungen.

Die Bewertung der Implantate, die als erfolgreich eingestuft werden, kann nach Roos et al.[26] (Tab.1) abhängig vom Ausmaß der durchgeführten Untersuchungen und der dadurch erreichten Zuverlässigkeit der Aussage zusätzlich graduiert werden:

Ein Erfolg Grad 1 liegt demzufolge dann vor, wenn die Mobilität des Implantats durch Untersuchung am einzelnen, nicht verbundenen Implantat untersucht wurde. Jedes Zeichen von Schmerz aus dem Verankerungsgebiet wird als Zeichen des Osseointegrationsverlustes gewertet. Die radiologische Untersuchung jedes Implantats zeigt nicht mehr als 1,0 mm marginalen Knochenverlust während des ersten Jahres der Belastung und nicht mehr als 0,2 mm in den jeweils folgenden Jahren sowie das Fehlen pathologischer Zeichen und periimplantärer Transluzenzen, es fehlen schwere Weichgewebsinfektionen, persistierender Schmerz oder Mißempfindungen.

Als Erfolg Grad 2 wird ein Implantat gewertet, bei dem die röntgenologische Bewertung jedes Implantats nicht mehr als 1,0 mm marginalen Knochenverlust während des ersten Jahres der Belastung und nicht mehr als 0,2 mm in den jeweils folgenden Jahren zeigt, keine pathologischen Zeichen und periimplantäre Transluzenzen festgestellt werden. Auch hier fehlen schwere Weichgewebsinfektionen, persistierender Schmerz und Mißempfindungen.

Ein Erfolg Grad 3 liegt vor, wenn die röntgenologische Bewertung jedes Implantats nicht mehr als 0,2 mm marginale Knochenresorption während des letzten Jahres zeigt, vorher jedoch ein Kno-

**Tabelle 1**     Klassifikation der Untersuchungen und Untersuchungsergebnisse nach Roos et al. (26)

| 1. Klinische Untersuchung | 2. Röntgenologische Untersuchung | 3. Individueller Stabilitätstest |
|---|---|---|
| A. keine Nebenwirkungen oder negativen Effekte | A. Knochenverlust weniger als 1 mm im ersten Jahr der Belastung, gefolgt von nicht mehr als 0,2 mm pro Folgejahr | A. Stabil |
| B. Milde oder moderate negative Effekte | B. Marginaler Knochenabbau von weniger als 0,2 mm jährlich trotz anfänglichen Knochenverlustes in der Vorgeschichte | B. Mobil |
| C. schwere negative Effekte | C. Verlust an Integration | |

**Tabelle 2**  Beispiele der Erfolgsbewertung nach den Kriterien aus Tabelle 1 (26)

| | | | | | | |
|---|---|---|---|---|---|---|
| Erfolg Grad 1 | 1A+2A+3A | | | | | |
| Erfolg Grad 2 | 1A+2A | | | | | |
| Erfolg Grad 3 | 1A+2B+3A | | | | | |
| Implantat in situ | 1A+2B, | 1A+3A, | 1B+2A+3A, | 1B+2A, | 1B+2B, | 1B+3A |
| Mißerfolg | 1C, | 2C, | 3B | | | |

chenverlust über 1 mm stattgefunden hat. Pathologische Zeichen und periimplantäre Transluzenzen fehlen ebenso wie schwere Weichgewebsinfektionen, persistierender Schmerz und Mißempfindungen.

Ein Erfolg 2. oder 3. Grades basiert demzufolge nicht auf einer Immobilitätsuntersuchung einzelner unverbundener Implantate. Die Zuverlässigkeit dieser Grade der Erfolgsbewertungen ist somit eingeschränkt. Hinsichtlich der Klassifikation der Untersuchungen und Untersuchungsergebnisse geben ROOS et al.[26] die in Tabelle 1 aufgeführten Kriterien an. Entsprechend dieser Kriterien ist – je nach Umfang der durchgeführten Untersuchungen und der entsprechenden Ergebnisse eine Graduierung der Erfolgsbewertung möglich (Tab. 2).

MISCH[22] schlägt eine etwas weiter gefaßte Definition des Erfolges einer implantatprothetischen Rehabilitation vor, indem der Begriff "Erfolg" durch den Begriff "Implantatgesundheit" ersetzt wird. Damit wird einer größeren Bandbreite verschiedener Zustände des Implantats und seiner Umgebung Rechnung getragen. Ähnlich der

von der American Academy of Periodontics (AAP)[5] getroffenen Definition der Spannweite zwischen Gesundheit und Krankheit zum Management von Diagnostik und Therapie von parodontologischen Erkrankungen wurde von MISCH[23] ein Bewertungssystem von Symptomen an Implantaten vorgeschlagen. Die dabei getroffenen Gruppeneinteilungen in 1.) Optimale Gesundheit, 2.) Befriedigende Gesundheit, 3.) Beeinträchtigte Gesundheit und 4.) Klinischer Mißerfolg orientiert sich weitestgehend an den Befunderhebungen hinsichtlich der Parameter Schmerz, Implantatmobilität, klinisch und röntgenologisch feststellbarer Knochenabbau, zunehmende Tendenz der Sondierungstiefe, Exsudation. Gleichermaßen werden therapeutische Vorgehensweisen anhand der Gruppeneinteilungen vorgeschlagen. Eine Implantatentfernung wird dabei in Gruppe 4 vorgeschlagen, Veränderungen der prothetischen Versorgung oder der Implantatzahl bzw. –verteilung in Gruppe 3.

Die Beschreibung eines Implantatmißerfolges fällt unter den Bedingungen der Praxis leichter, wenn berücksichtigt wird, daß z. B. die Patienten nicht regelmäßig zum

Recall erscheinen, Symptome demzufolge nicht regelmäßig ausgeschlossen werden können, sondern erst vom Patienten angegeben werden und wenn die ganze Bandbreite der Parameter zur Bewertung des Erfolges aus Zeitgründen und wegen des zum Teil erheblichen Aufwandes (z. B. Entfernung von Suprastrukturen) nicht untersucht werden kann.

Die primären Kriterien zur Beurteilung der Qualität des Implantationserfolges sind Schmerz und Implantatmobilität. Ist eines dieser Merkmale präsent, gilt das Implantat als kompromittiert und die Entfernung ist – nach Erhebung zusätzlicher Befunde, die mit dieser Symptomatik korrelieren – in Erwägung zu ziehen.

## VI.3 Der Erfolg in Abhängigkeit vom zeitlichen Verlauf und der Datenerhebung

Ein wichtiger Bestandteil der Bewertungskriterien für den Implantaterfolg ist der zeitliche Verlauf, über den ein Implantat Erfolgskriterien oder Mißerfolgskriterien erfüllt. Während in früheren Publikationen von einer 5-Jahres-Überlebens- bzw. Verweilstatistik für Implantate ausgegangen wurde [1,4,26,28], sind Untersuchungen, die einen 10-Jahres-Zeitraum umfassen, zur Aussage über längerfristig nach der Implantatbelastung auftretende Probleme sicher sinnvoll und notwendig, gerade unter dem Aspekt der zunehmenden Anwendung indikationserweiternder Maßnahmen. Die Qualität der Erfolgsbewertung geht in der Publikation von ROOS et al.[26] zusätzlich als Kriterium der Implantatbewertung ein: demnach dürfen nicht mehr als 20 % der einbezogenen Implantate als "ungeklärt" und nicht mehr als 10 % als Mißerfolg gewertet werden.

Die Erhebung einer sogenannten "naiven Erfolgsrate" unter Einbeziehung aller Implantate, die als Mißerfolg anzusehen sind, auf die Gesamtzahl der gesetzten Implantate schätzt das Risiko eines Mißerfolges falsch ein und gibt weder den genauen Zeitpunkt des jeweiligen Implantatverlustes an noch wird die Art des Mißerfolges genauer definiert. Andererseits gibt die Betrachtung des Implantationserfolges unter Einbeziehung einer konstanten Implantatzahl in einem bestimmten Zeitraum unter Angabe der gesetzten, gegebenenfalls wieder entfernten oder verlorengegangenen und erneut nachträglich gesetzten Implantate ein verzerrtes Bild, sofern z. B. die Verweildauer der verlorenen Implantate nicht analysiert wird.

Die Art der Datenerhebung für "Life Table" Analysen sollte kritisch betrachtet werden: eine konsekutive aktive Datenerhebung ist von höherer Zuverlässigkeit als passive erhobene Daten. Dies betrifft Patienten, die sich erst bei Symptomen vorstellen und deren Implantate dann als Mißerfolg gewertet werden, während die in festen Zeitintervallen stattfindenden Zielereignisse hinsichtlich des genauen Zeitpunktes ihres Auftretens unberücksichtigt bleiben. Eine Überlebensschätzung kann hier nur in größeren Zeitintervallen erfolgen. Eine Überlebensschätzung mit Hilfe der Kaplan-Meier-Analyse gibt für jeden Zeitpunkt eine geschätzte Verweilwahrscheinlichkeit an und berücksichtigt jeweils das konkrete Datum des Auftretens eines Zielereignisses[20].

Eine Überlebensanalyse ist eine rein quantitative Bewertung, eine Erfolgsanalyse eine quantitative und qualitative Bewertung des Therapieergebnisses. Der Terminus "Implantat in situ" wird in Abhängigkeit von den Kriterien definiert, die zur Beurteilung herangezogen werden. Die quantitative Überlebensrate repräsentiert zwei Möglichkeiten: den Mißerfolg (im Sinne des Implantatverlustes) oder das Verweilen oder "Überleben" des Implantats in situ. Bei der klinischen Erfolgsbewertung gehen klar definierte Symptome eines Mißerfolges, die aktiv im Rahmen regelmäßiger Recalluntersuchungen aufgenommen werden, in die Überlebensanalysen mit ein. Werden nur die vom Patienten oder anläßlich einer – eher unregelmäßigen – Untersuchung angegebenen bzw. erhobenen Befunde aufgenommen und die Parameter, die einen Erfolg charakterisieren nicht berücksichtigt, sollte das Implantat als Implantat in situ oder – bei Abbruch der Datenerhebung – als Dropout angesehen werden.

Um die zu beurteilenden Implantate weiter hinsichtlich negativer Nebeneffekte oder unvollständiger Datenerhebung zu differenzieren, kann die Kategorie der Implantate in situ weiter graduiert werden.

Aussagen über die Qualität der Datenerhebung können zu einer zusätzlichen Graduierung der Erfolgsbewertung herangezogen werden[26]. Dabei ist es nicht unerheblich, ob Aussagen zum Erfolg einer Therapie sich auf eine einmalige oder auf eine mehrmalige, jedoch diskontinuierliche Datenerhebung gründen, ob Daten systematisch und kontinuierlich in regelmäßigen Abständen erhoben wurden und auf wieviele und welche der Parameter sich die Erfolgsbewertungen stützen.

Gleichmäßige Recall-Intervalle sind bei allen Patienten anzustreben, jedoch in praxi nicht immer realisierbar. Retrospektive Datenerhebungen anhand der Behandlungsunterlagen können Unzulänglichkeiten z. B. hinsichtlich fehlender aktualisierter Angaben zur Allgemeinanamnese oder bestehender bzw. neu hinzugekommener Habits aufweisen. Bestimmte Fakten können nur durch eine aktive anamnestische Befragung erhoben werden. Die Gründe für einen Ausschluß von Implantaten sollten detailliert dargelegt werden[26]. Die Sorgfalt bei der Erhebung statistischer Daten bei Langzeitbeobachtungen von Implantaten kann durch statistische

Methoden zur Verminderung von Ungenauigkeiten bei der Datenerhebung nicht ersetzt werden[14].

Die im Rahmen der meisten neueren Studien und Langzeituntersuchungen erhobenen Parameter benennen nicht nur das Überleben bzw. Verweilen des Implantats in situ, sondern dienen der Beurteilung des Erfolges oder Mißerfolges des Implantats. Überschreitet einer dieser charakteristischen Parameter den Schwellenwert, wird das Implantat als Mißerfolg im Sinne des entsprechend gewählten Zielkriteriums gewertet, der Verlauf der Kurve in der grafischen Darstellung der Überlebensfunktion in Abhängigkeit von der Liegedauer ändert sich gegenüber dem Verlauf unter Zugrundelegen des Kriteriums "Implantat in situ". Probleme, deren Folgen mit Hilfe statistischer Verfahren jedoch "geglättet" wer-den können, sind z. B. Meßungenauigkeiten, die aus den gewählten Meßverfahren resultieren, das Ausfallen von Meßdaten, sowie unterschiedliche Intervalle zwischen den Zeitpunkten der Datenerhebungen[14].

## VI.4 Parameter und Kriterien zur Erfolgsbewertung

Die Qualität des Behandlungserfolges wird anhand verschiedener Parameter und Kriterien beurteilt. Diese Parameter sind im wesentlichen die Feststellung der Implantatimmobilität, die röntgenologische Beurteilung des periimplantären Knochens, die Beurteilung des Zustandes der periimplantären Mukosa, der Ausschluß von Schmerzen, Mißempfindungen, Sensibilitätsstörungen sowie die subjektive Beurteilung des Behandlungsergebnisses durch den Patienten.

Zum Erreichen einer hohen Zuverlässigkeit der Erfolgsbewertung sollte die Erhebung dieser Parameter im Rahmen einer aktiven Untersuchung mit signifikanter Aussagekraft im Rahmen regelmäßiger Recallintervalle erfolgen.

### VI.4.1 Implantatimmobilität

Neben dem Kriterium des Verweilens eines Implantats in situ wird die klinische Manifestation der Osseointegration durch Testung der Unbeweglichkeit eines Implantats angesehen[1,2,4,16,26]. Die Untersuchung erfolgt an unverbundenen Implantaten, dies setzt jedoch die Entfernung der Suprastruktur bei primär verbundenen Implantaten voraus. Eine Überprüfung der Immobilität von Implantaten zum Einzelzahnersatz und an einzelnstehenden unverbundenen Implantaten (z. B. versorgt mit Magnetattachments oder Kugelkopfankern) kann routinemäßig erfolgen. Während in früheren Konsensuspapieren eine geringfügige Implantatbeweglichkeit toleriert wurde, die auf eine entzündungsfreie, aber bindegewebige Einscheidung des Implantats im Knochen hinwies[10,28], ist heute die Osseointegration ein definiertes Erfolgskriterium.
Verschiedene Testmöglichkeiten

wurden angegeben. MISCH[22] beurteilt die feste Verankerung des Implantats im Knochen durch Ausschluß der Mobilität durch vertikale und horizontale Kräfte unter 500g. Das Erfolgskriterium ist erfüllt, wenn klinisch keine Mobilität festzustellen ist. Eingeschränkt wird jedoch, daß ein Fehlen von Mobilität nicht grundsätzlich auf einen direkten Verbund, jedoch auf einen zumindest teilweisen direkten Kontakt zwischen Implantat und Knochen hinweist[23].

Die Methode der Periotestmessung wird mitunter in klinischen Studien als objektiver Parameter angeführt. In einer Untersuchung von TRICIO et al.[32] an 402 Schraubenimplantaten, die klinisch als osseointegriert eingestuft waren, wurden Periotestwerte unmittelbar nach der Abutmentinstallation ermittelt und reichten von –6,5 bis +5,5. 81% der Implantate zeigten Werte unter 0. Trotz Osseointegration und klinischer Immobilität kann die Dämpfungscharakteristik des Knochens um das Implantat signifikant differieren. Die Werte im Unterkiefer waren niedriger (Mittelwert –3,08) als im Oberkiefer (Mittelwert –1,32). Die Werte von Implantaten in den posterioren Abschnitten von Ober- und Unterkiefer waren höher, die Werte an längeren Abutments sind in Ober- und Unterkiefer höher als an kürzeren Abutments, die Werte zwischen langen und kurzen Implantaten unterschieden sich nur im Oberkiefer signifikant.

Die Periotestwerte unterschieden sich auch hinsichtlich des Geschlechts. Sie lagen im Oberkiefer bei Frauen höher und bei Männern niedriger. Dies mag unter anderem auf die unterschiedliche Knochenqualität zurückzuführen sein [32].

Periotestmessungen sollten vergleichend an jeweils einem Implantat durchgeführt und beurteilt werden. Die Ergebnisse der Periotestmessungen können nicht mit anderen physikalischen Größen in Beziehung gesetzt werden, eine lineare Skalierung erscheint problematisch[7,25]. Bei vertikaler Testung zeigen sich signifikante Unterschiede der Periotestwerte von Zähnen und Implantaten, bei horizontaler Testung fallen diese Unterschiede deutlich geringer aus. Die Verankerungssteifigkeit von Schrauben- und Zylinderimplantaten erwies sich in klinischen Untersuchungen als gleichwertig. Im Gegensatz zu den Ergebnissen von TRICIO et al.[32] schien die Länge des Implantats keinen Einfluß auf die Periotestwerte zu haben[25]. Ein Rückschluß auf eine geringere Osseointegration von Implantaten mit höheren Periotestwerten wird kontrovers gesehen. Nach Untersuchungen von D´HOEDT et al.[8] wurden keine signifikanten Unterschiede der Periotestwerte zwischen Implantaten mit und ohne Knochenabbau gefunden.

Nach ROOS et al.[26] sollte die Entfernung der Suprastruktur klinisch und wissenschaftlich gerechtfertigt sein. Demzufolge ist eine routinemäßige Untersuchung der Immobilität der Implantate nach Entfernung sowohl verschraubter als auch zementierter Suprastrukturen im regelmäßigen Recall ohne weiteren klinischen oder paraklinischen Anhalt für eine periimplantäre Komplikation nicht angezeigt.

### VI.4.2 Röntgenologisch darstellbarer Knochenabbau

Die Beurteilung des periimplantären Knochens mit Hilfe der Röntgendiagnostik ist ein allgemein anerkanntes Kriterium zur Erfolgsbewertung eines Implantats[1,4,9,16,26,28], jedoch mit Hilfe konventioneller Röntgenverfahren (Panoramaschichtaufnahme oder intraorale Aufnahme mittels Zahnfilm) nur mesial und distal des Implantats möglich. Transversale Schichtaufnahmen können bei optimaler Schichteinstellung darüber hinaus auch einen vestibulären bzw. lingualen Knochenabbau darstellen. Keinesfalls jedoch wird durch eine Röntgenaufnahme allein der Verlust oder Erhalt der Osseointegration demonstriert[1,26]. Die Befunde der röntgenologischen Untersuchung müssen grundsätzlich im Kontext mit den klinischen Befunden erhoben werden, um Erfolg oder Mißerfolg eines Implantats zu identifizieren. Bei Einsatz von etablierten und durch Studien klinisch gut dokumentierten Implantatsystemen können Röntgenaufnahmen zur Beurteilung des Erfolges auf Grundlage aktiv erhobener Daten

herangezogen werden[26]. Werden jedoch Röntgenaufnahmen allein zur Untersuchung herangezogen, ist das Risiko der Bewertung von klinisch nicht erfaßten mobilen Implantaten als Erfolg möglich[31]. Allein aufgrund röntgenologischer Untersuchungen bewertete Implantate erfüllen einen geringeren Grad an Zuverlässigkeit der Erfolgsbewertung. Andererseits wird über die alleinige radiologische Bewertung von Implantaten, die als Verlust einzustufen sind, eine Vorhersagbarkeit von 83% angegeben[12].

Vertikaler und horizontaler Knochenabbau sind als prognosebestimmende Kriterien anerkannt und finden in Vorschlägen zur Erfolgsbewertung von Implantaten Berücksichtigung. So geben verschiedene Autoren – bezogen auf Schraubenimplantatsysteme – die Empfehlung, daß der vertikale Knochenverlust am Implantat jährlich nicht 0,2 mm übersteigen und im ersten Jahr der Funktion des Implantats unter 1 mm liegen sollte, wobei als Referenz und Vermessungsgrundlage die Gewindeabstände herangezogen werden können[1,4,26]. JAHN et al.[16] erweiterten den Vorschlag durch die Empfehlung, daß der anguläre Knochendefekt nicht größer als 3/10 des konstruktiv enossalen Teils des Implantats betragen dürfe, dies ermöglicht auch eine Beurteilung von zylindrischen Implantaten ohne Gewinde. Problematisch ist das Festlegen eines Ausgangsniveaus, auf das sich die Messungen beziehen. MISCH[22] gibt als Empfehlung das crestale Knochenniveau als Indikator für die Gesundheit der periimplantären Gewebe an, wobei die Ausgangsmessung zum Zeitpunkt der Freilegungsoperation erfolgt. Nach der Befestigung des Abutments wird der Knochenabbau etwa 0,5 mm ab der Verbindung zwischen Implantatschulter und Abutment betragen. Ein initialer Knochenabbau ist meist ein Resultat einer Überlastung des crestalen Knochen-Implantat-Interfaces (okklusale Überlastung, Parafunktionen, Cantilever-Brücken). Sekundärer Knochenverlust wird meist durch anaerobe Bakterien im Sulkus tiefer als 4-5 mm, durch Parafunktionen oder ein zunehmend ungünstiges Kronen-Implantat-Längenverhältnis verursacht[22].

Verschiedene Methoden zur Erreichung einer hohen Präzision und Reproduzierbarkeit der Röntgenaufnahmen [17, 24] sind recht aufwendig und in der täglichen Praxis nur bedingt einsetzbar. Demgegenüber besitzen Panoramaschichtaufnahmen Vorteile hinsichtlich der Strahlenbelastung und der Durchführung. Als problematisch sind dabei Materialunschärfe und Einstellungsfehler anzusehen, die die metrische Auswertbarkeit einschränken können. Panoramaschichtaufnahmen weisen eine geringere Darstellungsqualität im Frontzahnbereich auf, Fehleinschätzungen sind bei sehr schmalen Knochendefekten möglich. Vertikaler und horizontaler Kno-

chenabbau lassen sich in etwa 60% der Fälle mit einer Genauigkeit von ± 1 mm messen. Als vorteilhaft ist das Vorliegen mehrerer Aufnahmen in chronologischer Reihenfolge anzusehen, die eine bessere Beurteilung der Defektmorphologie ermöglichen. Angesichts der Meßungenauigkeiten muß allerdings in Frage gestellt werden, ob das Kriterium des Knochenabbaus von weniger als 3/10 des konstruktiv enossalen Implantatanteils pro Jahr praktikabel ist[17] Ähnlich skeptisch wird die Genauigkeit der Vermessung von Röntgenaufnahmen bei KELLER[19] beurteilt: eine Meßgenauigkeit von ± 0,5 mm wird hier bezweifelt. Bei mehreren Untersuchern wurden bei einer Genauigkeit von 1 mm erhebliche Diskrepanzen festgestellt, lediglich 76 % der Messungen stimmten bei 3 Untersuchern überein. Angesichts dieser Untersuchungsergebnisse erscheint auch die Berücksichtigung der von ALBREKTSSON et al.[1,4] und anderen Autoren[26] angegebenen Kriterien des jährlichen Knochenabbaus von 0,2 mm von eingeschränkter Praktikabilität zu sein.

Mittels Panoramaschichtaufnahme kann das periimplantäre Knochenniveau röntgenologisch relativ genau bestimmt werden, die Wertung der Ergebnisse im Kontext mit klinischen Befunden, wie bei RÜHLING et al.[27] im Zusammenhang mit druckkalibrierten Sondierungen sind geeignet, periimplantäre Veränderungen zu erfassen.

Der Einsatz der digitalen Bildnachbearbeitung zur Vermessung periimplantärer Knochendefekte auf Röntgenaufnahmen kann zur Optimierung der Präzision hilfreich sein: bei digitalisierten Messungen der Ausmaße von Knochendefekten wurde ein Toleranzbereich von 0,5 mm gegenüber dem visuellmetrischen Auswerten (1 mm) festgestellt[11].

Ein periimplantär durchgehender Spalt bzw. eine periimplantäre Transluzenz hat sich in vielen Kriterienvorschlägen zur Erfolgsbewertung von Implantaten als Mißerfolgskriterium etabliert[1,4,26], sollte allerdings immer im Kontext mit begleitenden klinischen Befunden gewertet werden.

Zur Häufigkeit der Röntgenuntersuchungen an Implantaten haben GRÖNDAHL et al.[12] die Empfehlung gegeben, lediglich in den ersten 3 Jahren der Funktionsperiode jährlich Röntgenaufnahmen der Implantate anzufertigen, danach in größeren Abständen in Abstimmung mit den klinischen Untersuchungsergebnissen und der klinischen Erfahrung des Behandlers.

Eine Prognoseabschätzung allein gestützt auf den Röntgenbefund ist eher kritisch zu bewerten. Probleme bestehen unter den meist nicht reproduzierbaren Bedingungen angefertigten Röntgenaufnahmen, möglichen exzentrischen Einstellungen, Fehlern durch projektionsbedingte Verzerrungen oder Vergrößerungen, der Unmöglichkeit der Beurteilung des bukkalen und oralen Knochenabbaus auf konventionellen Röntgenaufnahmen und dem subjektiven Fehler bei der Vermessung. Die klinische Bewertung eines Implantats sollte im Vordergrund stehen und durch die Röntgenbefunde ergänzt werden.

### VI.4.3 Zustand der periimplantären Mukosa

Die Beurteilung des Zustandes der periimplantären Mukosa hat sich in vielen Vorschlägen für Kriterien zur Bewertung des Erfolges von Implantaten etabliert.

Während als grobes Kriterium die Abwesenheit von periimplantären E n t z ü n d u n g s s y m p t o m e n , Schmerzen oder Mißempfindungen gilt [1,4,10,16,22,26,28], wird die Sondierung des periimplantären Sulkus als präzisere Diagnostik teils kontrovers diskutiert. JAHN et al.[16] geben als Kriterienvorschlag an, daß die Sulkustiefe mesial, distal, bukkal und oral nicht mehr als 4 mm bei zwei aufeinanderfolgenden Messungen betragen darf. Eine breitere Variabilität der Sulkustiefe gibt MISCH[22] an: stabile und fest verankerte Implantate weisen Sondierungstiefen von 2 bis 6 mm auf, die häufig größer sind als bei natürlichen Zähnen; die Sondierung am Implantat erreicht meist den Knochen. Die Tiefe des Implantatsulkus sollte bei etwa 4 mm erhalten werden. Tiefe periimplantäre Sulci deuten – unter

Berücksichtigung der Variabilität der Schleimhautdicke - nicht unbedingt auf einen starken Knochenabbau am Implantat hin[2].

Eine Zunahme der Sondierungstiefe ist immer verbunden mit einem vertikalen Knochenverlust und als Hinweis auf eine periimplantären Erkrankung anzusehen. Eine erhöhte Sondierungstiefe kann jedoch auch durch die Schleimhautdicke begründet sein. Bei Sulkustiefen von 5 bis 6 mm treten vermehrt Blutungen bei Sondierung auf. Die Sulkusblutung auf Sondierung kann Hinweis auf eine periimplantäre Entzündung sein, ist jedoch mitunter auch durch zu forcierte Sondierung begründet. Relevante Messungen der periimplantären Sondierungstiefe können nur erreicht werden, wenn ein reduzierter Druck (0,2 N) angewendet wird [21].

**VI.4.4 Ausschluß von Schmerzen, Mißempfindungen, Sensibilitätsstörungen sowie die subjektive Beurteilung durch den Patienten**
Ein wesentlicher Bestandteil der Kriterien zur Beurteilung des Erfolges einer implantatprothetischen Rehabilitation ist der Ausschluß von Schmerzen, Mißempfindungen und Sensibilitätsstörungen sowie der Beschädigung von anatomischen Strukturen wie z. B. benachbarten Zähnen, der Nasen- oder Kieferhöhle oder des Nerv-Gefäßstranges im Canalis mandibulae im Zusammenhang mit der Therapie[1,4,10,22,26]. Ein Abweichen vom Behandlungs-

plan aufgrund von schweren Nebeneffekten im vorher genannten Sinne wird von ROOS et al.[26] zusätzlich als Mißerfolgskriterium aufgestellt.

Darüber hinaus wurde von verschiedenen Autoren die subjektive Bewertung des Implantationserfolges durch den Patienten eingeführt und in klinischen Studien angewendet[6,10,16,22]. Der Bewertungsmaßstab differiert jedoch sehr stark. Während von der Frankfurter Konsensuskonferenz[10] lediglich die subjektive Beschwerdefreiheit des Patienten aufgestellt wurde, werden von JAHN et al.[16] die Bewertung nach dem deutschen Schulnotensystem oder von KAPTEIN et al.[18] alternative numerische Codierungen vorgeschlagen. Die Befragung des Patienten hinsichtlich der subjektiven Einschätzung kann jedoch Probleme aufwerfen: das Ergebnis der Patientenbefragungen sollte kritisch betrachtet werden, insbesondere dann, wenn Befrager und Behandler identisch sind. Patienten antworten eher so, wie es ihrer Meinung nach vom Behandler erwartet wird[13]. Zudem wird die positive Erwartungshaltung bei den Patienten durch die Indikation zur Implantation bedingt und kann das Ergebnis der subjektiven Beurteilung beeinflussen. Bei einem Vergleich der Zufriedenheit von Patienten mit implantatgetragenen Unterkieferprothesen und Patienten mit konventionellen Unterkieferprothesen wurde das Therapieergebnis bei Patienten mit stärker ausgeprägter

Kieferkammatrophie positiver bewertet[15]. Zu hohe Erwartungen können leichter zu Enttäuschungen beim Patienten führen. Bei den zur Therapie und ihrem Ergebnis eher negativ eingestellten Patienten ist eine stärkere Motivation zur Mundhygiene im Rahmen des Recalls notwendig. Eine negative Einstellung zum Behandlungsergebnis kann jedoch auch durch das allgemeine soziale Umfeld des Patienten bedingt sein[13].

Ein überwiegend positives Patientenurteil über die Ergebnisse der Implantation wurde in einer Untersuchung von SENNHEMM-KIRCHNER et al.[29] an Patienten mit implantatgetragenem Zahnersatz im zahnlosen Unterkiefer festgestellt. Die Beurteilung durch die Patienten erfolgte hier hinsichtlich der Schwerpunkte Ästhetik, Kaufunktion, Phonetik, Prothesenhalt und in Bezug auf operationsbedingte Probleme. Negative Bewertungen wurden vorwiegend durch weibliche Patienten vorgenommen. Frauen stellen offenbar höhere Ansprüche an das ästhetische Resultat und sind nach Befragung auch deutlich fixierter auf einen positiven Zuspruch aus dem Umfeld. Auch im sprachlichen Bereich wird eine sensiblere und kritischere Einstellung der weiblichen Patienten zum Behandlungsergebnis deutlich. Gerade bei weiblichen Patienten scheint die intensive Auseinandersetzung mit den persönlichen Wünschen, Vorstellungen und Ansprüchen vor der Behandlung notwendig zu

sein. Technische und materialbedingte Probleme, die einerseits herstellungsbedingt sein können und andererseits auch auf Fehler bei der prothetischen Versorgung hindeuten können, wie z. B. Lockerungen oder Brüche der Abutmentschrauben, Lockerungen der Suprastrukturen, Abplatzen von Verblendmaterial sollten zusätzlich berücksichtigt werden.

## VI.5 Zusammenfassung

Allgemein anerkannte Kriterien zur Bewertung des Implantaterfolges sind neben dem Ausschluß des Implantatverlustes der Ausschluß von Schmerzen, Mißempfindungen oder Sensibilitätsstörungen und der Ausschluß der Implantatmobilität.

Zusätzlich sind je nach Umfang, Regelmäßigkeit in Bezug auf die Erfassung und Art der erhobenen Befunde hinsichtlich der Zuverlässigkeit qualitativ unterschiedliche Erfolgsbewertungen möglich. Dazu gehören der Ausschluß der Implantatmobilität, der Ausschluß der Notwendigkeit der Revision der prothetischen Versorgung (z. B. auch aufgrund technischer oder materialbedingter Probleme), der Ausschluß von Exsudation aus dem periimplantären Sulkus sowie der Ausschluß einer über den zeitlichen Verlauf zunehmenden Sulkussondierungstiefe. Die kritische Wertung des letztgenannten Parameters im Vergleich mit den bei der Freilegungsoperation gemessenen Schleimhautdickenwerten unterstreicht die Notwendigkeit einer exakten Dokumentation der Befunde über den gesamten Recallzeitraum. Nur auf Basis zuverlässiger Daten kann in retrospektiven Auswertungen eine zuverlässige Überlebensstatistik der Implantate zur Unterstützung der Aussagen zum Erfolg der implantatprothetischen Rehabilitationen erstellt werden, die grob orientierende prognostische Aussagen zuläßt.

Röntgenuntersuchungen an Implantaten sollten in zeitlichen Abständen und unter Beachtung der Erfordernisse des optimierten Strahlenschutzes erfolgen. Obgleich reproduzierbare Aufnahmeverfahren möglich und für präzise Auswertungen erforderlich sind, ist der Aufwand unter den Bedingungen der zahnärztlichen Praxis recht hoch. Zuverlässige Aussagen zur Erfüllung von Mißerfolgskriterien lassen sich anhand von Röntgenaufnahmen treffen, sollten jedoch immer im Kontext mit den erhobenen klinischen Befunden diskutiert werden.

Die subjektive Beurteilung des Implantationserfolges durch den Patienten ist – obwohl mit Problemen bei der Datenerhebung behaftet - ein wichtiges Kriterium für den Behandler, um Anhaltspunkte für die Gestaltung der weiteren Zusammenarbeit mit dem Patienten zu gewinnen.
Wird eines der eingangs genann-

ten auszuschließenden Merkmale festgestellt, muß die dann zusätzlich durchzuführende Diagnostik eine präzise Beurteilung des Implantaterfolges oder –mißerfolges ermöglichen und eine Zielstellung für die daraufhin erfolgenden therapeutischen Maßnahmen geben.

## VI.6 Literatur

1   Albrektsson T, Isidor F: Consensus report of session V. In: Lang NP,Karring T (eds): Proceedings of the 1st European Workshop on Periodontology. London: Quintessence, 1993: 365-369.

2   Albrektsson T, Sennerby L: State of the art in oral implants. J Clin Periodontol 1991; 18: 474-481.

3   Albrektsson T, Zarb G: Current interpretations of the osseointegrated response: Clinical significance. Int J Prosthodont 1993; 6: 95-105.

4   Albrektsson T, Zarb G,Worthington P, Eriksson AR: The long-term efficacy of currently used dental implants: A review and proposed criteria of success. Int J Oral Maxillofac Implants 1986; 1: 11-25.

5   American Academy of Periodontics Council of Dental Care Programs: Reporting periodontal treatment under dental benefit plans. J Am Dent Assoc 1988; 17: 371-373.

6   Avivi-Arber L,Zarb G: Clinical effectiveness of implant-supported single-tooth replacement: the Toronto-study. Int J Oral Maxillofac Implants 1996; 11: 311-321.

7   D´Hoedt B,Lukas D, Mühlbradt L, Scholz F, Schulte W, Quante F, Topkaya A: Das Periotestverfahren – Entwicklung und klinische Prüfung. Dtsch Zahnärztl Z 1985; 14: 113.

8   D´Hoedt B, Schramm-Scherer B: Der Periotestwert bei enossalen Implantaten. Z Zahnärztl Implantol 1988; 4: 89.

9   Dietrich U, Wagner W: Zur Frage des Knochenabbaus bei IMZ-Implantaten. Z Zahnärztl Implantol 1992; 8:240-245.

10  Frankfurter Konsensus Implantologie, 23.01.1991. GOI Jahrbuch für Orale Implantologie 1991, Quintessenz 1992, 11-15.

11  Gomez-Roman G, Schröer A, Schäfer I, Möws K,

Hilliges A: Die Vermessung periimplantärer Knochendefekte auf Röntgenaufnahmen mit Hilfe der digitalen Bildnachbearbeitung. Z Zahnärztl Implantol 1999; 15: 133-138.

12 Gröndahl K, Lekholm U: The predictive value of radiographic diagnosis of implant instability. Int J Oral Maxillofac Implants 1997; 12: 59-64.

13 Günay H, Veltmaat A, Schneller T, Neukam FW: Psychologische Aspekte bei Patienten nach Implantatversorgung. Dtsch Zahnärztl Z 1991; 46: 698-701.

14 Henschel J, Blumöhr U, Knoth S, Mau J, Siegler KE: Statistische Probleme bei der Analyse des Verlaufs unregelmäßig erhobener Daten. Z Zahnärztl Implantologie 1998; 14: 117-120.

15 Humphris GM, Healey T, Howell RA, Cawood J: The psychological impact of implant-retained mandibular prostheses: A cross-sectional study. Int J Oral Maxillofac Implants 1995; 10: 437-444.

16 Jahn M,d´Hoedt B: Zur Definition des Erfolges bei dentalen Implantaten. Z Zahnärztl Implantol 1992; 8: 221-226.

17 Jansen VK, Augthun M, Richter E-J, Spiekermann H: Zur Genauigkeit des Orthopantomogramms bei der Bestimmung des Knochenabbaus an IMZ-Implantaten. Z Zahnärztl Implantol 1993; 9: 200-204.

18 Kaptein MLA, Hoogstraten J, de Lange GL,Blijdorp PA: Dental implants in the atrophic maxilla: measurements of patients´satisfaction and treatment experience. Clin Oral Impl Res 1998: 9; 321-326.

19 Keller U: Die Darstellung des periimplantären Knochenabbaus im Röntgenbild. Z Zahnärztl Implantol 1995; 11: 88-91.

20 Kerschbaum T, Haastert B: Statistische Verweildaueranalysen in der Implantologie. Implantologie 1995; 2: 101-111.

21 Lindhe J, Berglundh T: Die periimplantäre Mukosa. In: Lindhe J, Karring T, Lang N(Hrsg) Klinische Parodontologie und Implantologie. Quintessenz, Berlin, 1999.

22 Misch CE: The implant quality scale: A clinical assessment of the health-disease continuum. Oral Health 1998; (July): 15-26.

23 Misch C: Implant success or failure: Clinical assessment in implant dentistry. In: Misch C(ed) Contemporary implant dentistry. Mosby, St.Louis, 1993; 29-42.

24 Payne A, Solomons Y, Lownie J: Standardization of radiographs for mandibular implant-supported overdentures: review and innovation. Clin Oral Impl Res 1999; 10: 307-319.

25 Richter EJ, Wyndorps P, Lambert S, Klöppel H: Quantitative Messung der Verankerungsfestigkeit von Zähnen und Implantaten. Dtsch Zahnärztl Z 1995; 50: 204-209.

26 Roos J, Sennerby L, Lekholm U, Jemt T, Gröndahl K, Albrektsson T: A qualitative and quantitative method for evaluating implant success: A 5-year retrospective analysis of the Brånemark implant. Int J Oral Maxillofac Implants 1997; 12: 504-514

27 Rühling A, Jepsen S, Kocher T, Walpuski F, Plagmann HC: Periimplantäres Knochenniveau: Korrelationen von Panoramaschichtaufnahme, druckkalibrierter und -forcierter Sondierung. Z Zahnärztl Implantol 1994; 10: 225-231.

28 Schnitman PA, Shulman LB (eds): Dental Implants: Benefits and risks, and NIH-Harvard consensus development conference. US Dept of Health and Human Services, 1979.

29 Sennhenn-Kirchner S, Kirchner B, Fiedler K, Jacobs HG: Untersuchungen zur Prothesenakzeptanz nach Eingliederung von implantatgehaltenem Zahnersatz im zahnlosen Unterkiefer. Z Zahnärztl Implantol 1995; 11: 57-60.

30 Spiekermann H: Implantatprothetik. In: Voss R,Meiners H: Fortschritte in der zahnärztlichen Prothetik und Werkstoffkunde. Bd. 1 Hanser, München 1980: 201-271.

31 Sundén S, Gröndahl K, Gröndahl HG: Accuracy and precision in the radiographic diagnosis of clinical instability of Brånemark dental implants. Clin Oral Impl Res 1995; 6: 220-226.

32 Tricio J, Laohapand P, van Steenberghe D, Quirynen M, Naert I: Mechanical state assessment of the implant-bone continuum: A better understanding of the periotest method. Int J Oral Maxillofac Implants 1995; 10: 43-49.

# VII. Der Patient in der Implantologie – rechtliche Aspekte (Th. Ratajczak)

## VII. Der Patient in der Implantologie - rechtliche Aspekte
*(Th. Ratajczak)*

### VII.I Einleitung

1. In der Bundesrepublik Deutschland hat sich in den Aufbaujahren nach der Gründung der Republik, verstärkt dann aber in den letzten zwanzig Jahren auf dem Gebiet der Krankenhaus-, Arzt- und Zahnarzthaftung eine Entwicklung vollzogen, die in ihren Grundzügen parallel, wenn auch mit zeitlicher Verzögerung zu der Entwicklung in den Vereinigten Staaten von Amerika verlief. Die Parallelität liegt in der Übernahme von Rechtsinstituten wie dem Grundsatz des informed consent in all seinen Verästelungen, dem starken Ansteigen der Berufshaftpflichtfälle der Ärzte und Zahnärzte, der steigenden Aggressivität der Anspruchsdurchsetzung und den zunehmend steigenden Schmerzensgeldbeträgen, die von der deutschen Rechtsprechung zuerkannt werden. Letzteres macht sich auch im zahnärztlichen Bereich deutlich bemerkbar, obwohl wir in diesem Bereich noch um eine knappe Zehnerpotenz von den Spitzensätzen bei Querschnittslähmung oder Geburtsschäden entfernt sind.

2. Die Parallelität endet allerdings dort, wo bei den meisten Ärzten und Zahnärzten die Befürchtungen anfangen. Die aus den USA in der Presse immer wieder berichteten hohen Schadensersatzsummen sind nach deutschem Recht weder jetzt noch in absehbarer Zukunft denkbar. Die Unterschiede sind im anzuwendenden Recht und im Umfang des zu ersetzenden Schadens begründet. Sie liegen u.a. darin, dass das amerikanische Recht bei schweren Behandlungsfehlern über den einfachen Schadensersatz hinaus den sog. Strafschadensersatz *(punitive damages)* kennt.

3. Eine derartige Rechtslage besteht in der Bundesrepublik nicht. Dennoch hat sich das Haftungsrecht der Heilberufe zunehmend in eine Richtung entwickelt, die von der reinen Gefährdungshaftung nicht mehr weit entfernt ist. Es gab Bemühungen auf der Ebene der Europäischen Union, für die Freien Berufe eine Haftungsrichtlinie zu erlassen, die zu einer völligen Umkehr der Beweislast führen sollte. Der Patient hätte nur noch beweisen müssen, dass er sich bei dem Zahnarzt in Behandlung befunden und anschließend einen Schaden davon getragen habe, der vorher nicht da gewesen sei. Der Zahnarzt hätte sich dann von dem Vorwurf eines vermuteten Verschuldens entlasten und beweisen müssen, dass er den Schaden nicht schuldhaft verursacht hat.[1]

4. Bei der Bearbeitung von Berufshaftpflichtfällen fällt regelmäßig die Unbekümmertheit und Sorglosigkeit auf, mit der Ärzte und Zahnärzte die haftpflichtrechtliche Relevanz ihres praxisbezoge-

---

[1] S. dazu näher Hirsch, Tendenzen zur Regelung der Arzthaftung in der Europäischen Gemeinschaft, in Laufs/Dierks/Wienke/Graf-Baumann / Hirsch (Hrsg.), Die Entwicklung der Arzthaftung, 1997, S. 149 ff.

nen Handelns betrachten und nicht selten leider auch übersehen. Dabei ließe sich zumindest ein erheblicher Teil der begründeten Haftungsansprüche durch geeignete Risikovorsorgemaßnahmen (**risk management** unter Einschluss von **Qualitätsmanagement, Datenmanagement und Patientenmanagement**) vermeiden.[2]

5. Im Bereich der oralen Implantologie ist ein sachgerechter Umgang mit der rechtlichen, insbesondere der haftungsrechtlichen Seite des zahnärztlichen Berufs und die Beherrschung der damit verbundenen Regeln **unabdingbar.** Die orale Implantologie bietet für den nichterfahrenen oder zu wagemutigen Operateur das Feld mit dem für den Patienten höchstmöglichen Schadensrisiko aller zahnärztlichen Eingriffe.

## VII.II Haftungsgrundlagen

### VII.II.1. Kassenpatient
Das Patientengut eines Zahnarztes gliedert sich, von Sonderfällen abgesehen, in Kassenpatienten und Privatpatienten.

### VII.II.1.1 Rechtsverhältnis Zahnarzt - Kassenpatient

1.1.1 Welcher Art die Beziehungen zwischen Zahnarzt und Kassenpatient sind, ob überhaupt direkte vertragliche Beziehungen zwischen beiden bestehen, ist noch keineswegs geklärt. Für die juristische Behandlung solcher Fälle ist

die rechtliche Konstruktion der Vertragsbeziehungen zwischen Zahnarzt und Kassenpatient im Ergebnis ohne Bedeutung. Dennoch soll hier kurz dargestellt werden, worum es geht.

1.1.2 Der Kassenpatient tritt als Mitglied einer Krankenkasse in Leistungsbeziehungen zum Zahnarzt. Er will vom Zahnarzt die im Regelfall kostenlose Gesundheitsfürsorge zu Lasten seiner Krankenkasse. Die Leistung des Zahnarztes erfolgt als **Sachleistung** an den Patienten, der dafür an den Zahnarzt grundsätzlich keine Vergütung bezahlen muss. Ausnahmen hiervon bestehen zur Zeit beim Zahnersatz (§ 30 Abs. 2 SGB V), der hochwertigen Füllungstherapie (§ 28 Abs. 2 Satz 2 SGB V) und in der kieferorthopädischen Behandlung (§ 29 Abs. 2 SGB V).

1.1.3 Der Kassenpatient hat im Rahmen der gesetzlichen Krankenversicherung Anspruch auf die im Einheitlichen Bewertungsmaßstab für die vertragszahnärztlichen Leistungen (BEMA) enthaltenen Leistungen. Dies bestimmt ausdrücklich § 87 Abs. 2 Satz 1 SGB V:

---

2 S. dazu z.B. Abicht, Riskmanagement als Instrument der Schadensvermeidung, Ratajczak / Schwarz-Schilling (Schriftleitung), Krankenhaus im Brennpunkt, 1997, S. 129; Sethe/Krumpaszk, Arzthaftung und Qualitätsmanagement in der Medizin, VersR 1998, 420; Ulsenheimer, Schadensprophylaxe durch Risk Management, Laufs/Dierks/Wienke/Graf-Baumann/Hirsch (Hrsg.), aaO., S. 321 ff; ders., Qualitätssicherung und risk-management im Spannungsverhältnis zwischen Kostendruck und medizinischem Stand, MedR 1995, 438

Der einheitliche Bewertungsmaßstab bestimmt den **Inhalt** der abrechnungsfähigen Leistungen und ihr wertmäßiges, in Punkten ausgedrücktes Verhältnis zueinander.

1.1.4 Der Gesetzgeber hat in § 76 Abs. 4 SGB V ausdrücklich bestimmt, dass die Übernahme der Behandlung den Arzt/Zahnarzt gegenüber dem Kassenpatienten zur Beachtung der Sorgfalt nach den Vorschriften des bürgerlichen Vertragsrechts verpflichtet.

Daraus wird von der überwiegenden juristischen Auffassung im Zivilrecht gefolgert, dass sich die vertraglichen Beziehungen zwischen Kassenpatienten und Arzt/Zahnarzt nach den Vorschriften des bürgerlichen Rechts regeln.[3] Ob insoweit zwischen Vertrags(zahn)arzt und Kassenpatienten direkte vertragliche Beziehungen vorliegen[4] oder ob es sich um ein rechtliches Dreiecksverhältnis unter Einbeziehung der Krankenkasse handelt, ist umstritten. In letzterem Falle würde die Krankenkasse mit dem Zahnarzt einen Vertrag zugunsten des Kassenpati-

---

3 So z.B. Steffen/Dressler, Arzthaftungsrecht - Neue Entwicklungslinien der BGH-Rechtsprechung zum, 8.A., 1999, Rz. 51; Geiß/Greiner, Arzthaftpflichtrecht, 3.A., 1999, Rz. 5; Deutsch, Medizinrecht, 4.A., 1999, Rz. 52

4 So z.B. Luig, Der Arztvertrag, 1974; der Bundesgerichtshof ließ in einem Urteil vom 25.03.1986 - VI ZR 1986, 866 = Ratajczak/ Stegers, Medizin-Haftpflichtschäden, 1989, Rz. 184 die Frage offen, ob es sich um unmittelbare Vertragsbeziehungen zwischen Kassenpatient und Vertrags(zahn)arzt handelt oder um einen Vertrag mit Schutzwirkung zugunsten Dritter.

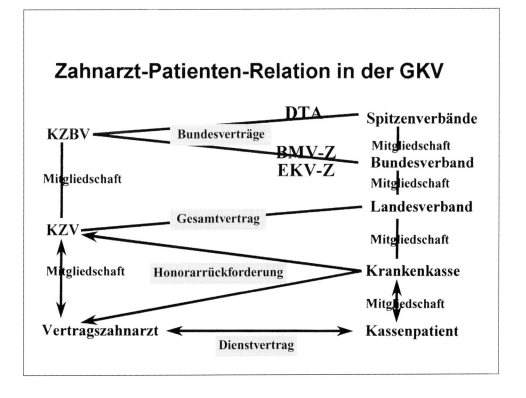

## Zahnarzt-Patienten-Relation in der GKV

enten abschließen.[5] Der Kassenpatient könnte aus diesem Vertrag zugunsten Dritter oder mit Schutzwirkung zugunsten Dritter eigene Rechte herleiten.

1.1.5 Die Rechtsbeziehungen zwischen Zahnarzt und Patient sind außerordentlich komplex. In der Sachleistung stellen sie sich nach folgendem Schema dar.

1.1.6 Eine juristisch wirklich überzeugende Lösung der Problematik ist nicht denkbar. Es ist dogmatisch nicht zu begründen, warum zwischen Vertrags(zahn)arzt und Kassenpatient ein zivilrechtlicher Vertrag existieren soll, wenn zwischen Vertrags(zahn)arzt und Kassen(zahn)ärztlicher Vereinigung, dieser und den Krankenkassen sowie den Krankenkassen und den Kassenmitgliedern nur sozialversicherungsrechtliche Rechtsbeziehungen vorliegen.[6] Auch ist klar, dass eine Reihe der zivilrechtlichen Vorschriften auf das Vertragsverhältnis zwischen Kassenpatient und Vertrags(zahn)arzt nicht angewendet werden können. Dies wird im zahnärztlichen Bereich weniger relevant, gilt vor allem im Klinikbereich. Wenn der Patient glaubt, er habe einen Vertrag mit demjenigen Arzt, der ihn in der Klinik behandele, so ist dies rechtlich völlig gleichgültig. Vertragspartner ist ausschließlich der Klinikträger. Ein Irrtum des Patienten spielt keine Rolle. Dem Vertrags(zahn)arzt steht auch kein (zivilrechtlicher) Vergütungsan-

spruch gegen den Kassenpatienten zu, sondern nur ein (sozialversicherungsrechtlicher) Anspruch gegen die Kassenzahnärztliche Vereinigung bzw. die Krankenkasse. Die vertragstypische Gegenleistungspflicht, nämlich die Bezahlung des Honorars durch den Patienten als Vertragspartner, entfällt.

1.1.7 Letzten Endes wird man sich damit begnügen müssen, die Konstruktion zivilrechtlicher Vertragsbeziehungen zwischen (Zahn-) Arzt und Patient als feststehende Rechtsprechung anzusehen, die der Gesetzgeber durch das Gesundheitsreformgesetz 1989 bestätigt, weil nicht korrigiert hat. In der Begründung zum Regierungsentwurf zum Gesundheitsreformgesetz hieß es insoweit nur lapidar, dass die Grundsätze des bis-

---

5 So vor allem die frühere Rechtsprechung, vgl. BGH, Urteil vom 04.11.1951 - II ZR 68/50 -, BGHZ 1, 383; BGH, Urteil vom 30. Januar 1959 - VI ZR 20/58 - NJW 1959, 816

6 Im Grundsatz plädiert Krauskopf, Soziale Krankenversicherung, Stand Juli 1999, § 76 SGB V, Rz. 10 zurecht für ein öffentlich-rechtlich geprägtes Rechtsverhältnis, weil keine der für einen zivilrechtlichen Vertrag typischen synallagmatischen Pflichten in der Sachleistung bestehen bleiben. Hess, in Kasseler Kommentar Sozialversicherungsrecht, Stand September 1999, § 76 SGB V, Rz. 24 lässt die Frage dahingestellt. Die ganz herrschende Auffassung im sozialrechtlichen Schrifttum und - wechselnd - auch das Bundessozialgericht vertreten die Auffassung von der öffentlich-rechtlichen Rechtsbeziehung zwischen Vertrags(zahn)arzt und Kassenpatient, sind allerdings dann inkonsequent, weil sie auf die Rechte des Kassenpatienten nicht öffentliches Recht, sondern das Zivilrecht anwenden (s. zum Theorienstreit sehr ausführlich Klückmann, in Hauck, SGB , Stand August 1999, § 76 Rz. 23. ff., insbesondere Rz. 30a).

herigen Rechts im wesentlichen übernommen werden.[7]

Der Zahnarzt haftet dem Kassenpatienten daher nach allgemeinen, d.h. vertrags- und deliktsrechtlichen Grundsätzen.[8]

## VII.II.1.2 Implantologie in der gesetzlichen Krankenversicherung

1.2.1 Die orale Implantologie hat im BEMA bislang keine Bewertung erfahren und ist schon aus diesem Grund derzeit <u>nicht</u> Bestandteil der vertragszahnärztlichen Versorgung. Im Bereich der implantologischen Leistungen hatten Kassenpatienten bislang nur in Ausnahmefällen Anspruch auf Gewährung der Behandlung im Rahmen des die deutsche gesetzliche Krankenversicherung bislang noch beherrschenden Sachleistungsprinzips.

1.2.2 Begonnen hatte die Entwicklung der Bezuschussung implantologischer Behandlungen mit einer Entscheidung des LSG Niedersachsen aus dem Jahr 1984.

**LSG Niedersachsen, Urteil vom 11.4.1984 - L 4 Kr 1/82 -, SozVers 1985, 168:**
Eine Ersatzkasse hat Kosten einer Implantatbehandlung, die nicht nur Teil, sondern Grundvoraussetzung der erforderlichen zahnprothetischen Versorgung mit festsitzendem Zahnersatz ist, zu 80 % zu übernehmen. Demgegenüber kann sie nicht einwenden, die Implantatbehandlung sei keine Vertragsleistung.

1.2.3 Aus neuerer Zeit ist auf folgende Entscheidungen hinzuweisen:

**LSG Schleswig-Holstein, Urteil vom 25.4.1995 - L 1 Kr 29/94 -, BDIZ-konkret 1997, Heft 4, S. 30:**
Eine Krankenkasse ist zur Erstattung der Kosten einer fiktiven prothetischen Versorgung verpflichtet, da die Suprakonstruktion auf ein Implantat dem anerkannten Stand der medizinischen Erkenntnisse entspricht.

**SG Stade, Urteil vom 12.6.1997 - S 1 Kr 24/96 -, BDIZ-konkret 1997, Heft 3, S. 40:**
Zahnärztliche Implantate werden im übrigen seit vielen Jahren in Zahnarztpraxen und Universitätskliniken eingesetzt. Aufgrund der seit Anfang der neunziger Jahre gesammelten Erfahrung kann nicht mehr davon ausgegangen werden, die Versorgung mit Implantaten sei weniger geeignet als eine herkömmliche Brückenkonstruktion.

**LSG Rheinland-Pfalz, Urteil vom 19.6.1997 - L 5 K 34/96 -, nicht veröffentlicht:[9]**
Bei der Implantation von Zahnersatz handelt es sich nicht um eine in der wissenschaftli-

---

7 Vgl. BR-Drs. 200/48, S. 193 zu Art. 1 § 84 GRG
8 Nach Ansicht des Bundessozialgerichts haftet er den Krankenkassen wegen gleichen fehlerhaften Handelns auf Kostenerstattung nach Sozialversicherungsrecht (vgl. BSG, Urteil vom 22.6.1983 - 6 RKa 3/81 -, VersR 1983, 956; ablehnend Steffen/Dressler, aaO., Rz. 126).
9 Das LSG Rheinland-Pfalz verpflichtete die beklagte Krankenkasse zur Tragung von rund 23.000,— DM Kosten für eine implantatgetragene prothetische Versorgung. Bei der Patienten lag nach dem Urteil eine psychisch bedingte Prothesenunverträglichkeit als Folge einer schwersten psychischen Traumatisierung durch frühkindlichen sexuellen Missbrauch, die einen nicht beeinflussbaren Würgereiz hervorrufe. Die Patientin geriet nach einer Zahnbehandlung dann in eine schwere seelische Krise. Es handelt sich im Fall jedenfalls um eine seltene Fallgestaltung, wobei zu dieser nicht untypischen Spruchpraxis kritisch anzumerken ist, dass ausgerechnet den in ihrer Psyche schwer krankhaft beeinträchtigten Patienten Leistungen zugute kommen sollen, die den "normalen" Kassenpatienten verwehrt sind, obwohl etwa die implantologische Versorgung auf lange Sicht doch eine wesentlich erhöhte Sorgfalt in der Pflege erfordert und daher für solche Patienten nicht unbedingt die geeignete Wahl erscheint. Hier sollten auch die Zahnärzte in der Indikationsstellung zurückhaltend sein.

chen Wirksamkeit umstrittene Außenseitermethode, sondern um eine teurere und damit regelmäßig i.S. von § 12 Abs. 1 Satz 2 SGB V unwirtschaftliche Leistung.

**LSG Berlin, Urteil vom 12.11.1997 - L 15 Kr 31/95 -, nicht veröffentlicht:**
Auch aus den inzwischen eingetretenen Änderungen des SGB V lässt sich nicht entnehmen, dass ein Versicherter der gesetzlichen Krankenversicherung entgegen der Leistungskonkretisierung durch die Zahnersatz-Richtlinien einen vollen oder teilweisen Kostenerstattungsanspruch für eine prothetische Versorgung unter Einschluss von Implantaten beanspruchen konnte.

**BSG, Urteil vom 3.12.1997 - 6 RKa 40/96 -, SGb 1998, 109:**
Die Versorgung mit implantatgestützten Kronen stellt keine vertragszahnärztliche Leistung dar und ist deshalb einer Kostenerstattung gemäß § 30 Abs. 1 SGB V nicht zugänglich.

**LSG Chemnitz, Urteil vom 3.2.1999 - L 1 KR 28/98 -, nicht veröffentlicht:**
Ein gegen die Krankenkasse gerichteter Anspruch auf zahnimplantologische Versorgung besteht nur in eng begrenzten Ausnahmefällen. Derartige Leistungen sind nur ausnahmsweise zuschussfähig.

1.2.4 Der Gesetzgeber hatte dieser Entwicklung durch eine Gesetzesänderung vom 28.10.1996 mit Wirkung zum 1.1.1997[10] zu verhindern versucht, ist aber damit gescheitert. Auch die zum 1.7.1997 im Rahmen des 2. GKV-NOG[11] in Kraft getretene Änderung des § 28 Abs. 2 Satz 9 SGB V mit der nachstehend wiedergegebenen Ergänzung zum 1.1.2000 wird nicht langfristig Bestand haben. Es gehört nicht viel Phantasie dazu, zu erkennen, dass dauerhaft die implantologische Behandlung nicht aus der vertragszahnärztlichen Versorgung herausgehalten

werden kann. Bei allen Entwicklungen und Wünschen ist zu bedenken, dass es bisher nur eine Minderheit aller Zahnärzte ist, die über eine fundierte implantologische Fortbildung verfügt. Eine forcierte Ausweitung der implantologischen Leistungen in der gesetzlichen Krankenversicherung würde eine Forcierung von Schadensrisiken bedeuten.

1.2.5 Die Bestrebungen, gerade im Bereich der implantologischen Versorgung zu einer Ausweitung der Versorgung zu kommen, sind mannigfach. Der Gesetzgeber fasste zum 1.1.2000 die einzige Norm, die sich mit der implantologischen Versorgung im Recht der gesetzlichen Krankenversicherung befasst (§ 28 Abs. 2 Satz 9 SGB V), wie folgt neu:

Das Gleiche gilt für implantologische Leistungen, es sei denn, es liegen seltene vom Bundesausschuss der Zahnärzte und Krankenkassen in Richtlinien nach § 92 Abs. 1 festzulegende Ausnahmeindikationen für besonders schwere Fälle vor, in denen die Krankenkasse diese Leistung einschließlich der Suprakonstruktion als Sachleistung im Rahmen einer medizinischen Gesamtbehandlung erbringt.

Danach sind implantologische Leistungen zunächst weiterhin nur im **Ausnahmefall** überhaupt - dann aber als Sachleistung - Bestandteil der gesetzlichen Krankenversicherung und damit auch der vertragszahnärztlichen Versorgung.

---

10 BGBl. I, S. 1559
11 BGBl. I, S. 1520

1.2.6 Ergänzt wird diese Norm durch den zum 1.1.2000 neu eingefügten § 30 Abs. 1 Satz 5 SGB V:

Für Suprakonstruktionen besteht der Anspruch in vom Bundesausschuss der Zahnärzte und Krankenkassen in Richtlinien nach § 92 Abs. 1 festzulegenden Ausnahmefällen.

Damit werden die **Suprakonstruktionen** auf Implantaten in den Fällen Sachleistung, die der Bundesausschuss in den neu zu fassenden Richtlinien des § 92 SGB V definieren wird.

1.2.7 Es gibt bei den Krankenkassen seit Jahren Überlegungen, ihren Mitgliedern im Einzelfall implantologische Versorgungen zugänglich zu machen. Gedacht ist dabei vor allem an die Bezuschussung einer implantatgetragenen Versorgung bei zahnlosem Unterkiefer[12] oder bei Einzelzahnlücken mit benachbarten intakten Zähnen. In der Gesetzesbegründung zu dem vorstehend im Wortlaut wiedergegebenen ab dem 1.1.2000 geltenden § 30 Abs. 1 Satz 5 SGB V[13] wird auf diese Thematik der Versorgung von Einzelzahnlücken im Fall von kariesfreien Nachbarzähnen und im jugendlichen Gebiss sowie im atrophierten zahnlosen Kiefer hingewiesen.

In der Gesetzesbegründung heißt es hierzu wörtlich:

Da der Gesetzgeber in § 28 Abs. 2 die grundsätzliche Ausgrenzung der Suprakonstruktionen beseitigt, regelt die Vorschrift, dass der Bundesausschuss für die Versorgung mit Suprakonstruktionen Ausnahmefälle festzulegen hat. Dabei geht der Gesetzgeber davon aus, dass unter Beachtung der Grundsätze von medizinischer Notwendigkeit und Wirtschaftlichkeit Ausnahmefälle für Suprakonstruktionen nur bei Einzelzahnlücken zum Beispiel im Fall von kariesfreien Nachbarzähnen und im jugendlichen Gebiss sowie beim atrophierten zahnlosen Kiefer vorliegen. In diesen Fällen stellt die Krone beim Einzelzahnersatz bzw. die Totalprothese beim zahnlosen Kiefer die vertragszahnärztlich zu erbringende zahnprothetische Leistung dar. Sämtliche Vorleistungen wie Implantate, Implantataufbauten und implantatbedingte Verbindungselemente etc. gehören nicht zur Suprakonstruktion im Sinne des § 30 Abs. 1.

Damit ist auch schon der Rahmen abgesteckt, in dem die Entscheidung des Bundesausschusses zu erwarten ist.

1.2.8 Nach den zur Zeit der Drucklegung dieses Beitrags vorhandenen Informationen wird die Suprakonstruktion auf Implantaten in dem Umfang bezuschusst werden, wie er sich aus der vorstehend wiedergegebenen Gesetzesbegründung ergibt. Kariesfrei sind Nachbarzähne auch dann, wenn sie vorher entsprechend zahnmedizinisch versorgt worden sind.

---

12 Meist geht es dabei um die Bezuschussung von 2 - 4 Implantaten intraforaminal. Diese Bezuschussung wird auch heute schon praktiziert, allerdings sowohl von Krankenkasse zu Krankenkasse verschieden als auch innerhalb der Krankenkassen nicht einheitlich. Transparenz der Bezuschussungspraxis besteht nicht, was nicht verwunderlich ist, weil sie sich bislang am Rande gesicherter Auslegung geltenden Rechts bewegt.

13 Das am 1.1.2000 in kraft getretene Gesetz zur Reform der gesetzlichen Krankenversicherung ab dem Jahr 2000 (GKV-Gesundheitsreform 2000) enthält keine Gesetzesbegründung im eigentlichen Sinne. Es besteht nur aus einer Kompilation aus dem im Bundesrat gescheiterten ersten Gesetzentwurf.

## VII.II.2 Privatpatient

### VII.II.2.1 Rechtsverhältnis Zahnarzt - Privatpatient

Der Privatpatient schließt mit dem Zahnarzt einen Behandlungsvertrag ab. Der Umstand, dass der Patient selbst möglicherweise Kostenerstattung bei einer privaten Krankenversicherung, bei der Beihilfe oder gar nicht erlangen kann, spielt für die Vertragsbeziehungen zwischen Patient und Zahnarzt keine Rolle. Die Haftung des Zahnarztes gegenüber dem Privatpatienten folgt deshalb notwendigerweise allgemeinen vertraglichen und deliktischen Grundsätzen.

### VII.II.2.2 Versicherungsschutz des Privatpatienten in der oralen Implantologie

2.2.1 In der oralen Implantologie gehört der Streit zwischen Patient und privater Krankenversicherung über den Umfang medizinisch notwendiger Leistungen, vor allem die Abgrenzung zwischen implantatgetragener Versorgung und herausnehmbarem, ggf. teleskopierendem Zahnersatz, seit Jahren zum Alltag.[14] Die privaten Krankenversicherungen versuchen, das aus § 12 SGB V und damit dem Recht der gesetzlichen Krankenversicherung stammende Wirtschaftlichkeitsgebot im Bereich der implantologischen Versorgung zu instrumentalisieren. Hintergrund dieser Bemühungen ist der Umstand, dass bis vor etwa 10 Jahren die Implantologie in die Kalkulation der Versicherungstarife nicht eingeflossen ist, die Implantologie aber die Versicherungen potentiell und aktuell mit erheblichen Kosten belastet.

2.2.2 Aus der neueren Rechtsprechung zur Übernahme dieser Kosten sei auf folgende Urteile hingewiesen:

**OLG Köln, Urteil vom 13.7.1995 - 5 U 94/93 -, VersR 1995, 1177:**
1. Vertretbar i.S.v. § 1 Abs. 2 MBKK 76 ist die medizinische Notwendigkeit einer Heilbehandlung, die in fundierter und **nachvollziehbarer** Weise das zugrundeliegende Leiden **diagnostisch** hinreichend erfasst und eine ihm adäquate, **geeignete** Therapie anwendet.
2. Aus dem Gesichtspunkt der notwendigen Adäquanz der ärztlichen Maßnahme folgt, dass auch der **Kostenaufwand** in die Entscheidungsfindung einzufließen hat.
3. Bestehen zwei medizinisch gleichwertige, kostenmäßig aber um ein vielfaches auseinanderliegende Möglichkeiten der Behandlung, ist der **kostengünstigeren** der Vorzug zu geben; nur sie ist unter diesen Voraussetzungen als die in der betreffenden Behandlungssituation notwendige Heilmaßnahme anzusehen.
4. Eine zwar zum gleichen Behandlungserfolg führende, jedoch von ihrer Anlage her um ein vielfaches teurere Heilbehandlung stellt **Luxus,** jedoch keine notwendige Heilmaßnahme dar.
5. Der medizinische Behandlungserfolg einer Teleskopprothese hält sich mit dem einer implantatgestützten Unterkieferprothese in etwa die Waage (Tragekomfort, Kaukraft, Reinigung, Lebensdauer, Zustand und Belastung, Restzähne, Knochenschwund, Nachbehandlungsfrequenz, Fremdkörpergefühl).

**AG Kiel, Urteil vom 5.6.1997 – 118 C 197/95 -:[15]**
Nach dem Ergebnis der Beweisaufnahme ist das Gericht von der medizinischen Notwen-

---

14 S. dazu eingehend Ratajczak, Der privatversicherte Patient in der Zahnarztpraxis, Zahnarztmagazin 1992, Heft 2, S. 38; ders., Das magische Dreieck: Zahnarzt - privatversicherter Patient - Krankenversicherung, Zahnarztmagazin 1998, Heft 4, S. 12
15 Zur Veröffentlichung in BDIZ-konkret 2000 vorgesehen.

digkeit der Versorgung des Oberkiefers des Klägers mit einer implantatgetragenen Brückenkonstruktion unter Verwendung von acht Implantaten überzeugt.

Der Sachverständige hat in seinem Gutachten vom 31.7.1996 dazu ausgeführt, dass der festsitzende Brückenzahnersatz, abgestützt auf 8 Implantaten, dem herausnehmbaren Teleskopzahnersatz auf 6 Implantaten überlegen sei. Die beiden Behandlungskonzepte seien nicht gleichwertig. Acht Implantate seien aus **statischen** und **biomechanischen Gesichtspunkten** für den **Langzeiterfolg** wünschenswert. Mit festsitzendem Zahnersatz versorgte Implantate seien haltbarer als herausnehmbare Konstruktionen. Aus Gründen der Biomechanik bewirke eine auf nur sechs Implantate gestützte Teleskop-Prothese eine ungünstige Hebelwirkung mit erheblichen Druckbelastungen bei den endständigen Implantaten. Außerdem würden in der wissenschaftlichen Literatur Risiken und Komplikationen beschrieben, wie etwa die Möglichkeit einer Anhäufung von Ionenumsatzprodukten unter einer Teleskop-Prothese. Auch sei der **Nachsorgeaufwand** bei einer Teleskoparbeit wegen erforderlicher Unterfütterungen und Verschleißerscheinungen durch das Herausnehmen – das sich im übrigen auch auf die Implantate selbst negativ auswirken könne – wahrscheinlich größer. Weiterhin sprechen auch **hygienische Aspekte** für die festsitzende Brückenkonstruktion.

**OLG Karlsruhe, Urteil vom 21.3.1996 - 12 U 168/95 -, BDIZ konkret 1998, Heft 1, S. 36:**
1. Ob eine Heilbehandlung medizinisch notwendig ist, entscheidet sich nicht nach der Auffassung des zugezogenen Arztes oder des Versicherungsnehmers, sondern grundsätzlich nach objektiven Kriterien. Dies bedeutet aber nicht, dass die Notwendigkeit einer Heilbehandlung nach wissenschaftlichen Maßstäben eindeutig festgestellt werden muss.
2. Es bleibt unentschieden, ob Kostengesichtspunkte bei der Prüfung der medizinischen Notwendigkeit einer Heilbehandlung zu berücksichtigen sind. Den Versicherungsnehmer trifft keine allgemeine Verpflichtung, die Kosten einer medizinischen Behandlung möglichst gering zu halten.
3. Die medizinische Notwendigkeit einer Implantatversorgung kann nicht deshalb verneint werden, weil die dafür anfallenden Kosten diejenigen der Teleskopkronenversorgung um weniger als das Doppelte übersteigen.

**OLG Köln, Urteil vom 22.10.1997 - 5 U 94/97 -, VersR 1998, 88:**
1. Bei der Beurteilung der medizinischen Notwendigkeit fließen Kostengesichtspunkte ein. An der erforderlichen Adäquanz einer Heilmaßnahme fehlt es, wenn deren Kosten diejenigen einer zum gleichen Heilerfolg führenden Behandlung so erheblich übersteigen, dass die betreffende Behandlung als Luxus zu erachten ist (i.A. an Senat, VersR 1995, 1177 und gegen OLG Karlsruhe VersR 1997, 562).
2. Eine implantatgestützte Versorgung des Kiefers ist daher nicht medizinisch notwendig, wenn eine teleskopgestützte oder geschiebegeführte Alternativversorgung allenfalls die Hälfte gekostet hätte.
3. Diese Alternativversorgung ist medizinisch gleichwertig, weil mit ihr die Wiederherstellung einer sicheren Kau- und Sprechfunktion gewährleistet ist. Dass aus Sicht des Patienten eine implantatgestützte Lösung vorzugswürdig erscheinen mag, weil sie seinen ästhetischen Ansprüchen besser genügt und ihm - anders als die herkömmlichen zahnprothetischen Versorgungsarten - das Gefühl vermittelt, als kaue er mit den eigenen Zähnen, ist ein subjektiver Komfort, der den Rahmen einer notwendigen Heilbehandlung sprengt.

**LG Köln, Urteil vom 10.12.1997 - 23 O 158/96 -:**[16]
1. In die Beurteilung der medizinischen Notwendigkeit fließen auch Kostengesichtspunkte ein.
2. Eine implantatgestützte Zahnprothetik ist mit einer teleskop- oder geschiebegeführten Prothetik vergleichbar.

**OLG Köln, Urteil vom 30.9.1998 - 5 U 168/96 -, VersR 1999, 302:**[17]
Im Fall einer zahnprothetischen Versorgung kann der Versicherungsnehmer Erstattung der Kosten beanspruchen, die zur Herstellung eines Zahnersatzes nach Maßgabe des guten Qualitätsstandards erforderlich sind. Es besteht kein Anspruch auf Erstattung solcher Kosten, die zur Herstellung des "denkbar besten Zustands" (Luxusbehandlung) anfallen.

---

16 Zur Veröffentlichung in BDIZ-Konkret vorgesehen.
17 Das Urteil enthält für das Verhältnis Zahnarzt - Privatpatient und das Verständnis des auch bei Privatpatienten jedenfalls nach Auffassung vor allem des OLG Köln nur sehr beschränkten Deckungsschutzes wichtige Passagen, die deshalb ausführlicher wiedergegeben werden.

Bieten sich gleichwertige Behandlungsalternativen an, können Kostengesichtspunkte im Einzelfall eine Rolle spielen und den Erstattungsanspruch einschränken.

Art und Umfang der im Einzelfall medizinisch notwendigen Behandlung richtet sich nach der Art der Erkrankung, nicht nach der Person des zu behandelnden Patienten. Insoweit besteht ersichtlich kein Unterschied zwischen einem gesetzlich und einem privat versicherten Patienten. Anders ausgedrückt: Erweist sich eine medizinische Heilbehandlungsmaßnahme bei einem Kassenpatienten als notwendig, ist sie es auch bei einem Kassenpatienten und umgekehrt. Definitionsgemäß kann der sogenannte Privatpatient nach Maßgabe des § 1 AVB also auch nicht ein „Mehr" an Leistungen verlangen als der gesetzlich krankenversicherte Patient. ...

Freilich braucht ein Privatpatient einerseits mangels Vereinbarung keine Beschränkungen hinzunehmen, wie sie mit Rücksicht auf eine Ressourcenknappheit zu Lasten der gesetzlich versicherten Patienten festgelegt sind („ausreichende und zweckmäßige Versorgung"), und kann andererseits mehr Leistungen in Anspruch nehmen („Chefarztbehandlung"), sofern dies vereinbart ist, auch wenn eine medizinische Notwendigkeit gerade für diese Art der Leistungserbringung nicht gegeben ist.

Der Senat hat gerade für den Bereich der zahnärztlichen Versorgung stets betont, dass Kostengesichtspunkt bei der Beurteilung, was im Einzelfall medizinisch notwendig ist, durchaus eine Rolle spielen können. ...

Der Versicherungsnehmer kann nur das Maß an Präzision beanspruchen, das zur Herbeiführung des Heilerfolgs notwendig ist. Kann beispielsweise ein Zahnersatz zu einem Betrag X gefertigt werden, der eine 95 %ige Präzision gewährleistet, so muss sich der Patient damit zufrieden geben, wenn dieser Präzisionsgrad dem Standard guter ärztlicher Behandlung entspricht (und einen dauerhaften Heilerfolg gewährleistet). Er kann nicht etwa einen Präzisionsgrad von 99 % fordern, der beispielsweise nur unter Aufwand des doppelten Betrages zu erzielen wäre, selbst wenn ihm dies einen (geringen) Vorteil einbrächte.

**LG Hechingen, Urteil vom 7.8.1998 - 1 O 51/95 -, BDIZ-konkret 1998, Heft 4, S. 32:**
Die Notwendigkeit einer Heilmaßnahme richtet sich nach **objektiven** Kriterien. Dabei ist zu berücksichtigen, dass es zu einem Fall verschiedene gleichwertige Lehrmeinungen geben kann, von denen jede für sich zur Errei-

chung des Heilerfolges geeignet ist. Von daher muss dem behandelnden Arzt in objektivierten Grenzen ein **Ermessensspielraum** bei der Behandlung des Patienten eingeräumt werden. Eine Behandlungsmaßnahme ist danach medizinisch notwendig, wenn es nach den objektiven medizinischen Befunden und wissenschaftlichen Erkenntnissen zum Zeitpunkt der Behandlung **vertretbar** war, sie als medizinisch notwendig anzusehen. ...

Der Sachverständige hat überzeugend dargelegt, dass demgegenüber eine Minimalversorgung des Oberkiefers, wie sie der außergerichtlich tätige Gutachter angesprochen hat, mit einer totalen Prothese bei dem anterioren Restgebiss im Unterkiefer mit an Sicherheit grenzender Wahrscheinlichkeit zu erheblichen Resorptionen im Bereich des Oberkiefers und damit zu **massiven Nachfolgeschäden** führen würde, die Versorgung im Unterkiefer, wie sie von der Beratungsstelle der Krankenversicherung angesprochen wird, durchaus üblich sei, allerdings eine völlig unnötige **Opferung völlig gesunder Zahnsubstanz** fordere und darüber hinaus die vorhandenen **völlig gesunden Zähne erheblich gefährde** und damit einen unnötigen verfrühten Zahnverlust heraufbeschwöre.

Zur wirtschaftlichen Seite weist der Sachverständige darauf hin, dass bei Abwägung der jetzt angefallenen Behandlungskosten für die Implantatversorgung einerseits und der Kosten für die alternativ vorgeschlagene Teleskopversorgung andererseits klar sei, dass die Teleskopversorgung zwar **im Moment** billiger sei. Die später zu erwartenden **Nachfolgekosten** seien aber ungleich höher, da dann mit einer erheblichen Resorption der Knochenstruktur zu rechnen sei und der mögliche vorzeitige Verlust der Frontzähne sicher implantologische Konsequenzen nach sich ziehe. Deshalb müsse auch bei kritischer Abwägung der **Wirtschaftlichkeit auf Dauer** gesehen der vorgenommenen Implantatbehandlung zugestimmt werden. Insoweit sei auch zu beachten, dass die **Langzeitergebnisse** regulär eingesetzter Implantate dermaßen günstig sind, dass eine dauerhafte Verankerung der Implantate erwartet werden kann.

Aufgrund dieser überzeugenden Ausführungen des Sachverständigen ist die Kammer der Auffassung, dass jedenfalls im konkreten Fall die Implantatlösung als medizinisch notwendig anzusehen ist.

**LG Oldenburg, Urteil vom 20.11.1998 - 13 O 2695/96 -:**[18]

1. Die Implantatversorgung kann nach dem heutigen Stand der medizinischen Erkenntnisse und Behandlungsmethoden eine nicht nur gleichwertige, sondern bessere zahnärztliche Versorgung darstellen, als die Eingliederung einer herausnehmbaren prothetischen Versorgung.

2. Steht die medizinische Notwendigkeit der implantologischen Behandlung fest, kann der Krankenversicherer dem versicherten Patienten **nicht** das **Kostenargument** entgegenhalten. Dies spielt nach den verwendeten Versicherungsbedingungen (MBKK) für den Begriff der medizinischen Notwendigkeit keine Rolle.

3. Der Patient kann vom Krankenversicherer nicht darauf verwiesen werden, die Versorgung mit einem herausnehmbaren Zahnersatz sei immer noch weit verbreitet, weshalb man unter Anlegung allgemein gültiger Maßstäbe die Frage der medizinischen Notwendigkeit einer Implantatversorgung verneinen müsse. Eine solche Auslegung des Begriffs der medizinischen Notwendigkeit würde den Versicherungsnehmer von Fortschritten der medizinischen Erkenntnisse und Behandlungsmethoden weitestgehend ausschließen.

**LG Dresden, Urteil vom 6.5.1999 - 11 O 7277/97 -:**[19]

Eine Oberkieferversorgung mit neun Implantaten mit vorausgegangener Sinusbodenelevation ist von der Krankenversicherung zu übernehmen, wenn sie dazu dient, die Gefahr späterer sprachfunktioneller Beeinträchtigungen zu beseitigen. Der Patient kann eine Behandlung wählen, die eine langfristige Funktionsfähigkeit garantiert.

Es ist Aufgabe des Krankenversicherers, bei Gebührenstreitigkeiten substantiiert Einwendungen gegen die Abrechnung des Zahnarztes darzulegen.

Die Tendenz geht - aus vielen Gründen - eindeutig in Richtung Verpflichtung zur Kostenübernahme auch bei sehr aufwendiger implantatgetragener Versorgung; denn die Langzeitbetrachtung macht die Versorgung zu einer wirtschaftlichen und für den Patienten deutlich besseren Alternative.

## VII.II.2.2.1 Exkurs: Implantologische Behandlung in der Beihilfe

Die gesetzliche Krankenversicherung leidet nicht allein unter permanenten finanziellen Engpässen. Die Beihilfe der Beamten als steuerfinanzierte Leistung wird zunehmend restriktiver. Auch hier wird versucht, über die Beihilferichtlinien in den Leistungsanspruch einzugreifen. Die gesamte Beihilfethematik kann hier nicht dargestellt werden.[20] Auf ein interessantes neues Urteil soll jedoch hingewiesen werden. Das Urteil ist wie alle in diesem Beitrag veröffentlichen Entscheidungen – soweit nicht ausdrücklich anders angegeben – rechtskräftig.

**VG Arnsberg, Urteil vom 1.12.1999 - 2 K 2545/98 -:**[21]

1. Die Beihilferichtlinien begrenzen den Beihilfeanspruch für implantologische Behandlungen nicht ohne Rücksicht auf den medizinischen Einzelfall. Ist die Implantatversorgung die medizinisch sinnvollste Maßnahme, sind die Kosten von der Beihilfe zu übernehmen.

2. Notwendige i.S. von § 3 BVO NRW sind diejenigen Aufwendungen, die der Beamte nach den einschlägigen Vorschriften der Gebührenordnungen für Ärzte und Zahnärzte zu entrichten verpflichtet ist. Leistungen, die der Arzt oder Zahnarzt in Rechnung stellt, ohne dass diese durch die Regelungen der Gebührenordnungen gedeckt sind, sind keine notwendigen Aufwendungen im Sinne des Beihilfenrechts. Kosten für über den Umfang ei-

---

18 Zur Veröffentlichung in BDIZ-Konkret vorgesehen.

19 Zur Veröffentlichung in BDIZ-Konkret vorgesehen.

20 S. dazu ausführlich Ratajczak, Die Zahnmedizin im Beihilferecht für Bundesbeamte, Zahnarztmagazin 1997, Heft 1, S. 6.

21 Zur Veröffentlichung in BDIZ-Konkret vorgesehen.

ner ausreichenden medizinischen Versorgung hinausgehende Leistungen sind nicht beihilfefähig.

Das Gericht hat weiterhin festgestellt:

„Demgegenüber verfange der Hinweis des Beklagten darauf, die Klassifikation des BDIZ-Gutachter-Ausschusses sei für das Beihilferecht völlig unbedeutend, nicht. Vielmehr griffen das Beihilferecht und die Gebührenordnung für Zahnärzte (GOZ) ineinander über. Die Angemessenheit der Aufwendungen für zahnärztliche Leistungen beurteile sich grundsätzlich nach der Gebührenordnung der Zahnärzte. Damit setze die Beihilfefähigkeit voraus, dass der Zahnarzt die Rechnungsbeträge bei zutreffender Auslegung der Gebührenordnung zu Recht in Rechnung gestellt habe. Die Stellungnahme des BDIZ-Gutachter-Ausschusses sei somit auch für das Beihilferecht einschlägig: ihr komme präjudizierende Bedeutung zu".

## VII.II.2.2.2 Abrechnung nach BEB in der Implantatprothetik

2.4.1 Die Frage, ob zahntechnische Leistungen bei Privatpatienten nach BEB oder BEL abzurechnen sind, beschäftigt seit langem die Gerichte. Die Problematik hängt mit dem in § 9 GOZ verwendeten Begriff der *„angemessenen"* Kosten für zahntechnische Leistungen zusammen. Jahrelang stand die Rechtsprechung auf dem Standpunkt, dass angemessen diejenigen zahntechnischen Kosten sind, die für die Mehrzahl der Bevölkerung verlangt werden, und kam damit zur Anwendung der BEL.

2.4.2 In den Urteilen wurde zunächst in der Regel nicht zur Kenntnis genommen, welchem

Zweck der BEL dient und welche gesetzlichen Vorgaben bis 31.12.1998 noch die Reichsversicherungsordnung (s. § 182 Abs. 2 RVO) und ab 1.1.1989 § 12 Abs. 1 SGB V für die Honorierung von Leistungen in der gesetzlichen Krankenversicherung enthält. Die Kriterien für die Qualität und demzufolge für die Bewertung von Zahnersatz sind im Bereich der gesetzlichen Krankenversicherung de lege lata andere als im Bereich der privaten Krankenversicherung. Schon aus diesem Grund können aus der BEL für die Abrechnung zahntechnischer Leistungen bei Privatpatienten nur bedingt Anhaltspunkte gewonnen werden. Zweifellos ist es für den Zahntechniker kaum zu rechtfertigen, für eine ausführungsidentische Krone beim Privatpatienten wesentlich mehr als beim Kassenpatienten zu fordern. Die Betonung liegt aber auf wesentlich. Nach der Struktur der Gebührenordnungen entfällt die Komponente der Systemfinanzierung, die in der GKV immer wieder zur Begründung für nicht leistungsgerechte Honorierung herhalten muss.

2.4.3 In vielen Verfahren wurde lange nicht zur Kenntnis genommen, dass die BEL eine Vielzahl von zahntechnischen Leistungen gar nicht enthält, weil die dazu gehörenden zahnärztlichen Leistungen im Leistungskatalog der gesetzlichen Krankenversicherung nicht enthalten sind. Dass in diesem Fall die BEL keine Anwendung finden kann, müsste sich eigentlich von selbst verstehen. In der Zwischenzeit kommt die Mehrzahl der neueren Entscheidungen zu dem Ergebnis, dass die Abrechnung zahntechnischer Leistungen bei Privatpatienten nach BEB die Abrechnung angemessener Kosten i.S. des § 9 GOZ darstellt, sofern nicht gerade die zahntechnische Leistung nur GKV-Durchschnitt darstellt.

2.4.4 Die Suprakonstruktion auf Implantate ist derzeit eine rein privatzahnärztliche und damit zahntechnisch nach BEB abzurechnende Leistung. Sollte es demnächst also Folge der anstehenden Entscheidung des Bundesausschusses zu den Ausnahmefällen für die Bezuschussung von Suprakonstruktionen auf Implantate und der danach folgenden Entscheidung des Bewertungsausschusses BEL-Positionen für Suprakonstruktionen auf Implantate, wird die Diskussion um die Abrechnung nach BEB oder BEL auch bei der Prothetik auf Implantaten erneut losbrechen. Deshalb wird im Rahmen dieses Beitrags der neuere Meinungsstand in der Rechtsprechung wiedergegeben.

2.4.5 Aus der Rechtsprechung sei in chronologischer Reihenfolge auf folgende neueren Urteile hingewiesen. Die Mehrzahl spricht sich für die Abrechenbarkeit nach BEB aus:

**AG Köln, Urteil vom 14.7.1992 - 115 C 32/9 -, r+s 1993, 153:**
Als objektivierbarer Maßstab für die Abrech-

nung zahntechnischer Leistungen lassen sich auch gegenüber Privatpatienten die im bundeseinheitlichen Leistungsverzeichnis (BEL) aufgeführten Preise zur Orientierung heranziehen.

**AG Hanau, Urteil vom 12.11.1993 - 33 C 546/93 -, ZfS 1994, 221:**
Eine Krankenversicherung ist nicht befugt, die für zahntechnische Leistungen in Rechnung gestellten Material- und Laborkosten auf ihre Angemessenheit hin zu überprüfen, wenn dies nicht im Versicherungsvertrag ausdrücklich vereinbart ist.

**AG Frankfurt/M., Urteil vom 27.10.1995 - 31 C 1221/93-10, ZBW 1996, 327:**
Bei Privatpatienten ergibt sich die Leistungsbeschreibung aus der BEB und nicht aus der allein für die gesetzlichen Krankenkasse geltende BEL. Dabei sieht die BEB gegenüber der BEL höherwertige Leistungen vor. Der Privatpatient erwartet eine qualitativ wertvollere Arbeit, die naturgemäß mit höheren Kosten verbunden ist. Selbst wenn 90% der Patienten nach BEL abgerechnet werden, weil dieser Anteil gesetzlich versichert ist oder der Patient ausdrücklich Abrechnung nach BEL wünscht, besteht keine rechtliche Verpflichtung, die BEL als Maßstab für die Berechnung bei Privatpatienten zu nehmen.

**AG Hamburg-Altona, Urteil vom 15.11.1995 - 319b C 422/95 -, r+s 1996, 35:**
Sieht der mit der privaten Krankenversicherung vereinbarte Tarif vor, dass die Aufwendungen für zahntechnische Laborarbeiten und Materialien erstattet werden, soweit sie nach den üblichen Preisen berechnet werden, so sind die Vergütungssätze für gesetzlich Krankenversicherte wegen ihrer weit überwiegenden Anwendung und Verbreitung als übliche Sätze anzusehen und hat die Abrechnung mit dem Privatversicherten nach dem bundeseinheitlichen Leistungsverzeichnis (BEL) zu erfolgen.

**AG Gladbeck, Urteil vom 6.2.1996 - 11 C 298/95 -, n.v.:**
Wünscht ein Patient als Privatpatient (oder Selbstzahler) behandelt zu werden und wünscht er zahntechnische Leistungen, die über das normale Maß hinausgehen, so besteht für den Zahnarzt Berechtigung, die zahntechnischen Leistungen nach der bundeseinheitlichen Benennungsliste (BEB) zu berechnen.

**OLG Düsseldorf, Urteil vom 7.5.1996 - 4 U 43/95 -, VersR 1997, 217:**
Bei der Beurteilung der dem Zahnarzt vom Patienten gem. § 9 GOZ zu erstattenden angemessenen Kosten zahntechnischer Leistungen kommt es auf die konkrete Arbeit an. Der Auffassung, dass auch im Rahmen einer privatärztlichen Behandlung ausschließlich die BEL-Liste maßgeblich sei, kann nicht gefolgt werden.

**AG Dortmund, Urteil vom 30.7.1996 - 112 C 11139/96 -, DFZ 1997, Heft 5, S. 38:**
Zahntechnische Leistungen sind bei Privatpatienten nach BEB abrechenbar.

**LG München I, Urteil vom 27.8.1996 - 20 S 15617/94 -, BDIZ-konkret 2000, Heft 1, S. 40:**
1. Die Erstattungsverpflichtung eines privaten Krankenversicherers für zahn-technische Leistungen ist nicht auf die im BEL vorgesehenen Vergütungen beschränkt.
2. Die ausschließlich für den Bereich der gesetzlichen Krankenversicherung erstellte und für die Mitglieder der gesetzlichen Krankenversicherungen geltende BEL beschränkt nicht die im Bereich der Leistungen für Mitglieder einer privaten Krankenversicherung als angemessen anzusehende Vergütung.
**LG Köln, Urteil vom 9.10.1996 - 25 S 14/96 -, DFZ 1997, Heft 5, S. 38**
Zahntechnische Leistungen sind bei Privatpatienten nach BEB abrechenbar.

**AG Pforzheim, Urteil vom 16.5.1997 - 8 C 6/97 -, n.v.:**
Zahntechnische Leistungen bei Privatpatienten sind nicht nach BEB abrechenbar.

**AG Kiel, Urteil vom 5.6.1997 - 118 C 197/95 -:**[22]
Die zahntechnischen Leistungen sind bei Privatpatienten grundsätzlich nach BEB abzurechnen.

**LG Frankfurt/M., Urteil vom 16.7.1998 - 2/24 S 394/97 -, Privatliquidation aktuell 11/98:**
Ein Privatpatient hat Anspruch auf eine optimale Versorgung und kann sich daher für anspruchsvollere und aufwendigere Maßnahme entscheiden. Die Versicherung darf die Laborkosten nicht auf die BEL-Preise beschränken.

**OLG Stuttgart, Urteil vom 19.10.1998 - 7 U 33/98 -, VersR 1999, 1268:**
Ergibt sich aus dem vom Versicherungsnehmer mit der Bitte um Mitteilung seiner Selbst-

beteiligung vorgelegten Kostenvoranschlag, dass die Laborarbeiten nach der BEB-Liste abgerechnet werden sollen, und erhebt der Versicherer in seiner Antwort dagegen keine Bedenken, so kann er eine Leistungskürzung grundsätzlich nicht mehr damit begründen, dass eine derartige Abrechnung zu einer unangemessenen Vergütung führe, wenn der VN im Vertrauen auf die Richtigkeit der Rechnung gezahlt hat.

**LG Stuttgart, Urteil vom 19.11.1998 - 6 S 48/98 -, n.v.:**
Bei Privatpatienten ist die Abrechnung der Laborkosten nach BEB im Sinne von § 9 GOZ als angemessen anzusehen. Der Umstand, dass 90% aller Leistungen kassenzahnärztliche Leistungen sind, kann nicht grundsätzlich dazu führen, dass nur die nach BEL entstehenden Kosten als angemessen im Sinne nach § 9 GOZ anzusehen sind. So sind schon die Honoraransprüche des Zahnarztes bei Kassen- und Privatpatienten unterschiedlich. Auch kann eine vertragliche Vereinbarung zwischen den Bundesverbänden der Krankenkassen etc. und dem Bundesinnungsverband der Zahntechniker, welche die kassenzahnärztliche Versorgung zum Gegenstand hat, die dem Wirtschaftlichkeitsgebot unter Berücksichtigung der angestrebten Kostendämpfung im Gesundheitswesen folgt, nicht zum Maßstab der Kostenberechnung bei der zahnärztlichen Versorgung von Privatpatienten gemacht werden. Bei der Frage der Angemessenheit der Kosten im Sinne des § 9 GOZ hat auch außer Betracht zu bleiben, inwieweit der privatversicherte Patient diese Kosten von seiner Krankenversicherung nach dem zwischen ihnen bestehenden Versicherungsvertrag erstattet erhält. Die Kammer erhält die abgerechneten Labor- und Materialkosten auch deshalb für angemessen, weil der Beklagte unstreitig eine optimale prothetische Versorgung wünschte. Bei dieser Sachlage begegnet daher die Abrechnung der Technikerleistung nach BEB keinen Bedenken.

**OLG Celle, Urteil vom 10.01.2000 - 1 U 100/98 -, BDIZ-konkret 2000, Heft 1, S. 38:**
Die BEL-Liste, die als Höchstpreisliste im Rahmen der gesetzlichen Krankenversicherung entwickelt worden ist, kann für eine privatärztliche Versorgung nicht herangezogen

---

22 Zur Veröffentlichung in BDIZ-konkret vorgesehen.

werden. Sie ist unter sozialversicherungsrechtlichen und politischen Gesichtspunkten entwickelt worden und soll lediglich eine nach wissenschaftlichem Stand ausreichende und zweckmäßige Versorgung unter Berücksichtigung der notwendigen Wirtschaftlichkeit sicherstellen. Eine darüber hinausgehende weit überdurchschnittliche zahntechnische Leistung kann durch die in der BEL genannten Höchstpreise abrechnungsmäßig nicht begrenzt sein.

### VII.II.2.2.3 Abrechnung von Regie- bzw. Lagerhaltungskostenaufschlägen

2.5.1 Noch umstrittener ist die Abrechenbarkeit von Regie- bzw. Lagerhaltungskostenaufschlägen auf die Materialkosten bei Implantatbehandlungen.

Am erfreulichsten ist insoweit das unten wiedergegebene Urteil des OLG Celle vom 10.1.2000.[23] Das OLG Celle führt damit die unten ebenfalls wiedergegebene Rechtsprechung des OLG Köln in für die Praxis praktikabler und handhabbarer Weise fort.

2.5.2 Das OLG Celle lässt allerdings auch die Abrechnung eines nicht kenntlich gemachten Lagerhaltungskostenaufschlags zu. Davor ist zu warnen! Ersichtlich war dem Gericht nicht bekannt, dass der Bundesgerichtshof dies in einer Revisionsentscheidung in Strafsachen vom 15.10.1992[24] ausdrücklich missbilligt hat. Dort heißt es:

Wer tatsächliche Kosten abzurechnen hat, statt dessen aber pauschalierte Beträge abrechnet, ohne diese ausdrücklich kenntlich zu machen, täuscht.

In derselben Entscheidung hat der Bundesgerichtshof aber auch bestätigt, dass neben den reinen Materialkosten weitere Kosten erstattungsfähig sein können.[25] Das muss aber auf der Rechnung ausgewiesen werden.[26]

### 2.5.3 Aus der Rechtsprechung sei auf folgende Urteile hingewiesen:

**Landgericht Köln vom 19.1.1994 - 25 O 146/92 -, n.v.:**
Von der Klageforderung abzuziehen ist ein Betrag von 3 x 66,46 DM bei dem Ansatz für demineralisierten Knochen, weil die Entstehung von Lagerhaltungskosten in dieser Höhe vom Kläger auch nicht im Ansatz substantiiert dargelegt ist. Schon deshalb besteht auch keine Grundlage für die Einholung eines Sachverständigengutachtens. Im übrigen bestehen erhebliche Zweifel, ob derartige Kosten überhaupt an die Patienten weitergegeben werden könnten.

**OLG Köln, Urteil vom 1.12.1994 - 5 U 131/9 -, n.v.:**[27]
Mit Recht hat das LG auch die Lagerhaltungskosten für Lyodura und demineralisierten Knochen, die mit 41% und 46% der Beschaffungspreise eingesetzt sind, abgelehnt. Bei Quadratzentimeter- und Grammpreisen von 215,95 DM und 161,00 DM sind so hohe Aufschläge auch nicht ansatzweise nachvollziehbar dargetan. Auch ist nicht ersichtlich, daß die Zahnarzthelferin mit messbaren Anteilen ihrer Arbeitskraft die Beschaffung und die Materialverwaltung dieser Materialien erst ermöglicht. **Grundlagen für die Schätzung eines angemessenen Lagerkostenaufschlags fehlen deshalb nach wie vor,** obwohl dies in dem angefochtenen Urteil bereits deutlich herausgestellt worden war.

---

23  OLG Celle, Urteil vom 10.1.2000 - 1 U 100/98 -, BDIZ-konkret 2000, Heft 1, S. 38.
24  BGH, Urteil vom 15.10.1992 - 4 StR 420/91 - MedR 1992, 36.
25  Ebenso auch BGH, Urteil vom 1.9.1993 - 2 StR 258/93 -, NStZ 1994, 188.
26  Ebenso LG Nürnberg-Fürth, Urteil vom 31.03.1998 - 13 S 8012/97 -, n.v.
27  Berufungsurteil zu dem vorstehenden Urteil des LG Köln vom 19.1.1994.

**AG Phillipsburg, Urteil vom 19.1.1996 - C 480/94 -:**[28]
Ein Aufschlag von 25% auf die Lagerhaltungskosten ist angemessen.

**AG Brilon, Urteil vom 31.1.1996 - 2 C 463/9 -, n.v.:**
Aufschläge für Implantate, Berechnung von Implantatbohrern, Abdeck-Set und Neurolysen sind nicht abrechenbar. Die Kosten sind mit § 4 Abs. 3 GOZ abgegolten.[29]

**AG Überlingen, Urteil vom 4.7.1997 - 1 C 623/96 - BDIZ-konkret 1997, Heft 3, S. 38:**
Ein pauschaler, nicht auf den Einzelfall eingehender Regiekostenaufschlag ist nicht abrechnungsfähig. Die generelle Abrechnungsfähigkeit von Regiekostenaufschlägen bleibt unentschieden.

**LG Nürnberg-Fürth, Urteil vom 31.3.1998 - 13 S 8012/97 -:**[30]
1. In der Gebührenrechnung müssen nach § 10 Abs. 2 Nr. 6 GOZ Art, Menge und Preis der verwendeten Materialien angegeben werden, soweit nach dem Gebührenverzeichnis die Kosten besonders berechnungsfähig sind. Werden auf den Preis Zuschläge erhoben, sind diese gesondert auszuweisen.
2. Es bleibt unentschieden, ob der Zahnarzt zusätzlich zum Preis die durch die Verwendung der Implantate entstehenden Kosten, insbesondere auch die Kosten der Fräse Ersatz verlangen kann.

**AG Ravensburg, Urteil vom 14.7.1998 - 5 C 434/97 -, n.v.:**
Ein Zahnarzt darf keine pauschalen prozentualen Aufschläge von 30% und weit mehr für Beschaffungs- oder Lagerkosten fordern.

**OLG Karlsruhe, Urteil vom 15.10.1998 - 12 U 36/98 -, BDIZ-konkret 1999, Heft 1, S. 34:**
Ein pauschaler Aufschlag von 35% für „Lagerhaltung, Sterilisation, ständige Bereitstellung, Regie u.a.m." kann nicht erhoben werden. Diese Kosten gehören zu den allgemeinen Praxiskosten, die nach § 4 Abs. 3 GOZ mit den Zahnarztgebühren abgegolten sind.

**OLG Celle, Urteil vom 10.1.2000 - 1 U 100/98 -, BDIZ-konkret 2000, Heft 1, S. 38:**
Mehrkosten für Lagerhaltung zwischen 17% und 20% gegenüber dem Einkaufspreis entsprechen der gängigen Praxis und sind auch aus betriebswirtschaftlicher Sicht durchaus nachvollziehbar.

### VII.II.2.2.4 Abrechnung von Ein-Patienten-Artikeln

2.6.1 Ein weiterer ständiger Streitpunkt ist die Abrechenbarkeit von Implantatbohrern, -fräsen und dgl. Es geht dabei um die Frage nach der analogen Anwendbarkeit von § 10 GOÄ. Mit diesem Problem haben Anwälte meiner Kanzlei wie auch ich mich mehrfach befasst.[31]

In der Regierungsbegründung zur GOZ findet sich folgender bemerkenswerte Satz:[32]

In den Gebühren des Leistungsverzeichnisses der GOZ sind hohe Sachkostenanteile in der Art der ärztlichen Labor- oder Röntgenuntersuchungen nicht enthalten, da zahntechnische Material- und Laborkosten grundsätzlich als Auslagen neben den Gebühren abgerechnet werden.

Der Satz trifft aber nur bedingt zu. Die hohen Begleitkosten der implantologischen Behandlung waren 1986 nicht erkannt worden. In die Gebührenpositionen sind sie nicht einkalkuliert worden. Ein rechtfertigender Grund für ihren Ausschluss beim Zahnarzt besteht daher schon vom Ansatz her

---

28 Das Urteil wurde nicht rechtskräftig, weil die betroffene Krankenversicherung zur Vermeidung einer rechtskräftigen Entscheidung sich mit dem Zahnarzt vor Durchführung des Berufungsverfahrens dahingehend verglichen hat, daß sie 80% der geltend gemachten Lagerhaltungskosten bezahlte.

29 Im Fall wurden 1/5 der Kosten für Implantatbohrsätze zusätzlich abgerechnet.30 Zur Veröffentlichung in BDIZ-konkret vorgesehen.

31 S. z.B. Ratajczak, Ersatz von Auslagen - Zur (analogen) Anwendung von Einmalfräsen in der zahnärztlichen Implantologie, BDIZ-konkret 1999, Heft 3, S. 34.

32 Verordnungsentwurf GOZ, BR-Drs. 276/87, S. 56

nicht. Es läge auch eine nicht gerechtfertigte Ungleichbehandlung vor, da der Mund-, Kiefer-Gesichtschirurgs diese Materialkosten nach § 10 GOÄ abrechnen darf. Für ihn gilt die GOÄ ja unmittelbar.

2.6.2 Die Analogie zu § 10 GOÄ setzt allerdings voraus, dass Einmalfräsen etc. verwendet werden. Die Aufspaltung des Kaufpreises für mehrfach verwendbare Fräsen auf mehrere Patienten ist nicht möglich. Einmalartikel in der Implantologie sollte man wegen der fachspezifischen Besonderheiten zutreffender als „Einpatientenartikel" definieren.

2.6.3 Aus der Rechtsprechung sei auf folgende Urteile hingewiesen:
**VG Schleswig, Urteil vom 21.4.1995 - 11 A 251/94 -, n.v.:**

Kosten eines Zahnarztes für solche Werkzeuge, die dem einmaligen Gebrauch dienen (hier: Implantatwerkzeuge) bzw. die beim Patienten verbleiben oder nach der Behandlung vernichtet werden, können gesondert berechnet werden.

**LG Hamburg, Urteil vom 18.8.1995 - 302 S 47/95 -, n.v.:**
Die Kosten für den Implantatbohrersatz sind erstattungsfähig. § 10 GOÄ ist analog anwendbar.

**LG Augsburg, Urteil vom 27.3.1996 - 6 O 3174/92 -, VersR 1997, 1130:**
Die Kosten für einen Implantatbohrersatz, der nach einmaliger Anwendung verbraucht ist, sind nach § 4 Abs. 3 S. 1 GOZ nicht gesondert berechnungsfähig. § 10 GOÄ ist nicht entsprechend anwendbar.

**OLG Karlsruhe, Urteil vom 15.10.1998 - 12 U 36/98 -, BDIZ-konkret 1988, Heft 1, S. 34:**
Materialkosten können für die tatsächlich verbrauchten Materialien abgerechnet werden. Mehrfach verwendbare Implantatbohrersätze sind nicht gesondert abrechenbar.

**LG Dresden, Urteil vom 6.5.1999 - 11 O 7277/97 -:**[33]
Der Zahnarzt kann die Kosten für Implantatbohrersatz, Spiralbohrer, Versenker und Abdeckset gesondert in Rechnung stellen. § 4 Abs. 3 GOZ als Spezialnorm zu § 3 GOZ steht dem nicht entgegen.
Die Kosten für sterile OP-Handschuhe sind nicht gesondert nach § 4 Abs. 3 GOZ erstattungsfähig. § 4 Abs. 3 GOZ erfasst lediglich Kleinmaterial und die Anwendungskosten für Instrumente und Apparate, nicht die Kosten für Einmalinstrumente.

## VII.II.3 Rechtsnatur des Zahnarztvertrages

3.1 Der Zahnarztvertrag ist **Dienstvertrag.**[34] Die Rechtsprechung begründet dies damit, dass auch der Zahnarzt nicht auf einen Behandlungserfolg haftet, sondern nur darauf, dass er seine Leistung lege artis erbringt.

3.2 Von der rechtlichen Einordnung als Dienstvertrag werden Ausnahmen nur hinsichtlich der **technischen** Anfertigung von Zahnersatz gemacht. Diese Einschränkung muss wörtlich verstanden werden. Die bloße Anfertigung unterfällt Werkvertragsrecht. Alle Arbeiten, die mit Anpassen und Einpassen von Prothesen verbunden sind, unterfallen Dienstvertragsrecht.[35]

---

33 Zur Veröffentlichung in BDIZ-konkret vorgesehen.

34 Heute im Grundsatz unbestritten, vgl. z.B. BGH, Urteil vom 9.12.1974 - VI ZR 182/73 -, NJW 1975, 305 = Ratajczak/Stegers, Rz. 848; OLG Düsseldorf, Urteil vom 1.10.1987 - 8 U 183/86 -, AHRS 2695/7; OLG Düsseldorf, Urteil vom 27.10.1994 - 8 U 25/93 -, AHRS 0160/108, 2695/118; OLG Köln, Urteil vom 12.1.1977 - 2 U 100/76 -, AHRS 2695/2; OLG Zweibrücken, Urteil vom 10.3.1983 - 4 U 76/82 -, VersR 1983, 1064 = Ratajczak/Stegers, Rz 849

## VII.II.4 Gewährleistung

## VII.II.4.1 Nachbesserung

4.1.1 Aus der rechtlichen Einordnung des Zahnarztvertrages als Dienstvertrag ergeben sich für die Praxis Konsequenzen. Das Dienstvertragsrecht kennt kein Recht des Zahnarztes, nachzubessern. Der Zahnarzt kann also der Rüge des Patienten, etwas sei falsch gemacht worden, eigentlich nicht entgegensetzen, er habe das Recht zur Nachbesserung.

4.1.2 Die zivilrechtliche Rechtsprechung ist in diesem Punkt uneinheitlich, was die nachstehenden zwei Urteile belegen. Im Normalfall lässt die Rechtsprechung mehrere Nachbesserungsversuche zu. Das gilt nach ständiger Rechtsprechung grundsätzlich auch für den Bereich der Anfertigung von Zahnersatz.

**OLG Frankfurt/M., Urteil vom 10.6.1980 - 11 U 50/77 -, VersR 1982, 502 = Ratajczak/Stegers, Rz. 843:**
Dem Zahnarzt, der einem Patienten eine neue Brücke einsetzt, muss ein Nachbesserungsrecht eingeräumt werden. Stehen nach dem Einsetzen von Brücken und Kronen die Kronenränder ab, so ist dieser Mangel, wenn das Abstehen geringfügig ist, durch Anklopfen zu beheben, anderenfalls durch Neuanfertigung der Kronen. Schmerzensgeld: 2.000 DM wegen abstehender Kronenränder.

**OLG Stuttgart, Urteil vom 28.2.1991 - 14 U 52/90 -, nicht veröffentlicht:**
Es entspricht obergerichtlicher Rechtsprechung, dass bei einer missglückten Zahnbehandlung ein Nachbesserungsrecht des Zahnarztes nach § 633 BGB nicht gegeben ist, da der Zahnarzt allein nach dienstvertraglichen Grundsätzen haftet. Auch unter dem Ge-

sichtspunkt allgemeiner Schadensminderungspflicht brauchte sich die Kl nach ihrem Vortrag einer Nachbehandlung nicht zu stellen. Im Falle der Erweislichkeit ihres Vortrages wäre ihr nicht zuzumuten gewesen, die Folgen des behaupteten Behandlungsfehlers vom Beklagten selbst beseitigen zu lassen. Das gilt vor allem auch in Ansehung des Umstandes, dass der Beklagten sämtliche behaupteten Mängel bestritten hat bzw. noch bestreitet und deshalb von ihm aus Sicht der Kl nicht zu erwarten ist, er werde sie einer sachgerechten Behandlung unterziehen.

4.1.3 Im Ergebnis kann man heute von einem dogmatisch zwar nur schwer begründbaren, aber akzeptierten Nachbesserungsrecht ausgehen, es sei denn, dass der Patient aus dem Zahnarzt zuzurechnenden Gründen das Vertrauen in dessen Leistung verloren hat (verlieren durfte).

4.1.4 Damit gibt es keine rechtlich erheblichen Unterschiede mehr zum Recht des Kassenpatienten, bei dem als Folge der Regelungen in den Bundesmantelverträgen[36] und in § 135 Abs. 4 SGB V ein Nachbesserungsrecht anerkannt ist.[37]

Aus der Rechtsprechung:

**LSG München, Urteil vom 29.11.1995 - L 12 Ka 504/92 -, n.v.:**
Wird einem Vertragszahnarzt vor Geltendmachung eines Schadensersatzanspruchs keine Gelegenheit gegeben, die vom Gutachter festgestellten Mängel selbst durch eine endodon-

---

35 Vgl. z.B. BGH, Urteil vom 9.12.1974 - VI ZR 182/73 -, NJW 1975, 305 = Ratajczak/Stegers, Rz. 848 weitere Nachweise bei Ratajczak/Stegers, Rz. 849, 850

36 S. Anlage 12 zum BMV-Z; §§ 9, 20 EKV-Z.

37 Vgl. z.B. LSG Saarland, Urteil vom 12.6.1990 - L 2/1 K 8/86 -, nicht veröffentlicht.

tische Revision mit anschließender prothetischer Neuanfertigung unentgeltlich zu beseitigen, steht der Krankenkasse kein Schadensersatzanspruch zu.

4.1.5 Das Nachbesserungsrecht bei Kassenpatienten ist, wie die vorstehende Entscheidung belegt, weitergehender als in der Praxis von den Prothetik-Einigungsausschüssen oft zugestanden. Nachbesserung kann auch Neuanfertigung bedeuten, etwa wegen abstehender Kronenränder oder - wie im vorstehenden Fall - wegen einer erforderlich gewordenen Wurzelbehandlung mit erneuerter Überkronung.

## VII.II.4.2 Verjährung von Gewährleistungsansprüchen

4.2.1 Schadensersatzansprüche, die auf fehlerhafte Behandlung gestützt sind, verjähren nach Dienstvertragsrecht in 30 Jahren (§ 195 BGB).

4.2.2 Das Werkvertragsrecht kennt das Recht zur Nachbesserung und zur Mängelgewährleistung. Das Werkvertragsrecht verpflichtet, solange ein Werk (z.B. also eine Krone) herzustellen, bis diese ihren Zweck erfüllt = gelungen ist. Das Honorar würde nach Werkvertragsrecht nur fällig, wenn der Patient die Leistung abnimmt, die Krone also z.B. definitiv einzementiert wird.

4.2.3 Die Mängelgewährleistungsansprüche nach Werkvertragsrecht verjähren in einer Frist von 6

Monaten nach Abnahme des Werkes (§ 638 Abs. 1 BGB). Praktisch wird dies für den Zahnarzt beim Zahnersatz. Zahnarzthaftungsfälle bei prothetischer Versorgung betreffen in aller Regel die Abgrenzung zwischen dem Verantwortungsbereich des Zahnarztes und dem Verantwortungsbereich des Zahntechnikers.

4.2.4 Der Zahnarzt haftet für die Mängel seiner eigenen Arbeit, also vor allem

- ungenügende Planung der Prothetik (Planungsmängel),

- unzureichende oder unsaubere Präparation (z.B. Karies nicht oder unzureichend beseitigt, erforderliche Parodontaltherapie nicht durchgeführt),

- ungenaue Vorbereitung der Abdrücke und Modelle für das zahntechnische Labor,

- Fehler bei der Eingliederung (z.B. Nichterkennen von Randspalten oder nicht erreichten Präparationsgrenzen)

selbst und grundsätzlich mit der langen 30-jährigen Gewährleistungsfrist.[38]

4.2.5 Der Zahnarzt haftet für alle Fehler des zahntechnischen Labor im Rahmen der werkvertraglichen Gewährleistungsfrist von 6 Mona-

---

38 Wenn letztere auch wohl noch nie in einem Zahnarzthaftungsfall praktisch geworden sein dürfte.

ten ab Annahme auch selbst. Abnahme ist grundsätzlich die definitive Eingliederung von Zahnersatz. Bei provisorisch eingegliedertem Zahnersatz erfolgt noch keine Abnahme, es sei denn, der Zahnersatz dient entweder nur als Provisorium (Interimszahnersatz) oder zumindest auch als Langzeitprovisorium. Dann erfolgt die Abnahme mit der Eingliederung und der ersten Mitteilung des Patienten, er sei zufrieden.

4.2.6 Macht der Patient innerhalb dieser sechsmonatigen Frist Mängel gerichtlich erfolgreich geltend, wofür ihm zwei Möglichkeiten zur Verfügungen stehen:

• die Erhebung der Klage
• die Einleitung eines selbständigen Beweisverfahrens

dann haftet der Zahnarzt innerhalb dieser Frist für die Fehler des zahntechnischen Labors mit.

4.2.7 Wichtig ist, dass eine solche Gewährleistungshaftung nicht automatisch bedeutet, dass gegen den Zahnarzt Behandlungsfehlervorwürfe erhoben werden können. Wenn der Zahnarzt den Fehler des Technikers nicht erkennen musste, ihm also nicht der Vorwurf der Fahrlässigkeit gemacht werden kann, dann hat der Patient keinen Anspruch auf Schmerzensgeld und Schadensersatz. Vielmehr kann er insofern allenfalls von seiner Honorarforderung freikommen bzw. die Honorarklage des Zahnarztes abwehren.

### VII.II.4.3 Regress beim zahntechnischen Labor

4.3.1 Haftet der Zahnarzt für Fehler des Zahntechnikers gegenüber Patienten, hat er nicht automatisch einen Regressanspruch gegen den Zahntechniker. Um die Haftung in solchen Fällen auf den Zahntechniker als Verursacher abzuwälzen, gibt es einen einfachen und einen schwierigen Weg.

4.3.2 Der einfache Weg besteht in einer vertraglichen Absprache mit dem zahntechnischen Labor. Dieses verpflichtet sich gegenüber dem Zahnarzt, ihn in solchen Fällen von der Haftung gegenüber dem Patienten freizustellen.

Der Vertrag könnte z.B. den folgenden Wortlaut haben:

1. Gewährleistung für Mängel

Das Dentallabor leistet dem Zahnarzt Gewähr für die Mängelfreiheit der von ihm erbrachten prothetischen Leistungen nach Maßgabe der gesetzlichen Bestimmungen des Werkvertragsrechts, soweit nachstehend nichts anderes vereinbart ist.

2. Gewährleistungsfrist

2.1 Die gesetzliche Gewährleistungsfrist des § 638 Abs. 1 Satz 1 BGB (6 Monate nach Abnahme) wird abbedungen.

2.2 Das Dentallabor leistet dem Zahnarzt Gewähr für Mängel seiner Arbeit in demselben zeitlichen Umfang, in dem der Zahnarzt gegenüber dem jeweiligen Leistungsbezieher (Patienten) wie dessen Krankenkasse bzw. privater Krankenversicherung, der Kassenzahnärztlichen Vereinigung, anderen Organen der vertragszahnärztlichen Versorgung oder sonstigen Kostenträgern für Mängel der prothetischen Versorgung einstehen muss.

2.3 Der Zahnarzt hat das Dentallabor von erhobenen, dessen Arbeit betreffenden Mängelansprüchen innerhalb von 14 Tagen nach Zugang der Mängelrüge zu benachrichtigen.

3. Beschränkung der Nachbesserung

3.1 Das Dentallabor kann sich gegenüber dem Zahnarzt auf eventuelle gesetzliche Nachbesserungsansprüche nur in dem Umfang berufen, indem dem Zahnarzt gegenüber den in Ziffer 2.2 genannten Personen und Körperschaften ein durchsetzbarer Nachbesserungsanspruch zusteht, und nur in dem Umfang, in dem der Zahnarzt einen Anspruch auf Nachbesserung durchsetzen kann.

3.2 Wird die Nachbesserung von in Ziffer 2.2 Genannten berechtigterweise aus Gründen abgelehnt, die nicht in einer Mangelhaftigkeit der Leistung des Dentallabors gründen oder durch diese bedingt sind, entfällt die Gewährleistungspflicht des Dentallabors.

4. Abschließende Bestimmungen

4.1 Diese Vereinbarung gilt mit Wirkung ab _____. Sie gilt für alle zukünftigen und alle laufenden Prothetikleistungen, soweit diese noch nicht vollständig im Dentallabor erbracht oder noch nicht abgenommen sind. Sie gilt auch für alle Fälle, deren Eingliederung noch nicht länger als 6 Monate vom Zeitpunkt des Inkrafttretens dieser Vereinbarung zurückliegt.

4.2 Sollten einzelne Bestimmungen dieses Vertrages oder Teile derselben rechtsunwirksam sein, so wird hierdurch die Wirksamkeit der übrigen Vertragsbestimmungen nicht berührt. Die Vertragspartner verpflichten sich für diesen Fall, anstelle der nichtigen Vertragsbestimmungen mit Rückwirkung andere Vertragsbestimmungen zu vereinbaren, die dem mit der nichtigen Vertragsbestimmung gewollten möglichst nahekommen.

Dass es sinnvoll ist, einen solchen Vertrag abzuschließen und sich nicht auf das Wohlwollen und die bisherige vertrauensvolle Zusammenarbeit mit dem Zahntechniker zu verlassen, ergibt sich daraus, dass der Zahntechniker gegenüber dem Zahnarzt für seine Fehler auch nur 6 Monate ab Annahme haftet.

4.3.3 Wenn der Patient kurz vor Ablauf dieser kurzen Frist die Gewährleistungshaftung des Zahnarztes unterbrechende Maßnahmen einleitet, dann ist es in der Regel für entsprechende Maßnahmen des Zahnarztes gegenüber dem Zahntechniker zu spät.

Der Zahnarzt müsste dem Zahntechniker innerhalb derselben kurzen Frist den **Streit verkünden.** Dann kann der Zahntechniker sich an dem Prozess beteiligen und die Güte seiner Arbeit gegenüber den Vorwürfen des Patienten verteidigen.

Tritt der Zahntechniker dem Rechtsstreit auf der Seite des Zahnarztes bei, dann darf er nicht behaupten, der Zahnarzt habe Fehler gemacht, die den Schaden des Patienten verursacht haben (§ 74 Abs. 1 i.V.m. § 67, 2. Hs. ZPO).

Der Zahntechniker kann dem Rechtsstreit auch auf Seiten des Patienten beitreten. Dann kann er behaupten, dass die von ihm eventuell gemachten Fehler alle vom Zahnarzt verursacht worden sind, z.B. durch für den Zahntechniker nicht erkennbar fehlerhafte Abdrücke.

Das ergibt in jedem Falle unerfreuliche Auseinandersetzungen, so dass sich die vertragliche Lösung dringend empfiehlt.

4.3.4 In der Praxis geht es in den meisten Fällen um die Haftung des Zahnarztes erst zu einem Zeitpunkt, zu dem die kurze 6-monatige Gewährleistungsfrist des Werkvertragsrechts bereits abgelaufen ist. Hier muss im Prozess mit großer Sorgfalt geprüft werden, ob dem Zahnarzt Fehler anzulasten sind, die das behandelungsfehlerhafte Ergebnis zumindest mitverursacht haben oder ob die Fehler nicht doch nur beim zahntechnischen Labor liegen.

Kann man in einem solchen Fall dem Zahnarzt nicht vorwerfen, er habe den Fehler des Labors schuldhaft nicht erkannt, haftet der Zahnarzt nach Ablauf der sechsmonatigen Gewährleistungsfrist nicht mehr. Die gegen ihn gerichtete Klage ist abzuweisen.

## VII.II.5 Deliktische Haftung

5.1 Die Behandlung des Zahnarztes betrifft notwendigerweise mindestens die Zähne. Bei den Zähnen handelt es sich um Körpersubstanzen. Jeder Eingriff an den Zähnen oder jede Injektion stellt einen Eingriff in die körperliche Unversehrtheit des Menschen und damit eine Verletzung von Körper oder Gesundheit dar. Diese verpflichtet, wenn sie rechtswidrig und schuldhaft geschieht, den Zahnarzt nach den §§ 823, 847, 249 ff. BGB zum Ersatz des daraus entstehenden Schadens. Die §§ 823 ff. BGB regeln das Recht der unerlaubten Handlung (Delikts-

recht). Man spricht deshalb von deliktischer Haftung.

5.2 Es fehlt in der juristischen Literatur nicht an Stimmen, den Heilzwecken dienenden ärztlichen und zahnärztlichen Eingriff von dem Makel der damit fast unvermeidbar verbundenen tatbestandsmäßigen Körperverletzung zu entkleiden.[39] Die Rechtsprechung hat diesen Schritt bisher jedoch abgelehnt und vertritt weiterhin die Auffassung, dass jede Heilzwecken dienende Behandlung rechtlich nur zulässig ist, wenn der Patient vorher in die Behandlung **eingewilligt** hat. Die Einwilligung des Patienten ist nur beachtlich, wenn er vor dem Eingriff in zureichender Weise über die mit dem Eingriff verbundenen Risiken **aufgeklärt** worden ist.

Fehlt es an einem dieser beiden Zusatzkriterien, dann hat der Patient nach neuerer, wenn auch sehr umstrittener Rechtsprechung, auch dann Anspruch auf Schmerzensgeld, wenn der Eingriff selbst indiziert war, lege artis durchgeführt wurde und durch den Eingriff selbst dem Patienten kein Schaden zugefügt wurde:

Die auf einer fehlerhaften ärztlichen Aufklärung beruhende Reduzierung der Entscheidungsgrundlage des Patienten stellt einen Eingriff in seine Persönlichkeit und körperli-

---

39 S. dazu z.B. Ulsenheimer, in Laufs/Uhlenbruck, Handbuch des Arztrechts, 2.A., 1999, § 138 Rz. 1 ff. mwN.; Nemetschek, Soll fahrlässiges Handeln strafbar sein, in Ratajczak/Schwarz-Schilling (Schriftleitung), Medizin und Strafrecht, 2000, S. 155 ff.

che Integrität dar, auch wenn bei einer notwendigen, lebenserhaltenden Operation ohne Entscheidungsalternative die Aufklärungspflichtverletzung für die Einwilligung des Patienten nicht kausal wurde. Der Patient hat wegen dieser Verletzung der Rechte auf Wahrung der körperlichen Integrität und der Persönlichkeit als solche einen Anspruch auf Schmerzensgeld.[40]

5.3 Die **Unterschiede** zwischen deliktischer und vertraglicher Haftung liegen zum einen in den verschiedenen Verjährungsfristen. Die deliktische Haftung verjährt in drei Jahren, die vertragliche in 30 Jahren. Der nächste Unterschied besteht in den verschiedenen Anknüpfungspunkten der Verjährung. Die 30-jährige Verjährungsfrist knüpft an den Fehler des Zahnarztes an, die dreijährige deliktische Verjährungsfrist an die Kenntnis des Patienten vom Fehler. Der dritte Unterschied besteht darin, dass es **Schmerzensgeld** nur bei deliktischer Haftung gibt. Ansonsten sind in der richterlichen Praxis die Anforderungen an die vertragliche und deliktische Haftung im Zahnarzthaftungsrecht identisch.

### VII.II.6 Strafverfahren

6.1 Daneben besteht stets die Möglichkeit der Einleitung eines **Strafverfahrens** wegen Körperverletzung u.a. Strafrechtlich kann der Zahnarzt mit einer Vielzahl von Normen in Konflikt kommen.[41] Sollte je die Staatsanwaltschaft die Praxis aufsuchen, gilt der dringende Rat, nicht in Panik zu geraten. Verhindern lässt sich angesichts der bestehenden Recht-

sprechung eine Praxisdurchsuchung grundsätzlich nicht. Wenn ein Verteidiger eingeschaltet wird, kann auch er in der aktuellen Durchsuchungssituation im wesentlichen nur psychologischen Beistand leisten - was unter Umständen schon ausreichend ist. Die Durchsuchungen verlaufen i.d.R. in einer bemüht sachlichen Atmosphäre. Man versucht, Emotionen, die auf Seiten des Praxisinhabers natürlich nahe liegen, zu vermeiden. Deshalb finden solche Aktionen i.d.R. nicht mitten in der Sprechstunde statt und die Beamten kommen in Zivil.

6.2 Eine nachhaltige Rufschädigung ist mit einer solchen Aktion nach meiner langjährigen Erfahrung auf diesem Gebiet **nicht** verbunden.

6.3 Die Durchsuchung setzt grundsätzlich einen Durchsuchungsbeschluss eines Amtsgerichts voraus. Dieser muss vorgelegt und auch übergeben werden. Aus dem Durchsuchungsbeschluss ergibt sich, wonach gesucht wird. Es kann durchaus vorkommen, dass der Durchsuchungsbeschluss einen Patienten betrifft, der nicht in der Praxis war, weil z.B. eine Namensverwechslung vorliegt. In der Regel kann man darauf aber nicht hof-

---

40 S. OLG Jena, Urteil vom 3.12.1977 - 4 U 687/97 -, VersR 1998, 586; Schmerzensgeld: 15.000 DM.

41 Eine sehr ausführliche Übersicht findet sich bei Ratajczak, Der Arzt im Strafrecht - Die möglichen Straftatbestände, in Ratajczak/Schwarz-Schilling (Schriftleitung), Medizin und Strafrecht, 2000, S. 5 ff.

fen. Dennoch sollte man den Beschluss sorgfältig durchlesen und dann der darin enthaltenen Aufforderung **freiwillig** nachkommen. Bei der Beschlagnahme von Patientenkarteien sollte man darauf bestehen, dass Kopien angefertigt werden, weil sonst die Weiterbehandlung nicht möglich ist. Werden umfangreich Unterlagen beschlagnahmt, weil z.B. der Verdacht des Abrechnungsbetruges besteht, wird dies allerdings aus Zeitgründen meist verwehrt. Es besteht aber der Anspruch, dass die Patientenkarten zumindest in Kopie so schnell wie möglich herausgegeben werden - und meist klappt dies auch ziemlich reibungslos. Dafür braucht der betroffene Zahnarzt dann allerdings spätestens einen erfahrenen Anwalt.

6.4 Die meisten strafrechtlichen Ermittlungsverfahren gegen Ärzte und Zahnärzte werden mangels Tatverdacht nach § 170 Abs. 2 StPO eingestellt. Das liegt an einer Vielzahl von Gründen. Strafanzeigen werden meist von unerfahrenen Anwälten oder gar von den Patienten selbst erstattet. Vor allem Behandlungsfehler betreffende Strafanzeigen sind fast immer kontraproduktiv und daher m.E. Kunstfehler der Anwälte[42]. Die Staatsanwaltschaften selbst beschäftigen keine Experten, wenn auch nicht zu verkennen ist, dass es bundesweit eine beachtliche Anzahl im Medizinstrafrecht guter und erfahrener Staatsanwälte gibt. Die oft fehlende fachliche Kompetenz verhilft zu Einstellungen, über die ich als Verteidiger ab und zu selbst ins Staunen komme.[43]

6.5 Die Einstellung des Verfahrens ist das von der Verteidigung angestrebte Ziel. Das kann allerdings u.U. sehr lange dauern. Gerade in komplexen Zusammenhängen dauern die Ermittlungsverfahren oft mehrere Jahre, bis die Einstellungsverfügung eintrifft. Kommt es nicht zu einer Einstellung nach § 170b StPO, beginnt in der Regel das große Feilschen mit der Staatsanwaltschaft um die Einstellung mit oder ohne Geldbuße (§§ 153, 153a StPO).
6.6 Gelingt auch das nicht, bietet die Staatsanwaltschaft meist die Erledigung des Verfahrens mit einem Strafbefehl an. Ob der Zahnarzt dann als vorbestraft gilt, hängt von der Höhe der Strafe ab. Bei mehr als 90 Tagessätzen ist dies der Fall. In solchen Fällen können auch berufsgerichtliche und approbationsrechtliche Zusatzsanktionen drohen.[44] Dies wird leider immer wieder von Strafverteidigern übersehen.

---

42 S. dazu eingehend Ratajczak, Ein gefährlicher Beruf: Strafverfahren gegen Ärzte, MedR 1988, 80; Stegers, Strafanzeige gegen Ärzte - ein anwaltlicher Kunstfehler?, in Ratajczak/Schwarz-Schilling (Schriftleitung), Medizin und Strafrecht, 2000 S. 57 ff.

43 Auf der Mitgliederversammlung des BDIZ am 15.10.1999 in Köln stellte ich den Fall eines ebenso klaren wie haarsträubenden Abrechnungsbetruges vor. Das Verfahren ist mittlerweile nach § 170b StPO eingestellt worden.

44 S. dazu Halbe, Berufsrechtliche Konsequenzen von Strafverfahren gegen Ärzte, in Ratajczak/Schwarz-Schilling (Schriftleitung), Medizin und Strafrecht, 2000, S. 111 ff.

6.7 Die letzte Möglichkeit besteht in der Erhebung der öffentlichen Anklage zum Amts- bzw. Landgericht. Dazu kommt es glücklicherweise nur sehr selten. Die Öffentlichkeitswirkung von Strafverfahren gegen Ärzte und Zahnärzte darf aber nicht überschätzt werden. Wenn der Arzt seine Unschuld beteuert, glauben ihm dies seine Patienten auch in der Regel.

## VII.III. Haftungsumfang

### VII.III.1 Übersicht

Die Haftung des Zahnarztes gliedert sich in
• die Haftung für Behandlungsfehler und
• die Haftung für Aufklärungsfehler.

Beide spielen in der implantologischen Behandlung eine besondere Rolle.

Im folgenden sollen zunächst die Behandlungsfehler dargestellt werden, die sich wiederum gliedern in Fehler bei der Abklärung des Befundes (Diagnosefehler), Fehler während der eigentlichen Behandlung (Behandlungsfehler i.e.S.) und Fehler im Anschluss an die Behandlung, also Fehler bei der Beratung des Patienten hinsichtlich seines Verhaltens nach Beendigung der Behandlung.
Anschließend werden die Aufklärungsfehler erörtert, und zwar sowohl der Bereich der Risiko- oder Eingriffsaufklärung als auch weitere Aufklärungspflichten.

### VII.III.2 Behandlungsfehler

### VII.III.2.1 Fehler bei der Abklärung des Befundes (Diagnosefehler)

2.1.1 Zur selbstverständlichen Pflicht eines Zahnarztes gehört es, bei seinen Patienten zunächst ordnungsgemäße Befunde vor jeder Behandlung zu erheben. Üblicherweise wird der Zahnstatus festgestellt. Festzustellen ist aber alles, was für die Entscheidung über die weitere Behandlung von Bedeutung ist.
Diese Pflicht ist im Bereich der oralen implantologischen Behandlung von besonderer Relevanz. Die Verletzung der nach den zwischenzeitlich anerkannten Regeln der präimplantologischen Diagnostik einzuhaltenden Standards stellt i.d.R. einen Behandlungsfehler im Bereich der Diagnostik dar, z.B.

• Implantation in Bereichen ungenügenden Knochenangebots, weil dieses nicht abgeklärt wurde
• Nichtabklärung von Kontraindikation

um nur zwei Beispiele zu nennen.

2.1.2 Die Befunde sind nicht nur aufzunehmen, sondern auch zu berücksichtigen. Gefertigte Röntgenbilder sind auszuwerten. Hier passieren in der Praxis häufig Fehler. Röntgenbilder werden in ihrer Aussagekraft nicht richtig oder unvollständig ausgewertet.

2.1.3 Diagnostik ist kein Selbstzweck. Sie soll nur insoweit eingesetzt werden, als die mit ihrer Hilfe zu gewinnenden Ergebnisse für die therapeutischen Entscheidungen von Relevanz sind. Der Einsatz der Computertomographie in der präimplantologischen Diagnostik ist im Regelfall diagnostischer Overkill. Wenn sich das Knochenangebot mit herkömmlichen Methoden nicht mehr bestimmen lässt, ist in der Regel der Bereich erreicht, in dem die implantologische Versorgung nicht mehr ohne zusätzliche Maßnahmen, also vor allem aufbauende Operationen auskommt. Auch dann sollte aber erst dieser Eingriff durchgeführt werden, ehe die Entscheidung für ein CT fällt.

Der gemeinsame Gutachterausschuss des BDIZ, des BDO und des BVMKG hat sich in seiner Sitzung am 29.1.1997 in Frankfurt mit der Frage des Einsatzes der Computertomographie in der präimplantologischen Diagnostik befasst und einstimmig folgenden Beschluss gefasst:

Der Gutachterausschuss stellt fest, dass eine CT-Auswertung weder für den Behandler Voraussetzung der implantologischen Behandlung noch für den Gutachter Voraussetzung einer implantologischen Begutachtung ist. Der Einsatz der Computertomographie ist für die implantologische Planung nicht wissenschaftlich allgemein anerkannte Notwendigkeit und daher weder vom Behandler noch vom Gutachter zu fordern. Wenn der Behandler den Einsatz der Computertomographie für notwendig erachtet, soll modernen Auswertungsverfahren, z.B. digitaler Bildauswertung der Vorzug gegeben werden.

Erkenntnisse, die eine Änderung dieses Beschlusses erforderten, sind nicht publiziert worden.

2.1.4 Die Rechtsprechung ist bei der Ahndung von Diagnoseirrtümern zurückhaltend. Sie berücksichtigt, dass prinzipiell richtiges zahnärztliches Vorgehen sich nicht auf einen abgeschlossenen Regelkodex stützen kann, sondern für den jeweiligen Behandlungsfall die Regel erst in der Behandlung gefunden werden muss. Dafür müsse dem Zahnarzt ein ausreichender Beurteilungs- und Entscheidungsspielraum für Diagnose und Therapie gelassen werden, den auch die Haftung nicht verkürzen dürfe. Anderes würde zur Überdiagnose, zur defensiven, auf eingefahrene Methoden fixierten Therapie führen und zum Nachteil des Patienten ausschlagen.[45] Angelastet werden dem Zahnarzt Fehldiagnosen deshalb in erster Linie wegen nicht erhobener elementarer Kontrollbefunde oder unterbliebener Überprüfung der ersten (Arbeits-)Diagnose im weiteren Behandlungsverlauf.[46]

2.1.5 Bei Diagnostik und weiterer Behandlung spielt die Dokumen-

---

45 Vgl. Steffen/Dressler, aaO., Rz. 153
46 Vgl. z.B. BGH, Urteil vom 21.9.1982 - VI ZR 302/80 -, VersR 1982, 1193 = Ratajczak/Stegers, Rz. 388; BGH, Urteil vom 7.6.1983 - VI ZR 284/81 -, VersR 1983, 983 – Ratajczak/Stegers, Rz. 405; BGH, Urteil vom 3.2.1987 - VI ZR 56/86-, VersR 1987, 1089 = Ratajczak/Stegers, Rz. 389; BGH, Urteil vom 10.11.1987 - VI ZR 39/87 -, VersR 1988, 293 = Ratajczak/Stegers, Rz. 698

tation nicht nur für den Zahnarzt als solchen eine Rolle, sondern auch für die spätere rechtliche Beurteilung. Vielfach kann ein Sachverhalt nicht mehr aufgeklärt werden, weil die erhobenen Befunde nirgends dokumentiert sind und sich nicht mit Sicherheit rekonstruieren lassen. Hier muss bedacht werden, dass die unterlassene Dokumentation einer Maßnahme ihr Unterbleiben indiziert.[47]

Dokumentiert werden müssen nicht nur die unmittelbar erhobenen Zahnstatusbefunde, sondern auch alle sonstigen Nebenbefunde. Dokumentiert werden sollte insbesondere, wie denn die Röntgenbilder ausgewertet wurden. Waren die Röntgenbilder ohne Befund, dann genügt das übliche Kürzel „o.B."

### VII.III.2.2 Fehler in der Behandlungsplanung
2.2.1 Fehler in der präimplantologischen Diagnostik sind vermutlich seltener als Fehler in der Behandlungsplanung. Die Hauptvorsorge in der Behandlungsplanung sollte sich folgenden Aspekten widmen:

• Koordination von Implantologie und Implantatprothetik
• Auswahl eines geeigneten Implantatsystems.

2.2.2 Wird der implantologische Eingriff von einem anderen Behandler als die anschließende prothetische Versorgung durchgeführt, so haftet jeder Behandler

grundsätzlich nur für seine eigenen Fehler. Aus der Sicht des Patienten ist es ausgesprochen schwierig, Fehler zuzuordnen. Diese mit dem Problem der sog. horizontalen Arbeitsteilung verbundene Thematik hat die Rechtsprechung in den letzten Jahren zunehmend zum Anlass genommen, der **Koordination** der Behandlung zwischen verschiedenen Behandlern ein besonderes Augenmerk zu widmen.

Der Bundesgerichtshof hat in einem Urteil vom 29.1.1999 die neue Linie wie folgt markiert:

Beim Zusammenwirken mehrerer Ärzte im Rahmen der sogenannten horizontalen Arbeitsteilung bedarf es zum Schutz des Patienten einer Koordination der beabsichtigten Maßnahmen, um Risiken auszuschließen, die sich aus der Unverträglichkeit der von den beteiligten Fachrichtungen vorgesehenen Methoden oder Instrumente ergeben könnten.[48]

Diese erstmals für das Verhältnis von Operateur und Anästhesist entschiedene Fragestellung lässt sich auf das Verhältnis von implantierendem Zahnarzt/MKG-Chirurgen zum die Implantate versorgenden Prothetiker ebenso anwenden.

Das OLG Hamm hatte in einer Entscheidung vom 11.01.1995 zur

---

47 Vgl. BGH, Urteil vom 24.2.1981 - VI ZR 297/79-, VersR 1981, 533; BGH, Urteil vom 21.9.1982 - VI ZR 302/80 -, VersR 1982, 1193 = Ratajczak/Stegers, Rz. 388; ständige Rechtsprechung
48 BGH, Urteil vom 26.1.1999 - VI ZR 376/97 -, MedR 1999, 321; Tendenzen in diese Richtung lässt schon OLG Hamm, Urteil vom 16.9.1991 - 3 U 112/90 -, MedR 1992, 340 erkennen.

Koordination noch (schwächer) wie folgt formuliert:

Der auf Grund der Überweisung des Haus-zahnarztes zur Implantatbehandlung aufge-suchte Spezialist muss lediglich einen Eröff-nungsbefund erheben und dabei die künftige Gesamtversorgung im Auge behalten, nicht aber eine umfassende Befundung vorneh-men.[49]

### 2.2.3 Die Entscheidung über die Lokalisation der Implantate kann nicht ausschließlich durch den Chirurgen erfolgen, sondern muss berücksichtigen, welche protheti-sche Versorgung der Patient erhal-ten soll. Die vom Chirurgen vorge-fundenen anatomischen Verhält-nisse und die funktionellen Ziele des Prothetikers verhalten sich oft wie These und Antithese. Über die Koordination muss eine Synthese gefunden werden, die vielfach ein Kompromiss sein wird, oft aber die Behandlungsergebnisse deut-lich optimiert.

### 2.2.4 In der von der Konsensus-konferenz der wissenschaftlichen implantologischen Gesellschaften (DGI und DGZI) sowie den darin zusammenarbeitenden Berufsver-bänden BDIZ, BDO und BVMKG verabschiedeten Zertifizierungs-richtlinie Tätigkeitsschwerpunkt Implantologie heißt es zum Ab-schluss der Präambel:

In der Konsensuskonferenz besteht Einigkeit, dass die implantologische Versorgung eng mit der anschließenden prothetischen Versorgung verknüpft ist. Als „**Goldstandard**" gilt die Ko-ordination beider Bereiche bereits in der Pha-se der Planung einer implantatgetragenen prothetischen Versorgung. Dieser Vorgabe wird u.a. durch die Forderung nach protheti-

scher Fortbildung auch für die nur chirurgisch tätigen Kollegen und durch die Aufnahme der Implantatprothetik in den Begriff der implan-tologischen Tätigkeit Rechnung getragen.

### 2.2.5 Die Bezeichnung als Gold-standard ist präzise und wird in der Zukunft eine umso größere Bedeutung erlangen, je mehr sich die implantologische Versorgung in der gesetzlichen Krankenversi-cherung und damit auch im Lei-stungsangebot vieler Zahnarztpra-xen niederschlagen wird.

### 2.2.6 Aus der Rechtsprechung:

**OLG Köln, Urteil vom 26.05.1986 - 7 U 77/84 -, VersR 1987, 620:**
Die Stabilisierung abnehmbarer Teilprothesen durch implantologische Maßnahmen ist nur dann vertretbar, wenn zuvor sorgfältig die in-dividuelle anatomische Situation des Patien-ten ermittelt wurde, eine kritische Abwägung der Erfolgsaussichten mit den durch einen Verlust des Implantats verbundenen erhebli-chen Folgen erfolgt ist, und der behandelnde Arzt vor allem vor der Operation die anderen Möglichkeiten der Versorgung des Patienten mit einer funktionstüchtigen Prothese ohne Implantate in Betracht gezogen hat.
Eine Implantation kann bei schwankenden Blutzuckerwerten wegen des höheren Opera-tions- und Infektionsrisikos kontraindiziert sein.

### VII.III.2.3 Fehler während der ei-gentlichen Behandlung (Behand-lungsfehler im engeren Sinne)

### 2.3.1 Gegenstand von Behand-lungsfehlern kann jegliche zahn-ärztliche Tätigkeit sein, angefan-gen vom unbeabsichtigten Freile-gen der Pulpa mit entsprechen-

---

49 OLG Hamm, Urteil vom 11.1.1995 - 3 U 84/94 -, AHRS 2699/101.

dem Schmerz über fehlerhafte Füllung, fehlerhafte Überkronung (abstehende Kronenränder), fehlerhafte Präparation der Zahnhälse (zu große Differenz zwischen Krone und Zahnfleischrand), fehlerhafte Okklusion, fehlerhafte Prothesenanfertigung und -einpassung, fehlerhafte Nervanästhesie mit anschließender Nervläsion (vor allem betroffen der N. mandibularis), fehlerhafte Behandlung einer Alveolarkammatrophie, unterlassene Sicherung einer Nervnadel, die der Patient dann versehentlich verschluckt, bis zur Übertragung von Infektionen. Der Phantasie sind keine Grenzen gesetzt.

2.3.2 Behandlungsfehler im Bereich der oralen Implantologie sind ungeachtet der Bedeutung, die dieses Behandlungsgebiet in den vergangenen 20 Jahren erreicht hat, verhältnismäßig selten. Dies dürfte auf das Verantwortungsbewusstsein und den hohen, selbsterarbeiteten Fortbildungsstand der bisher implantologisch tätigen Zahnärzte zurückzuführen sein.

2.3.3 Es gibt einen nicht zu leugnenden Zusammenhang zwischen Qualität (zahn)ärztlicher und Leistungskatalog der gesetzlichen Krankenversicherung. Leistungen außerhalb des Leistungskatalogs sind auf hohe Qualität als „Verkaufs"-Argument angewiesen. Bei Leistungen innerhalb des Leistungskataloges zählt ein solches Argument nicht.

Es lässt sich ohne große Phantasie vorhersagen, dass die generelle Öffnung der Implantologie für die gesetzliche Krankenversicherung zu einem dramatischen Anstieg der Behandlungsfehlerfälle führen würde - weil dann die Nachfrage nach diesen Leistungen das Angebot an qualifizierten Behandlern schlagartig übersteigen würde.

Diese Entwicklung erlebten wir schon nach der generellen Aufnahme der zahnärztlichen Prothetik in den Behandlungskatalog der gesetzlichen Krankenversicherung als Folge der Entscheidung des Bundessozialgerichts vom 24. 1. 1974.[50] Sie wäre mit Sicherheit wieder zu erwarten.

2.3.4 Eine nicht zu unterschätzende Fehlergefahr liegt in der Delegation von Leistungen. Eine Zahnarzthelferin darf nicht in Abwesenheit des Zahnarztes provisorische Kronen abnehmen, Abdrücke anfertigen und Provisorien wieder aufsetzen.[51] Auch das Legen der endgültigen Füllungen darf ihr nicht delegiert werden.[52] Der Vertragszahnarzt darf nach Auffassung des LSG Nordrhein-Westfalen Leistungen, die der Legende einer Leistungsziffer voll-

---

50  BSG, Urteil vom 24.1.1974 - 6 RKa 6/72 -, NJW 1974, 1445

51  LG Frankfurt, Urteil vom 9.12.1981 - 2/22 O 467/80 -, NJW 1982, 2610 = Ratajczak/Stegers, Rz. 847

52  BG für die Heilberufe beim OLG Nürnberg, Urteil vom 10.12.1980 - BG-2 1160/80 -, Luyken A 1.4 Nr. 13; s. im übrigen Neumann-Wedekindt, Zum Begriff „Delegieren" im Zahnheilkundegesetz, MedR 1997, 397

ständig entsprechen, nicht delegieren. Die Helferin müsse stets unter zahnärztlicher Aufsicht arbeiten. Ihre Tätigkeit darf sich allenfalls auf Segmente beziehen und/oder die Arbeit des Zahnarztes begleiten.[53]

Wird gegen diese Regeln verstoßen und kommt es zu einem Haftpflichtfall, so besteht für den Zahnarzt praktisch keine Chance, das vom Gesetz vermutete Verschulden der Gehilfin zu widerlegen und den von ihm nach § 831 Abs. 1 Satz 2 BGB zu erbringenden Entlastungsbeweis tatsächlich zu führen.

## 2.3.5 Aus der Rechtsprechung:

**OLG Düsseldorf, Urteil vom 22.6.1989 - 8 U 14/88 -, AHRS 2699/2:**
Etwaige Beschwerden nach Einsetzen eines Implantats lassen keinen Rückschluss auf einen Behandlungsfehler zu.

**OLG Düsseldorf, Urteil vom 6.6.1991 - 8 U 185/89 -, AHRS 2699/3:**
Eine vier extrahierte Zähne ersetzende Brücke darf grundsätzlich nicht an ein einpfostiges Implantat und einen einzigen Zahn angehängt werden.

**OLG Oldenburg, Urteil vom 22.06.1993 - 5 U 154/92 -, AHRS 2699/100:**
Bei dramatischer Schrumpfung des Kieferknochens ist die Einsetzung eines subperiostalen Implantats eine grundsätzlich geeignete Methode zur Verbesserung der Kaufunktion.
Das Unterlassen einer Abstützung des Implantatgerüsts auf dem Jochbogen widerspricht jedenfalls bei erheblich vernarbtem Gewebe nicht dem medizinischen Standard.
Die Verwendung von Titan statt Vitallium 2000 bei dem Implantat ist nicht fehlerhaft.
Eine röntgenologische Kontrolle der Passgenauigkeit des Implantats gehört nicht zum medizinischen Standard.

**OLG Köln, Urteil vom 18.04.1994 - 5 U 48/94 -, MedR 1995, 69:**
Unterlässt es ein Zahnarzt entgegen medizinischer Notwendigkeit und Üblichkeit, den ordnungsgemäßen Sitz eingefügter Implantate in Bezug auf Achsneigung und genügende Tiefe röntgenologisch zu kontrollieren und das Ergebnis zu dokumentieren, trifft ihn die Beweislast, dass später aufgetretene Komplikationen nicht auf fehlerhafter Insertion beruhen, wenn fehlerhafte Ausführung und deren Schadensursächlichkeit jedenfalls nicht unwahrscheinlich sind.

**AG Nürnberg, Urteil vom 03.12.1996 - 36 C 381/94 -, BDIZ-konkret 1997, Heft 4, S. 30:**
Es stellt einen Behandlungsfehler dar, wenn bei der Insertion von Implantaten im Unterkiefer nicht ein Sicherheitsabstand von 2 bis 3 mm zum Canalis mandibulae eingehalten wird.

**OLG Köln, Urteil vom 25.02.1998 - 5 U 157/97 -, VersR 1998, 1512:**
Das Eingliedern einer Prothese ist grob fehlerhaft, wenn die zu deren Verankerung eingebrachten Implantate wegen fortgeschrittenen Knochenabbaus des Kiefers keinen genügenden Halt bieten.[54]

## VII.III.2.4 Fehler in der Nachbehandlungsphase (Sicherungsaufklärung)

2.4.1 Mit dem Einsetzen der Implantate, ggf. mit dem Befestigen der Suprakonstruktion ist die Behandlung nicht beendet.

Der Zahnarzt ist verpflichtet, dem Patienten Verhaltensanweisungen

---

53 LSG Nordrhein-Westfalen, Urteil vom 23.8.1989 - L 11 Ka 15/89 -, ArztuR 1990, Heft 4, S. 16

54 Das OLG Köln sprach ein Schmerzensgeld von 25.000,- DM für behandlungsfehlerbedingten Kieferknochenschwund und darauf beruhende irreversible Protheseninstabilität mit dadurch ausgelösten körperlichen und psychischen Beeinträchtigungen zu.

zu geben, wenn dies nach einem Behandlungsschritt erforderlich erscheint, um den Behandlungserfolg nicht zu gefährden. Dies gilt von der einfachen Verhaltensanweisung, innerhalb welchen Zeitraums er z.B. nichts essen darf, bis hin zur Verhaltensanweisung hinsichtlich Autofahren, wenn z.B. mit der Fahrtüchtigkeit nicht verträgliche Medikamente oder Anästhetika verabreicht wurden.[55] Der Zahnarzt muss den Patienten im Umgang mit den Implantaten und ihrer spezifischen Pflege unterrichten und ihm auch Verhaltensanweisungen für den Fall des Auftretens von Komplikationen geben.

Diese Aufklärungspflicht kann sich auch auf den Nachbehandler erstrecken und damit auf eine in der implantologischen Behandlung durchaus typische Situation:

Der operierende Kieferchirurg muss nach einer Unterkieferteilresektion den für die Nachbehandlung zuständigen Arzt auf die dabei zu bewältigenden Schwierigkeiten und die Notwendigkeit einer ärztlichen Kontrolle hinweisen. Schmerzensgeld: 10.000 DM wegen Unterkieferfehlstellung.[56]

2.4.2 Im allgemeinem spielen die unter dem Gesichtspunkt der sogenannten Sicherungsaufklärung von der Rechtsprechung erörterten Pflichten in der Nachbehandlungsphase haftungsrechtlich bei Zahnärzten keine Rolle. Größere chirurgische Eingriffe werden ambulant nur selten vorgenommen.[57]

Dennoch ist vor Sorglosigkeit im Umgang mit diesen Aufklärungs-

pflichten zu warnen. Es ist absehbar, dass die Sensibilität der Bevölkerung wie auch der Rechtsprechung für arzneimittelinduzierte veränderte Reaktionen im Straßenverkehr etc. zunehmen wird mit der Folge, dass in Zukunft hieraus auch vermehrt Haftungsfälle entstehen werden. Die niedergelassenen Ärzte sind davon heute schon vermehrt betroffen. Nachdem viele Patienten eine Zahnbehandlung nur unter Lokalanästhesie wünschen, wohl alle auf dem Markt vorhandenen Lokalanästhetika aber die Fahrtüchtigkeit beeinträchtigen, muss hier darauf geachtet werden, dass jeder Patient darauf hingewiesen wird, anschließend nicht Auto zu fahren.

Das Hauptgebiet der Aufklärungspflichten betrifft jedoch die im nächsten Abschnitt behandelte Risikoaufklärung.

## VII.III.3 Risiko- oder Eingriffsaufklärung

3.1 Das Gebiet der Risikoauf-

---

55 Vgl. z.B. LG Konstanz, Urteil vom 14.4.1972 - 5 O 74/72 -, AHRS 3110/6; s. dazu eingehend Gaisbauer, Beeinträchtigung der Verkehrstüchtigkeit des Patienten durch ambulante Behandlung und Pflichten des Arztes, Arzt und Krankenhaus 1991, 330.

56 OLG Frankfurt/M., Urteil vom 4.12.1980 - 1 U 173777 -, AHRS 0920/4

57 S. speziell zur Sicherungsaufklärung bei implantologischer Behandlung Fränkel/Mangold, Präoperatives Vorgehen bei enossalen Implantationen, Zahnarztmagazin 1990, Heft 2, S. 21 [26].

klärung ist das schadensträchtigste Gebiet. Die hier von der Rechtsprechung aufgestellten Grundsätze werden in der Praxis weitgehend, bei vielen Zahnärzten offenbar fast ausnahmslos missachtet. Dass dies auch heute noch mit Unkenntnis der Rechtsprechungsanforderungen zu begründen ist, muss bezweifelt werden. Auf keinem Gebiet begegnen die juristischen Anforderungen an ärztliches und zahnärztliches Handeln größerem Unverständnis seitens der betroffenen Ärzte und Zahnärzte als auf dem Gebiet der Risikoaufklärung.

Die Haftung aus Aufklärungsversäumnissen knüpft an das Postulat an, dass der Arzt den Patienten nicht ohne dessen Einwilligung behandeln darf und die Einwilligung nur wirksam ist, wenn der Patient weiß, worin er einwilligt („informed consent").[58]

3.2 Die Verpflichtung zur Risikoaufklärung hat heute auch eine verfassungsrechtliche Dimension.

Das Bundesverfassungsgericht betonte in einem Beschluss vom 25.07.1979, dass die Beachtung des Selbstbestimmungsrechtes des Patienten wesentlicher Teil des ärztlichen Aufgabenbereiches ist. Die in der Entscheidung überstimmten Richter haben Ausführungen gemacht, die heute als Basis der Aufklärungsrechtsprechung akzeptiert sind und wegen ihrer Prägnanz nachfolgend im Wortlaut zitiert werden sollen:

Das Erfordernis der Einwilligung auch zu diagnostischen, zu vorbeugenden und zu Heileingriffen hat seine normative Wurzel in den grundlegenden Verfassungsprinzipien, die zu Achtung und Schutz der Würde und Freiheit des Menschen und seines Rechts auf Leben und körperliche Unversehrtheit verpflichten.

Verfehlt wäre es, dem Kranken oder Gebrechlichen, weil sein Körper oder seine Gesundheit bereits versehrt seien, nur ein gemindertes Maß an Selbstbestimmungsrecht zuzusprechen und deshalb Eingriffe zum Zweck der Diagnose, Vorbeugung, Linderung, Besserung oder Behebung eines Leidens dem Erfordernis der Einwilligung zu entziehen oder nur geringere Anforderungen an die Einwilligung und das in ihrem Rahmen gebotene Maß der Aufklärung zu stellen... Damit eine freie Entscheidung des einwilligungsfähigen Patienten möglich sei, ist typischerweise, d.h. sofern er nicht auf ihre Kenntnis wirksam verzichtet, erforderlich, dass der Patient die für seine Entscheidung bedeutsamen Umstände kennt. Bedeutsame Umstände in diesem Sinne sind zumindest der angenommene medizinische Befund, die Art des geplanten Eingriffs und seine voraussichtliche gesundheitliche Tragweite sowie - bezogen auf die konkrete Situation dieses Patienten - die mit und die ohne diesen Eingriff zu erwartenden Heilungs- oder Besserungsmöglichkeiten und -aussichten, mögliche andere medizinisch sinnvolle Behandlungsweisen, ferner die mit und die ohne diesen Eingriff zu erwartenden möglichen, nicht völlig unerheblichen Risiken einer Verschlechterung des Gesundheitszustandes dieses Patienten.[59]

3.3 Fasst man die zwischenzeitlich von der Rechtsprechung zur Risiko- und Eingriffsaufklärung entwickelten Grundsätze zusammen, so lassen sich folgende allgemeine Grundsätze aufstellen:

3.3.1 Nach der Rechtsprechung des Bundesgerichtshofs ist der Pa-

---

58 So Steffen/Dressler, aaO., Rz. 321
59 BVerfG, Beschluss vom 25.7.1979 - 2 BvR 878/74 -, NJW 1979, 1925 = Ratajczak/Stegers, Rz. 334

tient vor jeder Behandlung und jedem Eingriff

• im großen und ganzen
• über die mit der Behandlung/dem Eingriff verbundenen

**typischen** Risiken aufzuklären.[60] Die Aufklärung soll dem Patienten Entscheidungsmöglichkeiten und eine Vorstellung von Art und Schwere des Eingriffs geben.

3.3.2 Will der Patient mehr wissen, muss er fragen. Seine Fragen sind ihm wahrheitsgemäß zu beantworten.[61]

3.3.3 Der Patient kann aber auch auf die Aufklärung **verzichten.**[62] Der Verzicht muss aber eindeutig sein. Der Zahnarzt sollte sich den Verzicht des Patienten auf die Aufklärung unbedingt bestätigen lassen, da er im Streitfalle beweisen muss, dass der Patient verzichtet hatte.[63]

3.3.4 Die Aufklärung muss **verständnisvoll** erfolgen und der psychischen Verfassung des Patienten angemessen sein (Gebot der schonenden Aufklärung).[64] Dies bedeutet aber nicht, dass mit einem Eingriff verbundene Risiken heruntergespielt werden dürfen.[65]

3.3.5 Aufgeklärt werden muss durch einen ausgebildeten Zahnarzt in einem **persönlichen** Gespräch mit dem Patienten, nicht durch einen nichtärztlichen Mitarbeiter.[66] An die Helferin kann aber ein Teil der Aufklärung delegiert werden. Wichtig ist jedoch, dass

der Zahnarzt sich über die durchgeführte Aufklärung vergewissert und den Patienten ergänzend befragt.

3.4 Die Rechtsprechung verlangt eine persönliche Aufklärung. Eine **formularmäßige Aufklärung** ist nicht ausreichend.[67]

3.4.1 Die Rechtsprechung zur Bedeutung von Aufklärungsformularen und Einverständniserklärungen hat vielfache Wandlungen erfahren. Das OLG München hatte in einer Entscheidung vom 26.7.1978 die Auffassung vertreten, dass einer unterzeichneten Einverständniserklärung des Patienten die Funktion eines **Anscheinsbeweises** für die durchgeführte Aufklärung zukommt[68]. Die

---

60 Vgl. z.B. BGH, Urteil vom 24.6.1980 - VI ZR 7/79 -, VersR 1980, 940 = Ratajczak/Stegers, Rz. 540

61 Vgl. z.B. BGH, Urteil vom 22.4.1980 - VI ZR 37/79 -, VersR 1981, 456 = Ratajczak/Stegers, Rz. 892

62 Vgl. BGH, Urteil vom 28.11.1972 - VI ZR 133/71 -, NJW 1973, 556 = Ratajczak/Stegers, Rz. 894

63 Vgl. z.B. BGH, Urteil vom 28.2.1984 - VI ZR 70/82 -, AHRS, 6340/3, 4475/5 mwN.; OLG Celle, Urteil vom 17.8.1977 - 1 U 8/77 -, AHRS, 4265/10, 6360/1 = Ratajczak/Stegers, Rz. 919

64 Vgl. OLG Köln, Urteil vom 26.11.1987 - 7 U 108/87 -, AHRS 3130/2 = Ratajczak/Stegers, Rz 295; OLG Stuttgart, Urteil vom 22.11.1984 - 13 U 22/84 -, MedR 1986, 41 = Ratajczak/Stegers, Rz. 870; Deutsch/Matthies, Arzthaftungsrecht Grundlagen - Rechtsprechung, Gutachter- und Schlichtungsstellen, 3.A., 1988, S. 80

65 BGH, Beschluss vom 30.9.1986 - VI ZR 172/85 -, VersR 1987, 200 = Ratajczak/Stegers, Rz. 802

66 Deutsch/Matthies, aaO., S. 72

67 Vgl. z.B. OLG München, Urteil vom 25.9.1986 - 24 U 807/85 -, VersR 1988, 525 = Ratajczak/Stegers, Rz. 828

68 OLG München, Urteil vom 26.7.1978 - 12 U 1879/78 -, AHRS 6805/1

gegen die Entscheidung eingelegte Revision hat der Bundesgerichtshof zwar nicht zur Entscheidung angenommen, gleichzeitig aber ausgeführt, dass er diese Auffassung nicht teile[69]. Diese Distanz zur Formularaufklärung hat der Bundesgerichtshof dann in einer Entscheidung vom 8.1.1995 relativiert. Der Bundesgerichtshof ist zwar nach wie vor gegen eine Formularaufklärung, wertet aber unterzeichnete Einwilligungserklärungen und Merkblätter zur Aufklärung nunmehr wenigstens als

Indiz dafür, dass vor der Aufklärung überhaupt ein Aufklärungsgespräch über den geplanten Eingriff geführt worden ist. Sie besagt noch nichts darüber, ob und was der Patient gelesen und verstanden hat und welchen Inhalt das Aufklärungsgespräch hatte.[70]

3.4.2 Dementsprechend sah das OLG München in einer Entscheidung vom 25.9.1986 den Hinweis auf die möglichen Komplikationen bei geplanten Operationen im Aufklärungsformular nicht als ausreichend an, um zu beweisen, dass der Patient über eine Misserfolgsquote von 20 % aufgeklärt worden sei.[71] In der Folgezeit wurde es ständige Rechtsprechung, dass ein Rückzug auf Formulare und Merkblätter das erforderliche Aufklärungsgespräch nicht ersetzen und zu Wesen und Sinn der Patientenaufklärung geradezu in Widerspruch stünden.[72]

3.4.3 Die Gegenauffassung vertritt das OLG Nürnberg in einem Urteil 8.12.1992, welches zunächst vereinzelt geblieben ist. Das OLG

meint, dass die Unterzeichnung eines Merkblattes auf den Patienten

in dem in einer für den Durchschnittsleser verständlichen Form über die Durchführung des bei dem Patienten geplanten ärztlichen Eingriffs und seiner möglichen Folgen berichtet wird,

sofern der Patient keine weiteren Fragen hat die Einwilligung auch dann wirksam bleiben lässt,

wenn der Arzt ihn nicht noch einmal mündlich über den Eingriff und dessen Risiken

aufgeklärt hat[73]. Das OLG billigte damit erstmals eine reine Formularaufklärung.

3.4.4 In dieselbe Richtung entschied das OLG Hamm am 10.10.1994. Es führte aus, dass die Einwilligung des Patienten in einen ärztlichen Eingriff auch dann wirksam sein kann, wenn der Patient ein

ihm ausgehändigtes Merkblatt zur Risikoaufklärung zwar unterschrieben, aber nicht durchgelesen und damit ein mögliches Aufklärungsdefizit bewusst in Kauf genommen hat.[74]

---

69 BGH, Beschluss vom 22.5.1979 - VI ZR 226/78 -, AHRS 6805/1
70 BGH, Urteil vom 8.1.1985 - VI ZR 15/83 -, AHRS 6805/3, 7240/6 = Ratajczak/Stegers, Rz. 613
71 OLG München, Urteil vom 25.9.1986 - 24 U 807/85 -, VersR 1988, 525 = Ratajczak/Stegers, Rz. 188, 828; ebenso im Ergebnis OLG Oldenburg, Urteil vom 1.7.1987 - 3 U 46/86 -, AHRS 5350/14
72 Vgl. OLG Köln, Urteil vom 19.4.1989 - 27 U 61/88 -, ArztR 1991, 103; OLG Frankfurt/M., Urteil vom 29.9.1992 - 8 U 132/91 -, AHRS 4340/6; KG, Urteil vom 11.2.1993 - 20 U 2823/92 -, AHRS, 5350/101
73 OLG Nürnberg, Urteil vom 8.12.1992 - 1 U 2058/92 -, AHRS 5350/23, 1025/20
74 OLG Hamm, Urteil vom 10.10.1994 - 3 U 270/93 -, AHRS 1025/101, 5350/108

3.4.5 Das OLG Düsseldorf und das OLG Stuttgart haben in zwei Entscheidungen aus dem Jahre 1994 zwar versucht, die Bedeutung des Aufklärungsformulars wieder zurückzudrängen[75], konnten sich damit aber nicht durchsetzen. Die Bedeutung des Aufklärungsbogens, vor allem dann, wenn er mit handschriftlichen Zusätzen versehen ist, hat sich immer mehr im Sinne einer Anscheinsbeweisfunktion durchgesetzt[76]. Auch der Bundesgerichtshof folgt diesen Grundsätzen in einer neuen Entscheidung tendenziell, wobei im konkreten Fall allerdings die Hinweise auf schwerwiegende Folgeerscheinungen (Lähmung) zu allgemein gehalten waren.[77]

3.5 Die Aufklärung hat so **rechtzeitig** zu erfolgen, dass der Patient nicht in eine Konfliktsituation kommt.

3.5.1 Der Streit um den richtigen Zeitpunkt der Aufklärung ist die jüngste Variante der sich immer mehr ausdifferenzierenden Rechtsprechung zur Aufklärungspflicht. In einer Entscheidung vom 14.06.1994 befasste sich der Bundesgerichtshof erstmals mit dieser Fragestellung bei ambulanten Eingriffen und meinte, dass

bei normalen ambulanten Eingriffen eine Aufklärung erst am Tag des Eingriffs noch rechtzeitig sein

<u>kann.</u> Dies setze jedoch voraus, dass dem Patienten bei der Aufklärung **verdeutlicht** werde, dass diese ihm eine eigenständige Entscheidung ermöglichen solle, ob er den Eingriff durchführen lassen wolle, und ihm zu einer solchen Entscheidung Gelegenheit gegeben werde. Dies sei nicht der Fall, wenn

durch eine Aufklärung vor der Tür des Operationssaals dem Patienten der Eindruck vermittelt wird, sich nicht mehr aus einem bereits in Gang gesetzten Geschehensablauf lösen zu können.[78]

3.5.2 Der Zahnarzt muss die Behauptung des Patienten, er habe sich wegen der zu spät erfolgten Aufklärung nicht frei für den Eingriff entscheiden können, widerlegen.[79]

3.5.3 Für implantologische Behandlungen hat das OLG Köln in einem Urteil vom 01.07.1996 folgendes ausgeführt:[80]

Bei ambulanten ärztlichen Eingriffen, zu denen im Regelfall auch die zahnärztliche Behandlung gehört, kann die Aufklärung **am Tage des Eingriffs** genügen, wenn dadurch das Selbstbestimmungsrecht des Patienten gewahrt bleibt. Erforderlich und nach den Umständen des Einzelfalles auch genügend ist es, wenn bei solchen Eingriffen zwischen der

---

75 OLG Düsseldorf, Urteil vom 10.11.1994 - 3 U 70/93 -, AHRS 5350/111, 4370/104; OLG Stuttgart, Urteil vom 1.12.1994 - 14 U 48/93 -, AHRS 5350/112, 3110/110

76 Vgl. OLG Köln, Urteil vom 22.5.1995 - 5 U 299/94 -, AHRS 5350/113; OLG Hamburg, Urteil vom 9.6.1995 - 1 U 142/94 -, AHRS 4300/104, 2370/108; OLG Nürnberg, Urteil vom 28.6.1995 - 4 U 3943/94 -, AHRS 5350/114, 4475/10777 BGH, Urteil vom 29.9.1998 - VI ZR 268/97 -, NJW 1999, 863

78 BGH, Urteil vom 14.6.1994 - VI ZR 178/93 -, MedR 1995, 20

79 BGH, Urteil vom 7.4.1992 - VI ZR 192/91 -, VersR 1992, 960

80 OLG Köln, Urteil vom 1.7.1996 - 5 U 196/95 -, BDIZ-konkret 1998, Heft 2, S. 31

Aufklärung und dem Eingriff eine hinreichend lange zeitliche und räumliche Zäsur liegt, die dem Patienten die Möglichkeit lässt, die zu treffende Entscheidung frei zu überdenken.

3.6 Folgende **Empfehlungen** für die Handhabung der Aufklärung vor einem implantologischen Eingriff erscheinen deshalb sachgerecht:

➲ Klären Sie den Patienten über die wesentlichen Risiken bereits zu einem Zeitpunkt auf, zu dem die Entscheidung für die Durchführung der implantologischen Versorgung noch nicht getroffen ist, also am sinnvollsten nach vollständiger Diagnostik, wenn Sie mit dem Patienten die denkbaren Therapiealternativen erörtern.

➲ Fragen Sie ihn spätestens vor dem Eingriff noch einmal nach Bedenken oder noch aufgetretenen Fragen, ehe er auf dem Stuhl eingriffsfertig liegt.

➲ Verwenden Sie Formulare allenfalls zur Erläuterung. Wenn Sie sie einsetzen, dann malen Sie darin herum, fügen handschriftlich Erklärungen hinzu, um zu dokumentieren, dass das Formular Gegenstand der Besprechung mit dem Patienten war.

➲ Dokumentieren Sie alle Vorgänge um die Aufklärung sorgfältig.

➲ Dokumentieren Sie auch die Einwilligung des Patienten in die oralimplantologische Behandlung.

3.7 Mit dem Begriff des **typischen Risikos** stellt die Rechtsprechung nicht primär auf die Zwischenfallhäufigkeit ab. Zwar ist klar, dass eine hohe Zwischenfallhäufigkeit immer zu einem aufklärungspflichtigen Risiko führt. Entscheidend ist jedoch, dass es für die Feststellung des typischen Risikos nicht nur auf das allgemeine Risiko der Zwischenfallhäufigkeit, sondern (auch) auf die Zwischenfallhäufigkeit für diese Behandlungssituation dieses Zahnarztes ankommt.[81] Auch über seltene Risiken ist aufzuklären, wenn sie die Lebensführung im Falle ihrer Verwirklichung schwer belasten und trotz ihrer Seltenheit für den Eingriff spezifisch, für den Laien aber überraschend sind.[82]

3.7.1 Der Begriff des typischen Risikos umschreibt die Frage nach dem aufklärungspflichtigen Risiko. Wann ein Risiko aufklärungspflichtig ist, lässt sich leider nicht angeben. Je mehr sich die Rechtsprechung mit diesen Kriterien befasst hat, um so konturloser wurde sie. Während der Bundesgerichtshof 1961 noch ein Komplikationsrisiko von **1 : 100** für nicht aufklärungspflichtig gehalten hatte[83], lässt sich heute eine solche Relation nicht mehr angeben.

3.7.2 In einer Entscheidung vom 15.6.1981 hielt der Bundesgerichtshof ein Risiko von **1 : 10.000**

---

81 Vgl. OLG Celle, Urteil vom 15.6.1981 - 1 U 34/80 -, VersR 1981, 1184

82 Vgl. die umfangreichen Nachweise aus der Rechtsprechung bei Steffen/Dressler, Rz. 333

83 BGH, Urteil vom 4.11.1961 - VI ZR 135/60 -, VersR 1961, 725

für die Schädigung des Armplexus nach Strahlenbehandlung nach Mammakarzinom für aufklärungspflichtig.[84] Mit dieser Entscheidung begann ein stetiger Verfall der Anforderungen hinsichtlich der Häufigkeit von Nebenwirkungen, wobei gleichzeitig betont wurde, dass der Komplikationsdichte allein kein entscheidendes Gewicht zukommen solle.[85] Das OLG Düsseldorf befasste sich in einer Entscheidung vom 20. 10. 1988 noch mit Zwischenfallrisiken von **1 : 1.000** bzw. **1 : 2.000** und bejahte grundsätzlich eine Aufklärungspflicht.[86] In einer Entscheidung vom 14.12.1988 desselben Jahres prüfte das OLG Schleswig bereits, ob es angehen könne, dass angesichts einer Komplikationsrate von nur **1 : 1.000.000** von bis **1 : 2.000.000** (hier: Risiko einer Schädigung der Arteria vertebralis bei einer chiropraktischen Behandlung an den beiden oberen Halswirbeln) eine Aufklärungspflicht anzunehmen sei.

3.7.3 Ein Versuch des OLG Frankfurt, dieser Entwicklung etwas gegenzusteuern, wurde vom Bundesgerichtshof gestoppt. Mit Urteil vom 21.09.1989 hat das OLG Frankfurt das Risiko einer Darmoperation anlässlich der Entfernung eines Polypen an der Darmwand bei weniger als ein **1 : 1.000** für nicht aufklärungspflichtig erachtet. Die dagegen eingelegte Revision hat der Bundesgerichtshof zwar nicht zur Entscheidung angenommen, aber in der Begründung ausgeführt, dass diese Rechtsauffassung des OLG auf Bedenken stoße.[87]

3.7.4 Am 27.9.1989 hat das OLG Bremen bei einer chiropraktischen Behandlung an der Halswirbelsäule das Risiko einer Intimaverletzung (**1 : 400.000**) für aufklärungspflichtig angesehen.[88]

3.7.5 Mit Entscheidung vom 7.7.1992 unterstrich der Bundesgerichtshof diese Rechtsentwicklung unter Rückgriff auf eine Entscheidung vom 7.2.1984[89], wonach nicht die Komplikationsdichte von Relevanz ist. Der Patient sei auch über sehr seltene Risiken aufzuklären, wenn sie im Falle ihrer Verwirklichung die Lebensführung des Patienten schwer belasten.[90] Diese Vorgabe wurde von nun an von den Gerichten befolgt.

3.7.6 In einer Entscheidung vom 2.11.1993 hält der Bundesgerichtshof das mit einem Risiko von ca.

---

84 BGH, Beschluss vom 21.9.1982 - VI ZR 192/81 -, AHRS 4730/4

85 BGH, Urteil vom 22.6.1971 - VI ZR 230/69 -, NJW 1971, 1887 = Ratajczak/Stegers, Rz. 867; BGH Urteil vom 2.11.1976 - VI ZR 134/75 -, NJW 1977, 337 = Ratajczak/Stegers, Rz. 890; BGH, Urteil vom 28.2.1984 - VI ZR 70/82 -, NJW 1984, 1395 = Ratajczak/Stegers, 617; OLG Karlsruhe, Urteil vom 2.3.1988 - 7 U 2/84 -, VersR 1989, 105386 OLG Düsseldorf, Urteil vom 20.10.1988 - 8 U 261/87 -, VersR 1989, 290

87 OLG Frankfurt/M., Urteil vom 21.9.1989 - 1 U 12/88 -, VersR 1991, 185; NA-Beschluss BGH vom 3.7.1990 - VI ZR 302/89 -

88 OLG Bremen, Urteil vom 27.9.1989 - 1 U 2/89 (b)-, AHRS 4255/2; NA-Beschluss BGH vom 9.10.1990 - VI ZR 1/89 -

89 BGH, Urteil vom 7.2.1984 - VI ZR 174/82 -, MedR 1985, 224 = Ratajczak/Stegers, Rz. 799

90 BGH, Urteil vom 7.7.1992 - VI ZR 211/91 -, VersR 1993, 228

**1 : 5.000** verbundene Risiko einer Erblindung nach einem endonasalen Siebbeineingriff für aufklärungspflichtig.[91] Den Gipfelpunkt und auch theoretischen Endpunkt der bisherigen Entwicklung stellt die Entscheidung des 3. Zivilsenates des BGH vom 7.7.1994 dar. Der Bundesgerichtshof hielt eine Impfärztin unter Amtshaftungsgrundsätzen für verpflichtet, über das mit **1 : 15.500.000** angesetzte Ansteckungsrisiko für besonders gefährdete Kontaktpersonen bei einer staatlichen Schutzimpfung gegen Kinderlähmung unter Verwendung von Lebendviren hinzuweisen.[92]

Das Urteil ist viel und auch zu Recht kritisiert worden.[93] Mühlendahl weist zu Recht darauf hin, dass bei etwa vier Millionen Polio-Impfungen, die jährlich in der Bundesrepublik Deutschland durchgeführt werden, sich ein solches Risiko nur bei etwa 30 Fällen in einhundert Jahren verwirkliche. Es ist in solchen Fällen die Frage zu stellen, ob ein solches Risiko überhaupt relevant sein kann.

3.7.7 Wohin diese Rechtsprechung noch führen wird, lässt sich derzeit nicht absehen. Die etwas ausführlicher dargestellte Entwicklung der Rechtsprechung zur Komplikationsdichte lässt sich nur rational erklären, wenn man unterstellt, dass es den Richtern in Fällen mit jeweils beträchtlichem Schaden für den Patienten darum gegangen ist, diesem auf jeden Fall zu Schadensersatzansprüchen zu verhelfen. Für die nachstehend zu erörternde Aufklärung in der im-

plantologischen Behandlung lässt sich als Entscheidungskriterium nur vorgeben, bei allen umfangreichen Eingriffen, insbesondere also Sinuslift, Neurolysen und aufbauenden Operation **sehr eingehend** aufzuklären.

3.8 In der **implantologischen Behandlung** spielt die **Aufklärung** eine besondere Rolle. Angesichts der bisher sehr geringen Schadensträchtigkeit dieses Gebietes gibt es erst wenige Entscheidungen, die sich mit den Anforderungen an die Aufklärung des Patienten vor einer implantologischen Behandlung befassen.

3.8.1 Das OLG Hamm akzeptierte im Urteil vom 11.01.1995[94] folgende Aufklärung:

Der Kläger [Patient] ist vor dem ärztlichen Eingriff ordnungsgemäß aufgeklärt worden. Er ist über Verlauf, Chancen und Risiken der Implantatbehandlung im Großen und Ganzen informiert worden.

---

91 BGH, Urteil vom 2.11.1993 - VI ZR 245/92 -, MedR 1994, 277

92 BGH, Urteil vom 7.7.1994 - III ZR 52/93 -, MedR 1995, 25

93 Vgl. z.B. Mühlendahl, Ärztliche Aufklärungspflicht bei extrem geringen Risiken, NJW 1995, 3043; Kamps, Der Umfang der Aufklärung und Haftung des staatlich angestellten Impfarztes und des niedergelassenen Arztes bei der Polio-Schutzimpfung, MedR 1995, 268

94 OLG Hamm, Urteil vom 11.1.1995 - 3 U 84/94 -, AHRS 4800/109, 2699/101; der Fall weist die typische Zweiteilung der Behandlung auf: Implantation durch einen Spezialisten, prothetische Versorgung durch den Hauszahnarzt. Die Versorgung fiel insgesamt nicht zur Zufriedenheit des Patienten aus. Er hat den Spezialisten verklagt, nicht den Hauszahnarzt. Die Frage nach der Koordination spielte nur ganz am Rande eine Rolle. Heute würde diese Frage im Zentrum der juristischen Erörterung stehen.

Ausweislich der Dokumentation des Beklagten [Zahnarzt] sind der Implantation zwei Besprechungen vorausgegangen. Für den 27.11.1990 ist vermerkt worden *„Besprechung der Implantat-Möglichkeit Regio 44/34 2 mal Bonefit"*, für den 01.12.1990 *„Aufklärung über Op-Vorgehen. Risiken Nerv / Nachbarzahn / Abstoßung"*. Der Sachverständige hat vor dem Senat aus medizinischer Sicht bestätigt, dass dies - stichwortartig - die wesentlichen Risiken wiedergibt und die Aufklärung auch aus seiner Sicht ausreichend war. Eine besondere, über die angesprochenen Risiken hinaus gehende Risikoerhöhung bestand bei dem Kläger - so der Sachverständige - nicht. Der Beklagte hat ergänzend glaubhaft erklärt, dass auch darüber gesprochen worden sei, dass es neben der Implantatlösung auch die Möglichkeit einer Brückenlösung gebe. Im übrigen durfte er davon ausgehen, dass sich der Kläger dieser Alternative bewusst war.

Die Anforderungen werden in der Entscheidung also keineswegs überspannt - allerdings war auch nicht wirklich viel passiert! Zu beachten ist die wenigstens stichwortartige Dokumentation der Aufklärung und der Hinweis, dass beim Patienten vorliegende medizinische Besonderheiten zu besonderen Anforderungen bei der Risikoaufklärung führen.

## 3.8.2 Das OLG Karlsruhe befasste sich in einer Entscheidung vom 6.12.1995[95] mit der Aufklärung vor Implantation (es ging dabei um KSI-Bauer-Schraubenimplantate) und führte folgendes aus:

Nach dem in erster Instanz eingeholten Sachverständigengutachten ist jede Implantation als Eingriff in ein biologisches System prinzipiell mit der Gefahr von Komplikationen behaftet. Der bei der Klägerin [Patientin] anlässlich der Untersuchung in der Universitätsklinik M. am 9.12.1993 festgestellte Zustand, d.h. die erheblichen osteolytischen Prozesse an allen Implantaten, die zur Lockerung der gesamten Konstruktion geführt und es erfor-

derlich gemacht haben, die Implantate samt Brücke zu entfernen, um weitere Knochenabbauvorgänge zu verhindern, ist grundsätzlich als mögliche Komplikation der Insertion künstlicher Zahnwurzeln anzusehen. Dabei ist infolge der im Oberkiefer weitmaschigeren Knochenstruktur dort mit einer **erhöhten Gefahr von Implantatverlusten** bzw. **Knocheneinbrüchen** zu rechnen und eine vorzeitige funktionelle Belastung, zu der auch die bei der Kl. eingefügte provisorische Versorgung führt, erhöht noch die Gefahr derartiger Komplikationen. Darüber hinaus handelt es sich bei dem bei der Kl. verwandten **KSI-Bauer-Schraubenimplantat** um ein relativ neues Hilfsmittel bzw. Verfahren, zu dem noch keine klinische Longitudinalstudien zur Erfolgswahrscheinlichkeit bzw. zur Komplikationsrate bekannt sind.

Über all dies hätte der Beklagte [Zahnarzt] die Klägerin aufklären müssen, wobei in Anbetracht der bislang nur kurzen Erprobung der verwandten Methode einerseits und der Alternativmöglichkeit, die Klägerin mittels einer oberen Vollprothese zu versorgen, andererseits **besonders hohe Anforderungen** an die Aufklärung zu stellen sind. Dass eine Aufklärung in diesem Sinne erfolgt ist, hätte der Beklagte darzulegen und zu beweisen. Das ist nicht geschehen. Dem Vortrag des Beklagten fehlt es in dieser Hinsicht schon an jeder schlüssigen - substantiierten - Darlegung.

## 3.8.3 Das OLG Köln hat in dem schon angesprochenen Urteil vom 01.07.1996 zur Risikoaufklärung vor Implantation folgendes ausgeführt[96]:

Nach der von der Klägerin am 3.1.1992 unterzeichneten Erklärung ist sie vom Beklagten über **Art, Zweck** und **Hergang** des Eingriffs sowie seine **Vor-** und **Nachteile,** insbesondere den möglichen vorzeitigen **Implantatverlust,** mündlich informiert worden, sowie ferner darüber, dass es mögliche körperliche **Kom-**

---

95 OLG Karlsruhe, Urteil vom 6.12.1995 - 13 U 209/94 -, AHRS 4800/112

96 OLG Köln, Urteil vom 1.7.1996 - 5 U 196/95 -, BDIZ-konkret 1998, Heft 2, S. 31

plikationen nach dem Eingriff wie **Schmerzen, Schwellung** und **Wundheilungsstörungen** geben könnte. Das **genügt** den Anforderungen an eine das Selbstbestimmungsrecht des Patienten wahrende Risikoaufklärung, die kein medizinisches Entscheidungswissen vermitteln soll, sondern dem Patienten verdeutlichen soll, was der Eingriff für seine persönliche Situation bedeuten kann, indem er über Art, Schwere und die wesentlichen Risiken aufgeklärt wird, wobei es nicht erforderlich ist, die Risiken in allen denkbaren Erscheinungsformen darzustellen.

3.9 Tagtäglich werden von Zahnärzten bundesweit unzählige **Leitungsanästhesien** und Weisheitszahnextraktionen durchgeführt. Es dürfte nach wie vor noch nicht die generelle Regel sein, den Patienten vor einem derartigen Eingriff über die damit verbundenen Verletzungsgefahren aufzuklären.

3.9.1 Die unterlassene Aufklärung über die Gefahr einer Nervverletzung bei Leitungsanästhesien und Weisheitszahnextraktionen ist nach wie vor der typische Haftungsgrund bei Zahnärzten. Das Risiko der Nervverletzung als Folge einer Leitungsanästhesie besteht bei implantologischen Eingriffen ebenso. Abgesehen davon kann sich das Risiko auch als direkte Folge des Eingriffs verwirklichen.

3.9.2 Die Rechtsprechung zu den Aufklärungspflichten des Zahnarztes vor Leitungsanästhesien ist sehr unterschiedlich.

**OLG Schleswig, Urteil vom 12.2.1986 - 4 U 324/85 - AHRS 4800/5:**
Der Zahnarzt muss seinen Patienten vor Setzen einer Leitungsanästhesie nicht darüber aufklären, dass es in ganz seltenen Fällen zu einer bleibenden Schädigung des N. lingualis mit der Folge eines Taubheitsgefühls an der Zunge kommen kann.

**OLG München, Urteil vom 20.11.1986 - 1 U 5924/85 - AHRS 4800/10:**
Vor einer zahnärztlichen Leitungsanästhesie ist der Patient in der Regel nicht über das sehr seltene und in der Regel vermeidbare Risiko einer Schädigung des N. alveolaris aufzuklären.

**LG Trier, Urteil vom 6.11.1986 - 6 0 77/85 - AHRS 4800/9:**
Vor einer zahnärztlichen Leitungsanästhesie im Rahmen der Behandlung zur Anpassung einer Krone ist der Patient nicht über das weit unter 1 Promille liegende Risiko einer dauerhaften Verletzung des N. lingualis aufzuklären.

**OLG Schleswig, Urteil vom 6.05.1987 - 4 U 86/86 - AHRS 4800/11:**
Vor einer zahnärztlichen Leitungsanästhesie zum Zwecke der Zahnextraktion muss der Patient nicht auf die äußerst seltene Gefahr einer Verletzung des N. mentalis mit der Folge dauerhaften Taubheitsgefühls hingewiesen werden.

**OLG Frankfurt/M., Urteil vom 20.4.1989 - 1 U 119/88 -, AHRS 4800/17:**
Vor der Extraktion eines Weisheitszahnes (hier: Zahn 48) ist der Patient nicht über die Gefahr der Verletzung des Nervus lingualis aufzuklären. Das gilt auch für das extrem niedrige Risiko einer Verletzung dieses Nervs durch die Leitungsanästhesie.

**OLG Karlsruhe, Urteil vom 28.6.1989 - 7 U 6/88 -, AHRS 4800/18:**
Vor einer zahnärztlichen Leitungsanästhesie (hier: Einzementierung von Brücken im linken und rechten Oberkiefer) ist der Patient über das Risiko einer Nervverletzung und deren Folgen aufzuklären.

**OLG Karlsruhe, Urteil vom 7.3.1990 - 7 U 61/89 -, AHRS 4800/20:**
Vor einer zahnärztlichen Leitungsanästhesie ist der Patient über das Risiko einer irreversiblen Nervschädigung grundsätzlich aufzuklären.

**OLG Karlsruhe, Urteil vom 1.7.1990 - 7 U 61/89 -, AHRS 1050/45:**
Es ist nicht nachvollziehbar, dass der Patient bei Aufklärung über das ganz geringe Risiko einer bleibenden Nervschädigung nach zahnärztlicher Leitungsanästhesie die Behandlung abgelehnt hätte, wenn er vorher über eine Woche lang unter Zahnschmerzen gelitten hat und die Therapie zur Beseitigung der Schmerzen geeignet war.

**OLG Hamburg, Urteil vom 13.12.1991 - 1 U 152/89 -, AHRS 2693/8:**
Bei Injektionen zur Mandibularisanästhesie ist eine Schädigung des Lingualisnervs nicht immer vermeidbar. Auch eine Injektion in den Nerv selbst lässt noch nicht den Schluss auf einen Behandlungsfehler zu.

**OLG Köln, Urteil vom 22.4.1998 - 5 U 232/96 -, VersR 1999, 1284:**
1. Vor der chirurgischen Entfernung des Weisheitszahns Nr. 48 ist über das Risiko der Verletzung des Nervus lingualis als Folge der Osteotomie oder der Leitungsanästhesie aufzuklären.
2. War die Entfernung des Zahns alternativlos dringend indiziert, ist von hypothetischer Einwilligung auszugehen, wenn der Eingriff von einer kieferchirurgischen Spezialpraxis ausgeführt worden ist.

**OLG Hamburg, Urteil vom 27.02.1998 - 1 U 131/97 -, NJW-RR 1998, 1324:**
Vor einer Weisheitszahnextraktion im Unterkiefer ist der Patient im Rahmen der Grundaufklärung darauf hinzuweisen, dass es in seltenen Fällen durch die Extraktion oder durch das Injizieren des Betäubungsmittels zu Nervschädigungen, und zwar insbesondere zur Verletzung des Nervus lingualis, kommen kann.

**3.10 Die Aufklärung wird von der Behandlerseite zu wenig unter dem Gesichtspunkt des Selbstschutzes gesehen.** Ein Patient, der über bestimmte Risiken aufgeklärt ist, wird eher akzeptieren, dass sich bei dem Eingriff das eingriffstypische Risiko verwirklicht hat, als ein Patient, den die unerwünschte Nebenfolge völlig unvorbereitet trifft. Für diesen wird als Erklärungsmöglichkeit stets ein Fehler des behandelnden Zahnarztes nahe liegen.

**3.11   Aus der Rechtsprechung zur Aufklärung bei implantologischen Eingriffen und Eingriffen im Bereich der Kieferhöhle sei noch auf folgende Entscheidungen hingewiesen:**

**OLG Oldenburg, Urteil vom 22.6.1993 - 5 U 154/92 -, AHRS 4800/101, 2699/100:**
Ist die Implantation eines subperiostalen Implantats angesichts der komplizierten Kieferverhältnisse eines Patienten mit einem besonderen Misserfolgsrisiko behaftet, so muss der Patient darüber aufgeklärt werden, dass dieses operative Vorgehen nur einen Versuch zur Verbesserung der Kaufunktion - ohne Erfolgsgewissheit - darstellen kann.

**OLG Hamm, Urteil vom 9.10.1991 - 3 U 275/90 -, AHRS 4510/18:**
Vor einer Kieferhöhlenoperation ist der Patient, dessen Kieferhöhle infolge mehrerer Voroperationen Veränderungen aufweist, darauf hinzuweisen, dass über die Beseitigung der akuten Entzündung hinaus nur eine geringe Chance besteht, eine dauernde Entzündungsfreiheit zu erreichen, ferner darauf, dass bestehende Nervirritationen infolge eines Vortraumas sowie der über längere Zeit bestehenden Entzündungen durch den Eingriff nur selten beseitigt werden können, das Risiko derartiger Irritationen vielmehr mit jedem weiteren Eingriff steigt.

## VII.III.4 Dokumentation

Die Rechtsprechung gesteht einer sorgfältigen **Dokumentation** einige Beweiskraft zugunsten des Arztes/Zahnarztes zu. Es kann deshalb nur dringend empfohlen werden, die Aufklärung sorgfältig durchzuführen und sorgfältig zu dokumentieren, zumindest stichwortartig, wie ebenso dringend davor gewarnt werden muss, die Aufklärung zu vernachlässigen.[97]

### VII.III.5 Aufklärung über alternative Behandlungsmethoden

5.1 Im allgemeinen hat ein Zahnarzt dem Patienten ungefragt nicht zu erläutern, welche Behandlungsmöglichkeiten theoretisch in Betracht kommen und was für und gegen die eine oder andere dieser Methoden spricht, solange er eine Therapie anwendet, die dem medizinischen Standard genügt. Die Wahl der Behandlungsmethode ist primär Sache des Zahnarztes. Der Zahnarzt darf in der Regel davon ausgehen, dass der Patient insoweit seiner zahnärztlichen Entscheidung vertraut und keine eingehende fachliche Unterrichtung über speziell medizinische Fragen erwartet.[98]

5.2 Stehen für eine medizinisch sinnvolle und indizierte Therapie aber mehrere Behandlungsmethoden zur Verfügung, die zu jeweils unterschiedlichen Belastungen des Patienten führen oder unterschiedliche Risiken und Erfolgschancen bieten, muss der Patient (nach sachverständiger und verständnisvoller Beratung des Zahnarztes) selbst prüfen können, was er an Belastungen und Gefahren im Hinblick auf möglicherweise unterschiedliche Erfolgschancen der verschiedenen Behandlungsmethoden auf sich nehmen will. Ähnliches gilt dann, wenn die vorgeschlagene Behandlungsmethode

ernsthaft umstritten ist. Ist schließlich gar eine Behandlung angezeigt, die in der eigenen Praxis nicht durchgeführt werden kann, ist ohne weiteres eine Weiterverweisung des Patienten erforderlich. Die Unterlassung wäre im allgemeinen bereits ein zahnärztlicher Behandlungsfehler.

5.3 Die Verpflichtung zur Aufklärung über Behandlungsalternativen hat aber Grenzen. Sie kann nur da verlangt werden, wo der Patient eine echte Wahlmöglichkeit hat. So ist er ungefragt nicht über neue diagnostische und therapeutische Verfahren, die sich erst in Erprobung befinden, zu unterrichten. Darüber hinaus muss eine etwaige Kenntnis über theoretisch in Betracht kommende, möglicherweise anderswo praktizierte Behandlungsalternativen für den Patienten in seiner jeweiligen Situation entscheidungserheblich sein. Das ist dann nicht der Fall, wenn diese anderen, theoretisch in Betracht kommenden zahnärztlichen Maßnahmen keine besonders ins Gewicht fallenden Vorteile hinsichtlich Heilungschancen und möglicher Komplikationen derselben Risikogruppe haben und nach zahnmedizinischer Erfahrung jedenfalls nicht besser indiziert sind, schließlich wenn die zahn-

---

97 Vgl. Steffen/Dressler, aaO., Rz. 472; s. zur zahnärztlichen Dokumentation sehr ausführlich Ratajczak, Dokumentation - Die dritte Säule der zahnärztlichen Behandlung, Zahnarztmagazin 1991, Heft 3, S. 39 ff.
98 Vgl. BGH, Urteil vom 22.9.1987 - VI ZR 238/86 -, VersR 1988, 179 - Ratajczak/Stegers, Rz. 271

ärztliche Versorgung des Patienten mit den vorhandenen personellen und ggf. operativen Möglichkeiten im Vordergrund steht. Die Beteiligung des Patienten an dem zahnärztlichen Entscheidungsprozess über das Therapieprogramm ist zur Wahrung seines Selbstbestimmungsrechtes nur in dem Umfang erforderlich, der durch seine Interessen als medizinischer Laie an dem Erhalt der für sein weiteres Patientenschicksal wesentlichen Fakten bestimmt wird.

5.4 Der Zahnarzt ist keineswegs verpflichtet, jeweils das neueste Therapiekonzept zu verfolgen, solange er eine Therapie anwendet, die dem jeweiligen Stand der Zahnheilkunde entspricht. Der Zeitpunkt, von dem aus eine bestimmte Behandlungsmaßnahme veraltet und überholt ist, so dass ihre Anwendung nicht mehr dem einzuhaltenden Qualitätsstandard genügt und damit zu einem Behandlungsfehler wird, ist aber spätestens dann gekommen, wenn neue Methoden risikoärmer sind und/oder bessere Heilungschancen versprechen, in der zahnmedizinischen Wissenschaft im wesentlichen unumstritten sind und deshalb ihre Anwendung von einem sorgfältigen und auf Weiterbildung bedachten Zahnarzt verantwortet werden kann.[99]

5.5 Diese für die Aufklärung über alternative Behandlungsmethoden entwickelten Grundsätze gelten bei der implantologischen Behandlung vor allem für die Frage, ob anstelle einer implantatgetragenen prothetischen Versorgung eine konventionelle Versorgung gewählt werden soll. Die Risiken der konventionellen prothetischen Versorgung, ggf. über Teleskope, sind geringer als die der implantologischen Versorgung, die Chancen allerdings auch. Es handelt sich dennoch um im Regelfall vergleichbare Behandlungsalternativen.

Diese Vergleichbarkeit bedeutet aber nicht, dass sich der Deckungsschutz des privatversicherten Patienten nur auf die konventionelle prothetische Versorgung beschränkt. Diese durch ein Urteil des OLG Köln vom 13.07.1995 begründete Entwicklung, die implantatgetragene Versorgung zur Luxusversorgung hochzustilisieren[100] verkennt zum einen die erheblichen Unterschiede für den Patienten und beachtet nicht, dass es nicht Aufgabe der Gerichte ist, den privatversicherten Patienten von den Entwicklungen der modernen (Zahn-)Medizin fernzuhalten.[101]

---

99 Vgl. BGH, Urteil vom 22.9.1987 - VI ZR 238/86-, VersR 1988, 179 = Ratajczak/Stegers, Rz. 271

100 OLG Köln, Urteil vom 13.7.1995 - 5 U 94/93 -, VersR 1995, 1177; fortgeführt durch OLG Köln, Urteil vom 22.10.1997 - 5 U 94/97 -, VersR 1998, 88

101 So zurecht LG Oldenburg, Urteil vom 20.11.1998 - 13 O 2695/96 -, zur Veröffentlichung in BDIZ-konkret vorgesehen; **gegen** die Auffassung des OLG Köln u.a. OLG Karlsruhe, Urteil vom 21.3.1996 - 12 U 168/95 -, BDIZ-konkret 1998, Heft 1, S. 36; LG Hechingen, Urteil vom 7.8.1998 - 1 O 51/95 -, BDIZ-konkret 1998, Heft 4, S. 32; AG Kiel, Urteil vom 5.6.1997 - 118 C 197/95 -

## 5.6 Aus der Rechtsprechung:

**OLG Oldenburg, Urteil vom 22.6.1993 - 5 U 154/92 -, AHRS 5000/105, 2699/100:**
Vor einer operativen Kieferbehandlung durch Implantation eines subperiostalen Implantats muss der Patient nicht über eine Augmentation als Behandlungsalternative aufgeklärt werden.

**OLG Köln, Urteil vom 30.9.1998 - 5 U 122/97 -, VersR 1999, 1498:**
Der Zahnarzt ist verpflichtet, über medizinisch gleichermaßen indizierte Alternativen einer prothetischen Versorgung der Oberkieferbezahnung aufzuklären (hier: teleskopierende, bügelfreie Brückenprothese statt Gaumenplatte). Wird die Versorgung mittels Gaumenplatte nicht toleriert, entfällt der Vergütungsanspruch, wenn der Patient plausibel darlegt, dass er in Kenntnis der Behandlungsalternative der getroffenen Maßnahme nicht zugestimmt hätte.

## VII.IV Haftungsmaßstäbe, Sorgfaltsanforderungen

### VII.IV.1 Allgemeines

Die Haftung des Zahnarztes setzt voraus,

- dass ein Verstoß gegen die Regeln der Zahnheilkunde, im vorliegenden Zusammenhang also vor allem die Regeln der implantologischen Behandlung und der Implantatprothetik vorliegt,
- dass dieser Verstoß zu einem Schaden bei dem Patienten geführt hat (Kausalität) und
- dem Zahnarzt zum Verschulden gereicht.

Verschulden umfasst als Oberbegriff vorsätzliches und fahrlässiges Handeln. Ersteres Merkmal hat, soweit ersichtlich, in Zahnarzthaf-

tungsprozessen bisher allerdings noch nie eine Rolle gespielt.

### VII.IV.2 Vorsatz

2.1 **Vorsätzlich** handelt ein Zahnarzt nur, wenn er es bewusst und gewollt auf die Schädigung des Patienten anlegt oder die Schädigung des Patienten zumindest billigend in Kauf nimmt. Die durch fast jeden Heileingriff mitbedingte Körperverletzung ist nicht rechtswidrig, wenn eine wirksame Einwilligung vorliegt. Das Vorsatzproblem stellt sich also nicht.

2.2 Eine vorsätzliche Schädigung von Patienten liegt im Behandlungsfehlerbereich außerordentlich selten vor. Der Bundesgerichtshof hatte sich hiermit in einem Urteil vom 22.2.1978[102] zu befassen. Der Fall lag allerdings extrem. Der Zahnarzt hatte auf Wunsch der Patientin dieser sämtliche Zähne des Oberkiefers gezogen, weil diese ihre Kopfschmerzen auf die Zahnfüllungen aus Amalgam zurückführte. Der Bundesgerichtshof bestätigte die Verurteilung wegen vorsätzlicher Körperverletzung.

2.3 Vorsatz kann im Bereich der Aufklärungspflichtverletzung dagegen recht einfach vorkommen. Setzt der Zahnarzt Implantate in Kenntnis dessen, dass der Patient nicht oder nicht ordnungsgemäß aufgeklärt wurde, liegt eigentlich

---

102 BGH, Urteil vom 22.2.1978 - 2 StR 372/77 -, NJW 1978, 1206 = Ratajczak/Stegers, Rz. 281

eine vorsätzliche Handlung vor.[103] Dieses Verdikt fällt der Rechtsprechung in der Praxis dennoch außerordentlich schwer, wie die nachstehend wiedergegebene Entscheidung des Bundesgerichtshofs vom 02.02.1968 belegt[104]:

Ein Arzt, dem die höchstrichterliche Rechtsprechung über die ärztliche Aufklärung bekannt ist und der dennoch in einem Fall, in dem (wenn auch selten) schwere Schäden bei der vorgesehenen (nicht notwendigen) Operation eintreten können, den Patienten nicht über die Risiken des Eingriffs aufklärt, weil er sich hierzu nicht verpflichtet fühlt, handelt **fahrlässig.**

2.4 Für den Zahnarzt hat die Feststellung vorsätzlichen Handelns die unangenehme Konsequenz, dass damit der Deckungsschutz der Berufshaftpflichtversicherung für den Behandlungsfall entfällt. Für den Patienten bedeutet dies, dass ein sicher liquider Haftungsschuldner entfällt. Darauf wird in der Rechtsprechung durchaus Rücksicht genommen.[105]

## VII.IV.3 Fahrlässigkeit

3.1 **Fahrlässigkeit** wird in § 276 Satz 2 BGB definiert als Außerachtlassung der im Verkehr erforderlichen Sorgfalt. Der Fahrlässigkeitsbegriff des Zivilrechts ist objektiv. Auf die persönlichen Fähigkeiten des Zahnarztes kommt es ebenso wenig an wie darauf, ob er Berufsanfänger oder Universitätsprofessor ist. Stets wird eine dem Können eines erfahrenen Zahnarztes entsprechende zahnärztliche Behandlung geschuldet, die sich an dem Stand der zahnmedi-

zinischen Wissenschaft zu orientieren hat.[106] Ein etwa eingerissener Schlendrian oder den Anforderungen nicht genügender Standard in der Praxis entschuldigt nicht.[107] Die vom OLG Nürnberg in einem Urteil aus dem Jahre 1953 vertretene Auffassung, dass die Verwendung einer ungesicherten Nervnadel zwar nicht dem Stand der zahnmedizinischen Wissenschaft, aber der Praxis entsprochen habe und daher als solche nicht zu beanstanden sei[108], ist heute überholt und widersprach auch zum damaligen Zeitpunkt schon der höchstrichterlichen Rechtsprechung.[109]

---

103 S. Deutsch, aaO., Rz. 293

104 BGH, Urteil vom 2.2.1968 - VI ZR 115/67 -, AHRS 1220/17, 4510/3; s. zur Problematik Ulsenheimer, Die Risikoaufklärung im Strafverfahren, in Ratajczak/Schwarz-Schilling (Schriftleitung), Medizin und Strafrecht, 2000, S. 127 ff.

105 Einen haarsträubenden Fall betrifft die Entscheidung des LG Heidelberg vom 5.3.1982 - 5 O 356/79 -, VersR 1986, 148 = Ratajczak/Stegers, Rz. 831, in dem das Gericht dennoch mit einer nur mit dem Blick auf die finanziellen Interessen des klagenden Patienten zu erklärenden Rücksicht auf das Vorsatzverdikt verzichtet.

106 BGH, Urteil vom 13.6.1960 - III ZR 54/59 -, NJW 1961, 600 = Ratajczak/Stegers, Rz. 430; OLG Zweibrücken, Urteil vom 7.10.1987 - 2 U 16/86 -, VersR 1988, 165 = Rarajczak/Stegers Rz. 508; BGH, Urteil vom 27.9.1983 - VI ZR 230/81 -, MedR 1984, 63 = Ratajczak/Stegers Rz. 886

107 Vgl. z.B. BGH, Urteil vom 7.4.1952 - III ZR 363/51 -, NJW 1952, 779; BGH, Urteil vom 11.2.1957 - VII ZR 256/56 -, NJW 1957, 746; OLG Stuttgart, Urteil vom 30.11.1989 - 14 U 25/89 -, AHRS 2305/16, 1220/41; s. zum Ganzen eingehend Stegers, Anforderungen an den ärztlichen Sorgfaltsmaßstab, NdsÄBl 1991, Heft 14, S. 10

108 OLG Nürnberg, Urteil vom 19.1.1953 - 2 U 22/52 -

109 S. BGH, Urteil vom 7.4.1952 - III ZR 363/51 -, NJW 1952, 779

3.2 Das Maß der erforderlichen Sorgfalt für den Zahnarzt bestimmt sich nur hilfsweise nach dem Können eines erfahrenen Zahnarztes. Der Zahnarzt muss in jedem Fall sein besonderes persönliches Können einsetzen, wenn dieses über dem Standard liegt.[110] Für den heute schon schwerpunktmäßig implantologisch tätigen Zahnarzt bedeutet dies i.d.R. einen faktisch erhöhten Sorgfaltsstandard.

3.3 Die Bezugnahme des Gesetzgebers auf die im Verkehr erforderliche Sorgfalt erhält ein dynamisches Element, das gerade im Bereich der Arzt- und Zahnarzthaftung besondere praktische Bedeutung erlangt. In dem Maße, in dem der Stand der zahnärztlichen Wissenschaft fortschreitet, schreiten die Sorgfaltsanforderungen fort. Was heute noch akzeptable Behandlungsweise ist, muss es in 10 Jahren keineswegs mehr sein.

Als Beispiel sei an die vorzitierte Entscheidung des OLG Nürnberg erinnert. 1953 ließ das Oberlandesgericht noch durchgehen, dass Nervnadeln ungesichert verwendet werden, forderte aber auch dann schon eine erhöhte Sorgfalt des Zahnarztes. Heute besteht kein Zweifel, dass das Verwenden einer ungesicherten Nervnadel per se einen zahnärztlichen Behandlungsfehler darstellt.[111]

Die Haftung für Behandlungsfehler scheitert angesichts des objektivierten Fahrlässigkeitsbegriffs so gut wie nie am Verschulden.

Für Aufklärungsfehler wird stets gehaftet. Der Bundesgerichtshof hat sich schon früh auf folgenden Standpunkt gestellt:

Die Grundsätze über die Aufklärung sind wegen der Entscheidungsfreiheit des Patienten bezüglich seiner Person unabdingbar und müssen jedem Arzt geläufig sein. Ein Verstoß gereicht ihm zum Verschulden.[112]

### VII.IV.4 Mitverschulden

Stets ist aber daran zu denken, dass ein Schaden des Patienten durch ihn **mitverschuldet** sein kann. Der Mitverschuldenseinwand kann sowohl bei Behandlungsfehlern wie bei Aufklärungsversäumnissen eine Rolle spielen.

Dazu sei auf die nachstehende Entscheidung hingewiesen.

**BGH, Urteil vom 4.11.1975 - VI ZR 226/73 -, AHRS 1220/18, 1400/10 = Ratajczak/Stegers, Rz. 702:**
Zur Frage, wann ausnahmsweise der Einwand des **Mitverschuldens** im Bereich des ärztlichen Aufklärungsversäumnisses durchgreifen kann: ausnahmsweise kann in diesem Bereich neben dem Arzt auch der Patient schuld daran sein, dass beim Arzt über Aufklärungswunsch oder -bedürfnis des Patienten ein falsches Bild entstanden ist und er ihn deshalb nicht gründlich genug aufklärt. Das kann etwa der Fall sein, wenn der Patient durch

---

110 Vgl. BGH, Urteil vom 29.1.1991 - VI ZR 206/90 -, NJW 1991, 1535

111 S. BGH, Urteil vom 27.11.1952 - VI ZR 25/52 -, VersR 1953, 67 = Ratajczak/Stegers, Rz. 842, die Entscheidung war dem OLG Nürnberg offenbar nicht bekannt; LG Berlin, Urteil vom 16.11.1982 - 10 O 112/84 -, nicht veröffentlicht

112 BGH, Urteil vom 12.2.1974 - VI ZR 141/72 -, AHRS 4230/1, 5250/1 = Ratajczak/Stegers, Rz. 510

selbstsichere und aktive Beteiligung am Arztgespräch den unzutreffenden Eindruck erweckt, dass er mit medizinischen Sachverhalten nicht unvertraut und dass ihm die Risiken des Eingriffs bekannt oder gleichgültig seien. Bei solcher Gestaltung der Dinge kann es ihm ausnahmsweise zum Mitverschulden gereichen, dass er unvollständige oder falsche Auskunft über solche persönlichen Verhältnisse gibt, deren Bedeutung für die Beurteilung seines Aufklärungsbedürfnisses er erkennen konnte und musste. In aller Regel wird auch das, vor allem bei Patienten von einfacher Denkweise, nicht in Betracht kommen.

Der Mitverschuldenseinwand ist bei Aufklärungsversäumnissen auf Ausnahmefälle beschränkt.[113] Als Rettungsanker taugt er nicht.

### VII.IV.5 Strafrechtlicher Haftungsmaßstab

Der zivilrechtliche Haftungsmaßstab unterscheidet sich erheblich vom **strafrechtlichen Haftungsmaßstab.** Strafrechtlich spielt es eine Rolle, welche individuellen Fähigkeiten der betroffene Zahnarzt hat, ob er am fraglichen Tag unter Kopfschmerzen litt, Valium genommen hatte, gar betrunken oder aus sonstigen Gründen nicht leistungsfähig war, oder bestimmte Behandlungskenntnisse nicht hatte. Dies alles kann u.U. zu seiner Entlastung beitragen.[114] Zivilrechtlich spielt dies keine Rolle, kann im Gegenteil zu höherem Schmerzensgeld führen. Strafrechtlich muss ihm jedes Versäumnis nachgewiesen werden.

### VII.IV.6 Haftung für Mitarbeiter

6.1 Für den Haftungsmaßstab des Zahnarztes aus eigener Tätigkeit spielt es keine Rolle, ob er wegen Verletzung des Behandlungsvertrages oder nach deliktischen Grundsätzen auf Schadensersatz in Anspruch genommen wird.[115]

6.2 Unterschiede ergeben sich jedoch bei der Haftung für **Hilfskräfte.**

6.2.1 Soweit der Zahnarzt wegen Fehlern, die seiner Hilfskraft unterlaufen sind, aus Verletzung des Behandlungsvertrages in Anspruch genommen wird, haftet der Zahnarzt nach § 278 BGB für das Verschulden der Hilfskraft wie für eigenes Verschulden, kann sich also nicht exkulpieren.

6.2.2 Wird der Zahnarzt deliktisch in Anspruch genommen, was vor allem wegen der nur nach dem Recht der unerlaubten Handlung möglichen Verurteilung zur Schmerzensgeldzahlung eine große Rolle spielt, dann kann er sich für durch die Hilfskraft/Mitarbeiter oder sonstige von ihm zur Behandlung zulässigerweise beigezogene Dritte begangene Fehler grundsätzlich nach § 831 BGB exkulpieren. § 831 BGB bestimmt zwar, dass derjenige, der einen anderen zu einer Verrichtung bestellt hat, zum Ersatz des Schadens verpflichtet ist, den der andere in Ausführung der Verrichtung einem Dritten widerrechtlich zu-

---

113 Vgl. BGH, Urteil vom 17.12.1996 - VI ZR 133/95 -, MedR 1997, 319

114 S. dazu aber auch Deutsch, aaO., Rz. 291

115 Vgl. Steffen/Dressler, aaO., Rz. 131 mwN.

fügt. Die Ersatzpflicht tritt jedoch nicht ein, wenn der *„Geschäftsherr"* bei der Auswahl der bestellten Person und, sofern er Vorrichtungen oder Gerätschaften zur Ausführung der Verrichtung zu leiten hat, bei der Beschaffenheit oder der Leitung die im Verkehr erforderliche Sorgfalt beobachtet oder wenn der Schaden auch bei Anwendung dieser Sorgfalt entstanden sein würde.

Der nach dieser Vorschrift mögliche Entlastungsbeweis setzt zunächst einmal voraus, dass Arbeiten überhaupt zulässigerweise auf Hilfskräfte übertragen wurden. In diesem Sinne ist auch der angestellte Assistenzzahnarzt Hilfskraft. Ihm können und sollen nach und nach Arbeiten zur eigenverantwortlichen Erledigung übertragen werden. Passiert dann einem jungen Assistenzzahnarzt, der ansonsten sich zum exzellenten Praktiker entwickelt hat, gegen Ende der Assistenzzeit bei der Zahnextraktion ein Fehler, liegt im Zweifel eine Eigenhaftung des Assistenzzahnarztes vor, für die sein Chef nur vertragsrechtlich auch einzustehen hat. Der Schmerzensgeldzahlung kann der anstellende Zahnarzt aber im Zweifel durch Führung des Entlastungsbeweises entgehen. Wer dagegen auch gegen Ende der Vorbereitungszeit seinem Assistenzzahnarzt allein implantologische Behandlungen überlässt, wird sich im Zweifel im Schadensfalle nicht exkulpieren können.

## VII.IV.7 Arbeitsrechtliche Aspekte der Haftung für Mitarbeiter

An dieser Stelle sei ein kleiner arbeitsrechtlicher Einschub gestattet: Ein Regress des Zahnarztes gegen seinen angestellten Assistenzzahnarzt wegen Inanspruchnahme aus von diesem verursachten Fehlern scheidet in der Regel aus, weil die Tätigkeit des Assistenzzahnarztes eine Arbeit darstellt, die man früher gefahrgeneigt nannte.[116] Auch bei noch so sorgfältigem Vorgehen lässt sich die Schädigung des Patienten nicht sicher vermeiden. Dies führt dazu, dass der junge Assistenzzahnarzt grundsätzlich nur für Vorsatz und grobe Fahrlässigkeit allein haftet.[117] Mittlerweile gelten diese Haftungsbeschränkungen für alle Arbeiten, die durch den Betrieb veranlasst sind und aufgrund eines Arbeitsverhältnisses geleistet werden.[118]

## VII.IV.8 Wahl der Behandlungsmethode

Die Wahl der Behandlungsmethode ist grundsätzlich Sache des Zahnarztes.[119] Die Freiheit der

---

116 Vgl. LAG Berlin, Urteil vom 30.5.1983 - 9 Sa 21/83 -, VersR 1983, 937 = Ratajczak/Stegers, Rz. 479; BVerfG, Beschluss vom 25.7.1979 - 2 BvR 878/74 -, NJW 1979, 1925 = Ratajczak/Stegers, Rz. 334
117 BGH, Urteil vom 10.2.1987 - VI ZR 68/86 -, VersR 1987, 686 = Ratajczak/Stegers, Rz. 606
118 Vgl. BAG, Beschluss vom 27.9.1994 - GS 1/89 (A) -, DB 1994, 2237
119 Vgl. BGH, Urteil vom 22.9.1987 - VI ZR 238/86 -, VersR 1988, 179 = Ratajczak/Stegers, Rz. 271

Wahl der Therapiemethode wird vor allem begrenzt durch den Grundsatz, dass sich der Zahnarzt gegen das höhere und für das geringere Risiko zu entscheiden hat.[120] Zahnärztliche Sorgfalt erfordert es, von vermeidbaren Maßnahmen abzusehen, deren erhöhtes Risiko zwar nicht erwiesen ist, aber auf den ersten Blick auch nicht ganz fern liegt.[121] Als weiterer Behandlungsmaßstab ist zu beachten, dass die Behandlung so schonend wie möglich durchzuführen ist.[122]

### VII.IV.9 Richtlinien als Sorgfaltsmaßstäbe

9.1 Wichtige Sorgfaltsmaßstäbe ergeben sich aus den Richtlinien des Bundesausschusses der Zahnärzte und Krankenkassen für eine ausreichende, zweckmäßige und wirtschaftliche kassenzahnärztliche Versorgung[123] und den Richtlinien für eine ausreichende, zweckmäßige und wirtschaftlich kassenzahnärztliche Versorgung mit Zahnersatz und mit Zahnkronen.[124] Diese sind der zivilrechtlichen Rechtsprechung weitgehend unbekannt, was z.B. dazu führt, dass sich Gerichte auf einen allgemein anerkannten Grundsatz der Zahnmedizin berufen, dass eine Zahnextraktion erst als letzte Behandlungsmöglichkeit indiziert ist, wenn konservierende Behandlungsalternativen zu keiner Besserung geführt haben[125], obwohl sich eben gerade dies schon aus Nr. 3 der Kassenzahnarztrichtlinien und Nr. 4 der Zahn-

arztrichtlinien und damit aus öffentlich-rechtlichen Normenverträgen ergibt.

9.2 Die Richtlinien des Bundesausschusses werden durch die zum 1.1.2000 in Kraft getretene Neufassung des § 28 Abs. 2 Satz 9 und des § 30 Abs. 1 Satz 5 SGB V für die implantologische Versorgung eine neue Bedeutung erlangen.

### VII.IV.10 Eil- und Notfälle

Für **Eil- und Notfälle** macht die Rechtsprechung gewisse Abstriche von den Sorgfaltsstandards, aber nur insoweit, als wegen der Eil- bzw. Notsituation eine sorgfältige Organisation und Vorbereitung der Behandlung nicht durchgeführt werden kann.[126]

## VII.V Der Zahnarzthaftungsprozess

### VII.V.1 Allgemeines

1.1 Zahnarzthaftungsrechtliche Probleme stellen sich in gerichtlichen Verfahren,

---

120 So schon BGH, Urteil vom 11.5.1982 - VI ZR 171/80 -, MedR 1983, 23 = Ratajczak/Stegers, Rz. 597; vgl. Steffen/Dressler, aaO., Rz. 157 mwN.: **nihil nocere**

121 Vgl. BGH, Urteil vom 18.3.1980 - VI ZR 155/78 -, VersR 1980, 676 = Ratajczak/Stegers, Rz. 287

122 Vgl. OLG Hamm, Urteil vom 16.7.1976 - 9 U 71/76 -, in Ratajczak/Stegers, Rz. 703

123 Kassenzahnarztrichtlinien, abgedruckt in Aichberger, Sozialgesetzbuch, Nr. 250

124 Zahnarztrichtlinien, abgedruckt in Aichberger, aaO., Nr. 251

125 So LG Dortmund, Urteil vom 11.5.1987 - 17 O 39/86 -, in Ratajczak/Stegers, Rz. 837

126 Vgl. OLG Stuttgart, Urteil vom 31.10.1996 - 14 U 52/95 -, AHRS 1220/116, 2070/106

• wenn der Patient selber auf Schadensersatz wegen behaupteter fehlerhafter zahnärztlicher Behandlung klagt,

• wenn der Patient gegen die Honorarklage eines Zahnarztes Behandlungsfehler einwendet. Dazu stehen ihm grundsätzlich drei Möglichkeiten offen.

1.1.1 Der Patient kann der **Honorarklage** damit begegnen, dass er einen **Behandlungsfehler** behauptet und weiter vorträgt, dass die bisherigen Leistungen des Zahnarztes für ihn **ohne Interesse** sind. Sein Schaden besteht darin, dass er für eine im Ergebnis unbrauchbare zahnärztliche Behandlung eine Vergütung zahlen soll. Dieser Schaden ist in der Weise zu ersetzen, dass der Zahnarzt keine Vergütung verlangt. Einer Aufrechnungserklärung bedarf es nicht.[127]

1.1.2 Der Patient kann seine Schadensersatzansprüche zur **Aufrechnung** stellen.

1.1.3 Der Patient kann nicht nur seine Schadensersatzansprüche zur Aufrechnung stellen bzw. Freistellung von der Honorarverbindlichkeit verlangen, sondern im Wege der **Widerklage** seinerseits Schadensersatzansprüche geltend machen, insbesondere Schmerzensgeldansprüche.

1.2 Die forensische Erfahrung lehrt, dass weniger bei sehr hochwertigen und teuren, als bei den durchschnittlich aufwendigen Leistungen - vor allem im Bereich der Prothetik - gegen Honorarforderungen eines Zahnarztes haftungsrechtliche Einwendungen geltend gemacht werden. Dies dürfte daran liegen, dass die Erwartungshaltung des Patienten und das Behandlungsergebnis sich bei den hochwertigen Leistungen, also vor allem implantatgetragenem Zahnersatz, eher decken, sei es, dass die Erwartungen durch intensive Gespräche im Vorfeld der Behandlungsdurchführung realistisch sind, sei es, dass in diesen Bereichen tatsächlich entsprechend sorgfältig gearbeitet wird. Für letzteres spricht die geringe Anzahl bekannt gewordener Haftungsfälle.

1.3 Die forensische Erfahrung lehrt weiter, dass viele, wenn nicht die meisten echten und vermeintlichen Haftungsfälle von Kollegen angestoßen werden, die dem Patienten mehr oder weniger geschickt verdeutlichen, dass sie die gerade erst angefertigte Arbeit leider neu anfertigen müssten, weil der vorbehandelnde Kollege doch nicht die erforderliche Sorgfalt habe walten lassen.

## VII.V.2 Amtsermittlungspflicht

2.1 Der (Zahn)Arzthaftungsprozess unterscheidet sich erheblich von einem normalen Zivilprozess. Während grundsätzlich jede Par-

---

127 Vgl. OLG Köln, Urteil vom 12.1.1977 - 2 U 100/76 -, VersR 1977, 843; OLG Köln, Urteil vom 26.5.1986 - 7 U 77/84 -, VersR 1987, 620; OLG Düsseldorf, Urteil vom 2.2.1984 - 8 U 71/83 -, VersR 1985, 456 = Ratajczak/Stegers, Rz. 844

tei in einem Zivilprozess verpflichtet ist, ihren behaupteten Anspruch darzulegen, die behaupteten Fehler der Gegenseite genau zu bezeichnen und auch darzulegen, warum diese einen Verstoß gegen die vertraglich oder sonstig geschuldeten Sorgfaltspflichten darstellen, sind diese Anforderungen im Arzthaftungsprozess stark reduziert. An die Substantiierungspflichten des Patienten, also seine Verpflichtung zu detailliertem Sachvortrag, werden nur *„maßvolle und verständige Anforderungen"* gestellt, weil die Rechtsprechung davon ausgeht, dass dem klagenden Patienten bzw. seinem Anwalt regelmäßig nicht nur die genaue Einsicht in das Behandlungsgeschehen, sondern das nötige Fachwissen zur Erfassung und Darstellung des streitigen Sachverhaltes fehlt.[128] Lücken im Klagevorbringen dürfen, soweit sie den medizinischen Sachverhalt betreffen, dem klagenden Patienten nicht angelastet, insbesondere nicht als Zugeständnis an den beklagten Zahnarzt gewertet werden.[129]

2.2 Das sind sehr weitgehende Zugeständnisse, die dazu führen, dass die Gerichte auch dann noch Gutachten einholen, wenn sie den Vortrag des Klägers auch ansatzweise nicht nachvollziehen können und in der Klage absoluter Unfug vorgetragen wird.

2.3 Die Pflicht des Gerichtes zur Ermittlung des Sachverhalts ist in erheblichem Umfang der straf-

rechtlichen Amtsermittlungspflicht angenähert. So hat das Gericht durch Formulierungshilfe darauf hinzuwirken, dass die Beweisaufnahme auf die medizinisch wesentlichen Umstände ausgerichtet wird. Dies gilt auch, soweit der klagende Patient das relevante Umfeld nicht ausdrücklich angesprochen hat. Die Beweisfragen müssen vom Gericht hinreichend und präzise formuliert werden, wobei es dafür Sorge tragen soll, dass der Sachverständige keine Gelegenheit zu Aussparungen hat, die die Schwerpunkte in der erforderlichen Gesamtbetrachtung verlagern.[130] Unklarheiten und Widersprüchen muss das Gericht nachgehen. Ggf. muss es die mündliche Anhörung des Sachverständigen von Amts wegen anordnen.[131] Vorhandenen weiteren Aufklärungsmöglichkeiten muss das Gericht von Amts wegen nachgehen.[132]

### VII.V.3 Waffengleichheit

Diese Grundsätze wurden vom Bundesgerichtshof entwickelt, um

---

128 Vgl. BGH, Urteil vom 19.5.1981 - VI ZR 220/79 -, VersR 1981, 752 = Ratajczak/Stegers, Rz. 377; BGH, Urteil vom 21.10.1986 - VI ZR 107/86 -, VersR 1987, 310; OLG Zweibrücken, Urteil vom 3.3.1998 - 5 U 57/96 -, VersR 1998, 1114

129 Vgl. BGH, Urteil vom 2.12.1980 - VI ZR 175/78 -, VersR 1981, 278

130 Vgl. BGH, Urteil vom 10.11.1981 - VI ZR 92/80 -, VersR 1982, 168 = Ratajczak/Stegers, Rz. 929

131 Vgl. BGH, Urteil vom 10.1.1989 - VI ZR 25/88 -, VersR 1989, 378

132 Vgl. BGH, Urteil vom 4.3.1980 - VI ZR 6/79 -, VersR 1980, 533 = Ratajczak/Stegers, Rz. 376

eine als ungleich empfundene Prozessausgangssituation für den Patienten einerseits und den Arzt/Zahnarzt andererseits anzugleichen. Der Patient ist in der Regel (zahn)medizinisch nicht vorgebildet. Die Suche nach Anwälten, die auf diesem Gebiet besondere Erfahrung haben, ist nicht einfach. Demgegenüber hat der (Zahn)Arzt nicht nur Zugriff auf sein eigenes fachliches Können, sondern auch noch auf die fachlichen Kenntnisse der seinen Berufshaftpflichtversicherer beratenden Zahn(Ärzte). Dem meist beschränkten Informationsstand des Patienten steht ein großer Informationspool auf Seiten des (Zahn)Arztes entgegen. Aus dieser Ungleichgewichtigkeit entsprang die Forderung nach „Waffengleichheit" im Arzthaftungsprozess, die sich als Schlagwort in einer ganzen Reihe von Gerichtsentscheidungen findet.[133] Ausdruck findet dieser Grundsatz in der Reihe von Pflichten, die der Bundesgerichtshof in (Zahn)Arzthaftungsprozessen den Gerichten auferlegt.

## VII.V.4 Einzelrichterverfahren

Wegen der Komplexität der Materie ist das vor allen Landgerichten übliche Einzelrichterverfahren hier grundsätzlich unzulässig. Vielmehr hat stets das Gericht mit voller Kammerbesetzung zu verhandeln, Beweis aufzunehmen und zu entscheiden.[134] Geschieht dies aber dennoch nicht, was in der Praxis leider oft festzustellen ist, muss die Übertragung auf den

Einzelrichter bzw. die Verhandlung durch den Einzelrichter rechtzeitig nach § 295 ZPO **gerügt** werden. Anderenfalls wird dieser prozessuale Fehler geheilt.[135]

## VII.V.5 Gerichtsgutachten

5.1 Sachverständigengutachten sind im Arzthaftungsprozess grundsätzlich schriftlich zu erstatten. Die nur mündliche Anhörung des Sachverständigen durch das Gericht begegnet nach Meinung des Bundesgerichtshofs Bedenken.[136]

5.2 Der Bundesgerichtshof ermuntert den Richter ausdrücklich dazu, sich aus einschlägigen medizinischen Fachbüchern sachkundig zu machen.[137] Angriffe der Partei-

---

133 Vgl. BVerfG, Beschluss vom 15.12.1988 - 1 BvR 750/88 -, n.v.; BGH, Urteil vom 14.3.1978 - VI ZR 213/76 -, VersR 1978, 542 = Ratajczak/Stegers, Rz. 695; BGH, Urteil vom 17.4.1984 - VI ZR 220/82 -, VersR 1984, 661 = Ratajczak/Stegers, Rz. 366; BGH, Urteil vom 31.5.1988 - VI ZR 261/87 -, MedR 1988, 314; OLG Schleswig, Urteil vom 3.9.1982 - 11 U 22/82 -, NJW 1983, 347 = Ratajczak/Stegers, Rz. 352

134 Vgl. BGH, Urteil vom 24.6.1980 - VI ZR 7/79 -, VersR 1980, 940 = Ratajczak/Stegers, Rz. 540; BGH, Urteil vom 29.1.1985 - VI ZR 69/83 -, VersR 1985, 343 = Ratajczak/Stegers, Rz. 692; BGH, Urteil vom 3.2.1987 - VI ZR 56/86 -, VersR 1987, 1089 = Ratajczak/Stegers, Rz. 389; OLG Köln, Urteil vom 18.3.1985 - 7 U 163/84 -, VersR 1987, 164 = Ratajczak/Stegers, Rz. 345; OLG Celle, Urteil vom 22.12.1992 - 1 U 6/91 -, VersR 1993, 483

135 Vgl. OLG Karlsruhe, Urteil vom 10.3.1989 - 7 U 34/86 -, VersR 1989, 810

136 Vgl. dazu Steffen/Dressler, aaO., Rz. 616

137 Vgl. BGH, Urteil vom 10.1.1984 - VI ZR 122/82 -, VersR 1984, 354 = Ratajczak/Stegers, Rz. 688; BGH, Urteil vom 15.3.1994 - VI ZR 44/93 -, NJW 1994, 1592

en auf ein medizinisches Gutachten unter Bezugnahme auf Zitate aus einschlägiger medizinischer Literatur sind vom Gericht aufzugreifen und zur Diskussion zu stellen.[138]

5.3 Allein auf medizinische Literatur darf ein Gericht seine abweichende Entscheidung allerdings nicht stützen, solange es Widersprüche zwischen medizinischer Literatur und Gutachten dem Sachverständigen nicht vorgehalten und sich dadurch über Stellenwert und Reichweite des Angelesenen vergewissert hat.[139]

5.4 In einer ganzen Reihe von Entscheidungen sah sich der Bundesgerichtshof veranlasst, darauf hinzuweisen, dass die Würdigung von Sachverständigengutachten durch das Gericht kritisch zu erfolgen hat und den Formulierungen des Gutachters besondere Aufmerksamkeit zu schenken sei, um festzustellen, ob der medizinische Gutachter Schwierigkeiten hatte, sich bei der Ausübung seines Amtes von überholten und in diesem Zusammenhang der Rechtsordnung widersprechenden Standesregeln freizumachen.[140]

## VII.V.6 Privatgutachten

Privatgutachten stellen im (Zahn)-Arzthaftungsprozess keinen bloßen Parteivortrag dar. Ihnen ist vielmehr dieselbe Bedeutung zu schenken wie dem Gutachten des gerichtlich bestellten Sachverstän-

digen.[141] Bestehenden Widersprüchen zwischen Gutachtern, auch Gerichts- und Privatgutachtern, muss das Gericht von Amts wegen nachgehen, wobei dem Bundesgerichtshof grundsätzlich die Gegenüberstellung in der mündlichen Verhandlung vorschwebt.[142]

## VII.V.7 Berufungsverfahren (2. Instanz)

Auch das Berufungsverfahren unterscheidet sich erheblich vom normalen Zivilprozess. Dies gilt insbesondere, seit bei den Oberlandesgerichten Fachsenate für Arzthaftpflichtverfahren eingerichtet werden. Dies führt auch heute selbst an großen Landgerichten immer wieder dazu, dass sich das Beweisverfahren im wesentlichen in die II. Instanz verlagert. So kann ich aus eigener Er-

138 BGH, Urteil vom 2.6.1987 - VI ZR 174/86 -, VersR 1987, 1238 = Ratajczak/Stegers, Rz. 939
139 Vgl. BGH, Urteil vom 10.1.1984 - VI ZR 122/82 -, NJW 1984, 1408 = Ratajczak/Stegers, Rz. 688; BGH, Urteil vom 10.5.1994 - VI ZR 192/93 -, NJW 1994, 2419; OLG Düsseldorf, Urteil vom 14.6.1984 - 8 U 207/83 -, in Ratajczak/Stegers, Rz. 589
140 Vgl. insbesondere BGH, Urteil vom 10.11.1970 - VI ZR 83/69 -, VersR 1971, 227 = Ratajczak/Stegers, Rz. 710; BGH, Urteil vom 22.4.1975 - VI ZR 50/74 -, VersR 1975, 852 = Ratajczak/Stegers, Rz. 754; BGH, Urteil vom 19.6.1979 - VI ZR 91/78 -, VersR 1979, 939 = Ratajczak/Stegers, Rz. 348
141 Vgl. BGH, Urteil vom 19.5.1981 - VI ZR 220/79 -, VersR 1981, 752 = Ratajczak/Stegers, Rz. 377; BGH, Urteil vom 17.12.1985 - VI ZR 192/84 -, VersR 1986, 467 = Ratajczak/Stegers, Rz. 379; BGH, Urteil vom 9.1.1996 - VI ZR 70/95 -, NJW 1996, 1597; OLG Zweibrücken, Urteil vom 3.3.1998 - 5 U 57/96 -, VersR 1998, 1114
142 BGH, Urteil vom 4.3.1980 - VI ZR 6/79 -, VersR 1980, 533 = Ratajczak/Stegers, Rz. 376

fahrung von einem Arzthaftungsprozess berichten, in dem in I. Instanz überhaupt keine Beweisaufnahme stattfand, die dann vor dem Oberlandesgericht nachgeholt wurde und dort an zwei Tagen rund 10 Std. in Anspruch nahm.[143] In der Regel werden in der Berufungsinstanz neue Gutachten eingeholt. Will das Berufungsgericht von der Beurteilung der mündlichen Ausführungen des Sachverständigen vor dem erstinstanzlichen Gericht abweichen, muss es den Sachverständigen erneut anhören.[144]

## VII.V.8 Prozesstaktik

8.1 All diese Grundsätze wirken nicht nur zugunsten des Patienten, sondern genauso zu Gunsten des (Zahn)Arztes, sofern sie seinem Anwalt geläufig sind. Prozesstaktik ist daher gefragt.

8.2 Eine ganz besondere Funktion hat in Arzthaftungsprozessen das Privatgutachten. Dieses kann und muss ggf. gezielt eingesetzt werden, um ungünstigen Aussagen des gerichtlich bestellten Sachverständigen die Spitze zu nehmen bzw. falsche Aussagen zurecht zu rücken. Dabei ist allerdings darauf zu achten, dass das Privatgutachten sich nicht nur auf eine bloße Gegendarstellung beschränkt, sondern sich sachlich mit dem Prozessstoff auseinandersetzt. Auch müssen dem Privatgutachter aussagekräftige Unterlagen zur Verfügung gestellt werden. Das

OLG Köln hat in einem Urteil ein Privatgutachten mit der Begründung vom Tisch gefegt, dass es sich seinem Inhalt nach auf eine bloße Gegendarstellung beschränke und nicht erkennen lasse, warum das Gutachten des gerichtlich bestellten Sachverständigen ungenügend sein solle. Eine naheliegende Erklärung für Divergenzen zwischen Privatgutachten und Gutachten des gerichtlich bestellten Sachverständigen in der Beurteilung eines Orthopantomogramms sah es darin, dass der beklagte Zahnarzt dem von ihm beauftragten Privatgutachter eine Kopie des Orthopantomogramms zur Verfügung gestellt hatte, die in der Qualität deutlich hinter dem bei den Gerichtsakten befindlichen Original zurückblieb.[145]

## VII.V.9 Selbständiges Beweisverfahren

9.1 Ein Zahnarztpatient, der Behandlungsfehler behauptet, ist in der Regel darauf angewiesen, den fehlerhaften Zahnbefund korrigieren und nachbehandeln zu lassen. Damit gehen Beweismittel verloren, weshalb in der Praxis selbständige Beweisverfahren von Patienten gegen Zahnärzte eine erhebliche Rolle spielen (§§ 485 ff.

---

143 OLG Stuttgart - 14 U 27/86 -
144 BGH, Urteil vom 3.12.1985 - VI ZR 106/84 -, VersR 1986, 366 = Ratajczak/Stegers, Rz. 575; BGH, Urteil vom 12.10.1993 - VI ZR 235/92 -, NJW 1994, 803
145 OLG Köln, Urteil vom 29.2.1988 - 7 U 140/87 -

ZPO).[146] Das Besondere dieses Verfahrens liegt darin, dass der Patient einen ihm genehmen Gutachter auswählen kann. Dieser braucht nicht über besondere Qualifikationen zu verfügen. Da nach Abschluss des Verfahrens regelmäßig die Nachbehandlung einsetzt, lassen sich die Tatsachenfeststellungen des Gutachters nachträglich kaum korrigieren.

9.2 Hier muss daran gedacht werden, dass nicht nur der Patient berechtigt ist, ein selbständiges Beweisverfahren einzuleiten, sondern selbstverständlich auch der Zahnarzt. Er kann mit einem Gegenbeweisverfahren reagieren und seinerseits einen Gutachter benennen, der beim Patienten die erforderlichen Befunde erhebt.[147] Er kann auch einen Gegenantrag stellen.[148]

9.3 Diese Möglichkeit ist auch deshalb im Auge zu behalten, weil die Frage, inwieweit ein Sachverständiger im selbständigen Beweisverfahren abgelehnt werden kann, umstritten ist.[149] Vielfach werden Ablehnungsgründe plausibel gar nicht geltend gemacht werden können, weil der Sachverständige als solcher nicht bekannt ist. Auch wenn dies gelingen könnte, kann es ratsam sein, einen Sachverständigen seines Vertrauens einzuschalten oder doch eine anerkannte Kapazität, z.B. wenn über die besondere berufliche Qualifikation des vom Antragsteller beauftragten Sachverständigen wenig oder nichts bekannt ist.

9.4 Die Streitverkündung, die in der Auseinandersetzung zwischen Zahnarzt und Labor, aber auch in der Auseinandersetzung zwischen Hauszahnarzt und dem chirurgisch tätigen Kollegen gerade bei implantologischer Behandlung eine Rolle spielen kann, ist auch im sonstigen Beweisverfahren zulässig.[150]

## VII.V.10 Gutachterkommissionen und Schlichtungsstellen

Hinzuweisen ist auch auf die Möglichkeit der Einleitung von Verfahren vor Gutachterkommissionen und Schlichtungsstellen bei den Zahnärztekammern.

---

146 Im einzelnen ist manches streitig, etwa ob der Zahnarzt dem Verfahren zustimmen muss (dafür OLG Köln, Beschluss vom 21.8.1997 - 5 W 57/97 -, NJW 1999, 887; OLG Düsseldorf, Beschluss vom 18.9.1995 - 8 W 23/95 -, MedR 1996, 132). S. auch Rinke/Balser, Indikationsbewertungen bei zahnprothetischen Leistungen - im selbständigen Beweisverfahren zulässig?, MedR 1999, 398; Mohr, Das selbständige Beweisverfahren in Arzthaftpflichtfällen, MedR 1996, 454

147 Das ist zulässig, vgl. Zöller/Stephan, ZPO, 20.A., 1997, § 485 Rz. 3 mwN.

148 Vgl. OLG München, Beschluss vom 7.2.1996 - 27 W 303/95 -, NJW-RR 1996, 1277

149 Vgl. dazu Zöller/Stephan, aaO., § 406 Rz. 1; OLG Köln, Beschluss vom 13.1.1992 - 13 W 1/92 -, VersR 1993, 72; OLG Köln, Beschluss vom 1.6.1992 - 19 W 21/92 -, VersR 1993, 1502; OLG Köln, Beschluss vom 29.1.1993 - 13 W 4/93 -, VersR 1994, 1086; KG, Beschluss vom 1.10.1997 - 4 W 5615/97 -, NJW-RR 1998, 144; OLG Düsseldorf, Beschluss vom 12.9.1997 - 22 W 48/97 -, NJW-RR 1998, 933; a.A. Hartmann in Baumbach/Lauterbach/Albers/Hartmann, ZPO, 58.A., 2000, § 487 Rz. 6 mN. zur Gegenmeinung

150 BGH, Urteil vom 5.12.1996 - VII ZR 108/95 -, VersR 1997, 855

Das Verfahren vor den Gutachterkommissionen im einzelnen soll hier nicht dargestellt werden. Grundsätzlich hat der Zahnarzt ein Widerspruchsrecht gegen die Durchführung des Verfahrens. Lässt er sich auf das Verfahren ein, so ist zu beachten, dass das Verfahren nach der Rechtsprechung den Ablauf der dreijährigen deliktischen Verjährungsfrist hemmt.[151] Dies bedeutet, dass zwischen Anrufung der Kommission und Zugang der Kommissionsentscheidung die Verjährungsfrist nicht weiterläuft.[152]

## VII.VI Schlussbemerkung

Die vorstehenden Ausführungen sind als sowohl gedrängte wie auch - dem Zweck des Weißbuchs entsprechend - dennoch möglichst umfassende Information zu den Rechtsbeziehungen Zahnarzt - Patient im Recht der oralen Implantologie gedacht.

---

151 Vgl. BGH, Urteil vom 10.5.1983 - VI ZR 173/81 -, VersR 1983, 690 = Ratajczak/Stegers, Rz. 463; OLG Düsseldorf, Urteil vom 15.3.1984 - 8 U 95/83 -, VersR 1985, 552 = Ratajczak/Stegers, Rz. 568; OLG Düsseldorf, Urteil vom 31.10.1984 - 8 U 66/82 -, VersR 1985, 744 = Ratajczak/Stegers, Rz. 536; OLG Köln, Urteil vom 26.3.1987 - 7 U 320/86 -, VersR 1988, 744; OLG Köln, Urteil vom 5.7.1993 - 27 U 14/93 -, AHRS 0600/105

152 S. zur Problematik von Gutachterkommissionen und Schlichtungsstellen Carstensen, Erfahrungen mit Gutachterkommissionen bei Arzthaftungsansprüchen, VersMed 1989, 64; Rataczak, Gutachterkommissionen und Schlichtungsstellen - Anspruch, Praxis, Perspektiven - Verfahrensordnung und Richtigkeitsgewähr, in Arbeitsgemeinschaft Rechtsanwälte im Medizinrecht e.V. (Hrsg.), Gutachterkommissionen und Schlichtungsstellen - Anspruch, Praxis, Perspektiven, 1990, S. 3 ff.; Kaufmann, Erfahrungen der Gutachterkommission aus ärztlicher Sicht, in Madea/Winter, Innere Medizin und Recht, 1996, S. 173 ff.; Neumann, Gutachterkommissionen und Schlichtungsstellen, MedR 1998, 309

# VIII.  Aus- und Fortbildung
(H.-J. Hartmann/Kl.-P. Lange)

# VIII. Aus- und Fortbildung
*(H.-J. Hartmann/Kl.-P. Lange)*

## VIII.1 Einleitung

Seit der ersten Forderung des BDIZ im Jahre 1991 durch STRECKBEIN und HARTMANN, einen postgraduierten strukturierten Fortbildungsweg für die zahnärztliche Implantologie einzurichten, sind viele Jahre vergangen. An Aktualität hat diese Forderung jedoch nichts eingebüßt - im Gegenteil - durch die allerorts geführte Qualitätssicherungsdebatte sehen sich auch fortbildungspolitisch restriktiv eingestellte Standespolitiker in der Pflicht, sich mit neuen Fortbildungsinhalten/-strukturen zu befassen. Bereits 1994 hat der BDIZ in seiner Satzung verankert, daß *„ein Weiterbildungskonzept zu erarbeiten und gemeinsam (d.h. mit den Berufsverbänden und wissenschaftlichen Gesellschaften) eine fachspezifische Anerkennung zu verfolgen sei und ggf. Prüfungskommissionen einzurichten und deren Mitglieder zu berufen"*.

Sicher hat sich auch aufgrund des Drucks des BDIZ die Bundeszahnärztekammer in der Vollversammlung am 07.11.1998 in Hannover zu der Bezeichnung „Interessenschwerpunkt" durchringen können. Wenn dort auch nur eine knappe Mehrheit zu verzeichnen war, so scheint dies ein erster Schritt in die richtige Richtung gewesen zu sein. Allerdings sind die Berufsverbände, der BDIZ und die wissenschaftlichen Gesellschaften der Auffassung, daß den Vorstellungen nach Qualitätssicherung durch die Bezeichnung „Interessensschwerpunkt" nicht Rechnung getragen wurde. „Interessensschwerpunkt" ist lediglich eine Absichtsbekundung, während der „Tätigkeitsschwerpunkt" den Nachweis einer Qualifikation und einer ständigen Qualitätssicherung beinhaltet. Dies ist allen implantologischen Fachkreisen bewußt. Die ständig kritischer werdenden Patienten fordern den Nachweis einer Qualifikation, staatliche Stellen eine Qualitätssicherung.

Begründet hat der BDIZ seine Forderung nach dem „Tätigkeitsschwerpunkt Implantologie" stets mit der Tatsache, daß eine implantologische Ausbildung im Rahmen der Approbationsordnung für Zahnärzte nicht existiert und somit die Verpflichtung aus den Kammergesetzen der Bundesländer (23, 1 - gemeinsame Vorschriften) zum Tragen kommt. Sie lautet; *„es sind immer dann Fort- und Weiterbildungswege einzurichten, wenn diese für eine ordnungsgemäße Versorgung der Bevölkerung mit neuen Behandlungsmethoden erforderlich werden"*.

Vor dem Hintergrund der Qualitätssicherungsdebatte und der Tatsache, daß die Ärzte, hier die Fachärzte für MKG-Chirurgie, die Implantologie in ihre Weiterbildungsordnung aufgenommen haben, kann sich die Zahnärzteschaft berufspolitisch nicht länger passiv verhalten. Zahlreiche Gespräche zwischen den Berufsverbänden der MKG-Chirurgen, dem BDO (Berufsverband der Oralchirurgen) und dem BDIZ sowie den wissenschaftlichen implantologischen Gesellschaften DGI, DGZI und Vertretern der Körperschaften, haben zu einem Umdenken beigetragen. Mittlerweile haben einige Länderkammern (Bayern, Hessen, Sachsen) eine geordnete implantologische Fortbildung organisiert, die im Grunde Fortbildungscharakter hat und mit einem Zertifikat abschließt.

Wir sind uns darüber im klaren, daß diese Programme durch den föderativen Aufbau der Bundesländer leider noch keinen bundeseinheitlichen Standard setzen werden. Die Berufsverbände der mit der Implantologie in Deutschland befaßten Zahnärzte und Ärzte (BDIZ, BDO, MKG-Chirurgen) sowie die wissenschaftliche Gesellschaft DGI als assoziierte Gesellschaft der DGZMK und die DGZI sind gefordert, hier eine integrative Funktion zu übernehmen. Sie haben einen gemeinsamen Fortbildungsweg beschlossen, der nach festzulegenden Kriterien Fortbildung anerkennt und nach einer Prüfung dem qualifizierten Kollegen eine bundeseinheitliche Zertifizierung ermöglicht.

In der Bundesrepublik Deutschland kann gegenwärtig der Wissenserwerb in der Zahnheilkunde auf verschiedenen Wegen durchgeführt werden.

**1. Ausbildung:** Die Verantwortung hierfür liegt bei Bund und Ländern. Sie wird an Universitäten und Hochschulen durchgeführt.

**2. Weiterbildung:** Die Verantwortung liegt bei den Ländern und den entsprechenden Zahnärztekammern. Sie wird in ermächtigten Praxen, an Universitäten und Hochschulen sowie Spezialinstituten durchgeführt.

**3. Fortbildung:** Die Fortbildung liegt in der Verantwortung eines jeden einzelnen. Die lebenslange Fortbildungspflicht ist in der Berufsordnung festgeschrieben. Sie wird an Universitäten und Hochschulen, Fortbildungsinstituten jeglicher Art, in Praxen, von der Industrie und von Einzelpersonen angeboten.

Die Ergebnisse der einzelnen Formen des Wissenserwerbs sind in der Ausbildung das zahnärztliche Staatsexamen mit der Approbation als Zahnarzt, in der Weiterbildung die Gebietsbezeichnung. In den meisten Bundesländern gibt es folgende zahnärztliche Gebietsbezeichnungen:

• Zahnarzt für Kieferorthopädie;
• Zahnarzt für Oralchirurgie;
• Zahnarzt für öffentliches Gesundheitswesen.

In der Zahnheilkunde ist eine Teilgebietsbezeichnung im Gegensatz zur Medizin gegenwärtig nicht definiert. Ganz bewußt ist in der Regel nicht der Begriff des „Fachzahnarztes" gewählt worden, um die Einheitlichkeit des Berufsstandes und der Berufsausübung weiterhin zu betonen. In der Bundesrepublik gibt es darüber hinaus in Westfalen-Lippe den Zahnarzt für Parodontologie und seit 25 Jahren den Zahnarzt für Oralchirurgie fast in allen Bundesländern.

Im Land Berlin auf der Basis des Bestandschutzes alter DDR-Qualifikationen noch die Fachzahnarztbezeichnungen für Allgemeine Stomatologie, Kinderstomatologie, Kieferorthopädie, Oralchirurgie und (Kieferchirurgie). Darüber hinaus gibt es auch noch Fachzahnarztbezeichnungen auf medizinisch - theoretischem Gebiet wie der Hygiene, der Mikrobiologie, der Anatomie, der Immunologie u.a. Diese Gebietsbezeichnungen sind jedoch Relikte der Wiedervereinigung und werden nicht mehr nachwachsen. Der dritte Weg des Wissenserwerbs über die Fortbildung führt bisher zu keinem definierten Abschluß, außer manchmal zum Erwerb von Urkunden oder Teilnahmebescheinigungen.

Das Gebiet der Zahnheilkunde ist gegenwärtig so umfangreich geworden, daß sicherlich ein Zahnarzt rein rechtlich auf dem gesamten Gebiet noch tätig werden kann, aber häufig nicht mehr Detailkenntnisse in allen sich entwickelnden Schwerpunkten haben kann. Als logische Konsequenz hieraus gewinnt die Forderung nach lebenslanger Fortbildung der Zahnärzte eine immer größere Bedeutung.

Die Dokumentation erworbener Spezialkenntnisse und Fertigkeiten ist möglich und notwendig, um vor allem unseren Patienten aber auch überweisenden Kollegen Tätigkeitsschwerpunkte des Zahnarztes deutlich zu machen. Da Schwerpunktbezeichnungen Erfahrungen des Zahnarztes auf dem ausgewiesenen Tätigkeitsgebiet erwarten lassen, dürfen sie zumindest in einem medizinischen Berufsstand nicht frei und willkürlich wählbar sein, sondern Schwerpunktbezeichnungen dürfen nur auf der Basis nachgewiesener Erfahrungen geführt werden. Der Nachweis von Erfahrungen (Kenntnissen und Fertigkeiten) kann mit einer Zertifizierung durch ausgewiesene Gremien erfolgen.

Ähnliches ist in den vergangenen Jahren in einem anderen freien Berufsstand, bei den Rechtsanwälten, bereits erfolgt. Hier sind zwei neue Bezeichnungen eingeführt worden. Einmal die Bezeichnung für einen Tätigkeitsschwerpunkt und zum anderen der Interessenschwerpunkt. Beide wurden durch Gerichtsurteile und im Anschluß auch durch die Fachanwaltsordnung inhaltlich und in der Form untermauert.

### VIII.2 Schwerpunktbezeichnung oder Tätigkeitsschwerpunkt.

Dazu gibt es im zweiten Abschnitt der Fachanwaltsordnung im § 7 Abs. 1 u. 2 eine Aussage: *„Unabhängig von der Angabe von Fach-*

anwaltsbezeichnungen dürfen als Teilbereiche der Berufstätigkeit nur Interessen- und/oder Tätigkeitsschwerpunkte benannt werden. Insgesamt sind nicht mehr als 5 Benennungen zulässig, davon höchstens 3 Tätigkeitsschwerpunkte. Interessen- und Tätigkeitsschwerpunkte sind jeweils als solche zu bezeichnen... Tätigkeitsschwerpunkte darf nur benennen, wer nach der Zulassung mindestens 2 Jahre auf dem Gebiet nachhaltig tätig gewesen ist".

Hieraus wird schon deutlich, daß sich Interessenschwerpunkte und Tätigkeitsschwerpunkte inhaltlich voneinander absetzen. Ähnliches kommt auch in dem Urteil des Bundesverfassungsgerichtes (1 BVR 12 29/90) zum Ausdruck. Hier geht es um die Verwendung selbstgewählter Tätigkeitsschwerpunkte von Rechtsanwälten. Im Absatz 12 wird ausgeführt: *„Die schlichte Zusatzbezeichnung diene der bloßen Information tatsächlicher oder potentieller Mandanten. Sie ist auch nicht irreführend, weil die Beschwerdeführer unstreitig auf den Gebieten seit Jahren überwiegend tätig seien".* Auch im Absatz 3a wird noch einmal gesagt, daß das rechtsuchende Publikum davon ausgeht, daß der Betroffene auf diesen Gebieten über theoretische und praktische Erfahrungen verfügt. Damit sind gewisse Inhalte und Formen bereits vorgeschrieben. Im Absatz 3 führt der Bundesgerichtshof aus: *„Das Bundesverfassungsgericht hat wiederholt ausgeführt, daß der*

*wahrheitsgemäße Hinweis auf rechtsförmlich erworbene fachliche Qualifikationen keine unzulässige Werbung darstellt und darüber hinaus, daß den Angehörigen freier Berufe für interessengerechte und sachangemessene Information, die keinen Irrtum erregt, im rechtlichen und geschäftlichen Verkehr Raum gibt".* Insofern stimmt in diesem Urteil das Bundesverfassungsgericht der Führung von Tätigkeitsschwerpunkten zu.

Ein weiteres Urteil des Bundesgerichtshofes (1 ZR 15/94) bezieht sich ebenfalls auf die Problematik - Tätigkeitsschwerpunkte.
Das Gericht nimmt zunächst zu den Tätigkeitsschwerpunkten als solche Stellung. Es schreibt im Absatz 1: *„Es sei nicht erkennbar, daß Tätigkeitsschwerpunkte mit einer Fachanwaltsbezeichnung verwechselt werden könnten. Auch dem nicht einschlägig informierten Publikum sei ohne weiteres klar, daß die Beklagten die genannten Schwerpunkte selbst festlegten und nicht Folge einer Überprüfung in einem förmlichen Verfahren seien".*

Im Absatz 3a wird deutlich gesagt: *„Der Hinweis auf den Schwerpunkt der anwaltlichen Tätigkeit dient der sachgerechten Information des rechtsuchenden Publikums; seine werbsmäßige Wirkung ist wettbewerbsrechtlich nicht zu beanstanden... - Eine interessengerechte und sachlich angemessene Information, die in ei-*

ner nach Form und Inhalt unaufdringlichen Weise gestaltet ist und keinen Irrtum erregt, kann... nicht als eine „gezielte Werbung" im Sinne eines unaufgeforderten direkten Herantretens an potentielle Mandanten angesehen werden".

Im Absatz b wird ferner gesagt: „Von einem Rechtsanwalt wird erwartet, daß er seine beratende Tätigkeit fachübergreifend ausübt. Die angegebene Schwerpunkttätigkeit entspricht damit einem berechtigten Interesse des rechtsuchenden Publikums an einer entsprechenden Information.

Ferner wird eine Differenzierung zwischen Tätigkeitsschwerpunkten und Interessensschwerpunkten durchgeführt". Hierzu sagt das Urteil aus: „Wenn ein Rechtsanwalt mitteilt, bestimmte Rechtsgebiete seien seine Schwerpunkte, so bedeutet das bei richtigem Verständnis der Aussage nichts anderes als die Angabe, er erbringe seine Tätigkeit vorwiegend auf diesen Rechtsgebieten. Diese Mitteilung beruht zwar dann auf einer eigenen Einschätzung des werbenden Rechtsanwaltes, sie bezieht sich aber auf einen objektiven nachprüfbaren Sachverhalt. Ein Rechtsanwalt, der seine berufliche Tätigkeit vor allem auf bestimmte Bereiche des Rechts beschränkt und in diesen über besondere Erfahrungen verfügt, darf hierauf als die Schwerpunkte seiner Tätigkeit hinweisen".

Nach Aussagen des Gerichts beinhalten die Interessensschwerpunkte eher den Hinweis auf einen Berufsanfänger, der sich zum Beispiel zuvor in einem bestimmten Rechtsgebiet wissenschaftlich betätigt hat und sein besonderes Interesse als beratender Rechtsanwalt an diesem Rechtsgebiet öffentlich kenntlich machen möchte. Im Absatz 2 wird noch einmal deutlich gemacht, daß die Benennung der Tätigkeitsschwerpunkte nicht als irreführend im Sinne des § 3 UWG beanstandet werden kann. Eine besondere Bedeutung wird dem beruflichen Werdegang zugemessen, als Basis des Erwerbs von Kenntnissen und Erfahrungen auf diesem Gebiet. Außerdem sagt das Urteil aus, daß eine Irreführung durch die Angabe von Tätigkeitsschwerpunkten nicht daraus hergeleitet werden kann, das rechtsuchende Publikum unterliege der Fehlvorstellung, dem so werbenden Anwalt sei die Qualifikation als Fachanwalt verliehen. Das Berufungsgericht hat die Gefahr einer dahingehenden Verwechslung nicht für gegeben erachtet. Trotzdem spielen gerade in diese Richtung zielende Urteile eine wichtige Rolle. So hat das Oberlandesgericht Düsseldorf (20 U 133/90) die Angaben Implantologie und Parodontologie auf dem Praxisschild eines Zahnarztes beanstandet, da sie in keiner Weise durch Zusätze von echten Gebietsbezeichnungen abgegrenzt waren. Gebietsbezeichnungen oder Angaben, die als solche wirken, sind so zu verstehen, daß sie nach einer entsprechenden Weiterbildung in einem geordneten Verfahren durch die zuständigen Stellen verliehen worden sind. Ein entsprechendes Verfahren in Bezug auf die Parodontologie und Implantologie hatte bei dem Kollegen nicht stattgefunden. Aus den vorher zitierten Urteilen und Verfahren wird deutlich, daß im Bereich der freien Berufe bereits die beiden Begriffe "Tätigkeitsschwerpunkt' und „Interessensgebiet" inhaltlich besetzt und definiert sind. Während das Interessengebiet frei wählbar ist und eher noch den Berufsanfänger bezeichnet, der sein Interesse auf diesem Gebiet sucht, wird auch bereits bei den Rechtsanwälten für die Schwerpunktbezeichnung verlangt, daß sie auf diesem Gebiet fundierte Kenntnisse und Fertigkeiten aufweisen können.

Aus diesem Grunde kann eine Interessensgebietsbezeichnung in der Medizin nicht relevant sein. Aus Gründen des Patientenschutzes und der sachgerechten Patienteninformation einschließlich aller Folgen durch nicht sachgerechte Behandlung, muß Wissen und Können nachgewiesen werden.

Der BDIZ führt aus diesem Grunde die Zertifizierung des" Tätigkeitsschwerpunktes Implantologie" durch. Aus rechtlich - bürokratischen Gründen muß die Verwechselung mit einer zahnärztlichen Gebietsbezeichnung unbedingt vermieden werden. Aus diesem Grund muß stets die vollständige Zertifizierungsbezeichnung - Tätigkeitsschwerpunkt Implanto-

logie - genannt werden. Zum Erlangen der Zertifizierung sind vom BDIZ entsprechende Richtlinien erarbeitet worden. Eine Übergangsregelung ermöglicht bereits langjährig tätigen Implantologen diese Zertifizierung auf unbürokratischem Wege sofort zu erlangen.

Eine Anerkennung der Gleichwertigkeit der Abschlüsse von implantologischen Fortbildungsreihen (MVZI-Sachsen, PPI-Berlin u.a.) wird auch nach Auslaufen der Übergangsregelung auf Antrag möglich sein. Dieser Antrag kann sowohl von dem Veranstalter der Fortbildungsreihe generell für alle Abschlüsse gestellt werden oder persönlich von dem einzelnen Kollegen. In dem zertifizierenden Gremium sollten dann Vertreter des Berufsverbandes der Implantologen (BDIZ), der beiden implantologisch - wissenschaftlichen Gesellschaften (DGI, DGZI) sowie der Bundeszahnärztekammer bzw. der Körperschaften gemeinsam tätig sein. Darüber hinaus kann in Zukunft die Zertifizierung durch nachgewiesene intensive Fortbildung (Besuch von Fortbildungen der DGI, der DGZI, in Fortbildungsinstituten, in Zahnarztpraxen, an Universitäten, der Industrie u.a.) und praktischer Tätigkeit auf implantatprothetischem Gebiet erreicht werden. Die Voraussetzungen hierfür sind in einem gemeinsam erarbeiteten Curriculum zu präzisieren. Nach erfolgreichem Abschluß erfolgt die Zertifizierung der Zahnärzte durch den BDIZ auf Antrag.

Die implantatprothetische Tätigkeit wird immer allen approbierten Zahnärzten offen sein. Mit der Zertifizierung wird jedoch für ratsuchende Patienten und überweisende Kollegen eine neue Informationsqualität geschaffen und für besonders erfahrene und intensiv fortgebildete Zahnärzte die Möglichkeit eröffnet, ihren "Tätigkeitsschwerpunkt Implantologie" auch entsprechend darzustellen.

## VIII.3 Urteil Tätigkeitsschwerpunkt, LG Aachen

**Das Landgericht (LG) Aachen hat in einem von der Zahnärztekammer (ZÄK) Nordrhein geführten Wettbewerbsprozess entschieden, dass ein Zahnarzt, der vom Bundesverband der niedergelassenen implantologisch tätigen Zahnärzte e.V. (BDIZ) nach den entsprechenden Nachweisen das Recht zur Führung der Zusatzbezeichnung „Tätigkeitsschwerpunkt: Implantologie" verliehen bekam, diese Bezeichnung auf dem Praxisschild führen darf.**

Die entgegenstehenden Regelungen der Berufsordnung könnten dieses Recht bei verfassungskonformer Auslegung nicht verweigern. Das Urteil des LG Aachen (Az.: 1 O 481/99 vom 4. April 2000) ist noch nicht rechtskräftig, die ZÄK will beim Oberlandesgericht Berufung einlegen.
Die ZÄK Nordrhein verklagte den

Zahnarzt in einem Wettbewerbsprozess, es zu unterlassen, auf seinem Praxisschild den vom BDIZ, dessen Mitglied er ist, erteilten „Tätigkeitsschwerpunkt Implantologie" zu führen. Der beklagte Zahnarzt führt auf seinem Praxisschild den Zusatz in der Form „Schwerpunkt Implantologie".

In den Entscheidungsgründen heißt es, so der BDIZ-Anwalt, RA. Dr. Thomas Ratajczak, Sindelfingen, dass die Zahnärztekammer keinen Unterlassungsanspruch gegen den Zahnarzt habe, auf dem Praxisschild die Zusatzbezeichnung „Schwerpunkt Implantologie" zu führen, da sich dieser nicht aus §§ 1, 3 UWG in Verbindung mit §§ 18 Abs. 1, 20 Abs. 1 der Berufsordnung vom 19. April 1997 (BerufsO), ergebe.

**„Unzulässiger Kommerzialisierung" keinen Vorschub geleistet**
Die Aufnahme des Hinweises „Schwerpunkt Implantologie" in das Praxisschild verstößt zwar gegen den Wortlaut der §§ 18 Abs. 1, 20 Abs. 1 BerufsO, so das Gericht. Allerdings, so Dr. Ratajczak zu den Leitsätzen des Urteils, sei das in § 20 Abs. 1 BerufsO der ZÄK Nordrhein enthaltene absolute Verbot einer Werbung und seine Ausprägung in § 18 Abs. 1 BerufsO – soweit es das Verbot der Bezeichnung „Tätigkeitsschwerpunkt Implantologie" auf dem Praxisschild betrifft – von der Ermächtigungsgrundlage des § 32 Nr. 10 HeilBerG NW bei verfassungsgemäßer Interpretation

nicht mehr gedeckt.

Grund für das Werbeverbot in dem verfassungskonform eingeschränkten Sinne ist, dass die zahnärztliche Berufsausübung sich nicht an ökonomischen Erfolgskriterien, sondern an zahnmedizinischen Notwendigkeiten orientieren soll. Das Werbeverbot hat zum Ziel, einer gesundheitspolitisch unerwünschten Kommerzialisierung des Zahnarztberufs vorzubeugen, die zu einer für den Patienten schädlichen Beeinflussung führen würde. Verboten kann daher nur die Werbung sein, die das Vertrauen der Bevölkerung in eine sachgerechte zahnmedizinische Versorgung beeinträchtigen könnte.

Durch die Aufnahme des Hinweises „Schwerpunkt Implantologie" wird weder einer unzulässigen Kommerzialisierung Vorschub geleistet, noch handelt es sich um eine irreführende Werbung. Vielmehr dient diese Angabe einem berechtigten Informationsinteresse des betroffenen Verkehrs.

Dieser hat ein berechtigtes Interesse daran, bereits und gerade durch das Praxisschild des Zahnarztes Aufklärung darüber zu erhalten, womit konkret dieser sich schwerpunktmäßig befasst und wo dieser besondere Kenntnisse aufweist, und zwar in einer stärkeren Differenzierung als sie die Zulassung von Fachzahnarztbezeichnungen mit sich bringt. Ein sachlich gerechtfertigter Grund dafür, dass der Patient solche Informationen erst nach weiterem Suchen – durch Einsichtnahme in Telefon- und Zahnärzteverzeichnisse oder Internet-Links – erhalten soll, besteht nicht.

Der bloße Zusatz „Implantologie" oder „Implantologe" würde unter Umständen die Gefahr von Irreführungen begründen, dass die Angabe wie eine sogenannte Gebiets- oder Facharztbezeichnung nach der Weiterbildungsordnung wirken könnte. Durch den Zusatz Tätigkeitsschwerpunkt oder Schwerpunkt wird jedoch hinreichend deutlich gemacht, dass es sich lediglich um einen Tätigkeitsschwerpunkt handelt und nicht um eine Gebiets- oder Facharztbezeichnung im Sinne der Weiterbildungsordnung.

Die Mitteilung von Tätigkeitsschwerpunkten ist ebenso wie bei Rechtsanwälten auch bei (Zahn)-Ärzten für zulässig zu halten. Maßstab für die Zulässigkeit im Einzelfall kann nur sein, dass die Angabe des Tätigkeitsschwerpunkts in sachlicher Form erfolgt und nicht irreführend ist. Eine Irreführung möglicher Patienten – und damit verbunden ein unzulässiger Wettbewerbsvorteil gegenüber Kollegen – könnte hier allenfalls dann vorliegen, wenn der Zahnarzt tatsächlich nicht seinen Tätigkeitsschwerpunkt und besondere Kenntnisse auf dem Gebiet der Implantologie hätte.
Der von der Kammer beklagte

Zahnarzt erbringt aber, so das Gericht, schwerpunktmäßig implantologische Leistungen und hat aufgrund entsprechender Berufserfahrung und Weiterbildungsmaßnahmen eine entsprechende Zertifizierung des BDIZ erlangt. Die ZÄK Nordrhein als Klägerin mag zwar für die Zukunft eigene Richtlinien und Voraussetzungen für die Mitteilung von Tätigkeitsschwerpunkten in Praxisschild und Briefkopf aufstellen. Gegenwärtig müssen mangels entsprechender Regelungen die sachlich bisher nicht beanstandeten Nachweise des Beklagten über erworbene Kenntnisse und Fähigkeiten als ausreichend angesehen werden. Insgesamt muss damit die Verwendung des Hinweises „Schwerpunkt Implantologie" im vorliegenden Fall als zulässige Berufsausübung angesehen werden. Damit scheidet gleichzeitig ein Anspruch aus § 1 UWG und/oder § 3 UWG auf Unterlassung aus, so das Gericht.

### VIII.3.1 Beschluß der Bundesärztekammer vom 11.5.2000

Auf Beschluß des 103. Ärztetages vom 11.5.2000 wurde das Wettbewerbsverbot in der Berufsordnung für Ärzte gelockert bzw. aufgehoben. Das bedeutet, dass zusätzliche Hinweise auf dem Praxisschild zulässig sind und zusätzliche Qualifikationen durch Fortbildungszertifikate durch die Ärztekammern verliehen werden können. In diesem Zusammenhang werden die zahnärztlichen Körper-

schaften ihre Hoffnungen begraben können, den Zahnärzten die Schildfähigkeit des „Tätigkeitsschwerpunktes Implantologie" gerichtlich abzusprechen.

### VIII.4 Landeszahnärztekammer Hessen ändert Berufsordnung und führt Tätigkeitsschwerpunkt ein

In den jüngsten Urteilen von höchsten deutschen Gerichten gerade auch im Zusammenhang mit der Veröffentlichung von Ärztelisten im Focus-Magazin wurde deutlich betont, dass es im wohlverstandenen Interesse des einzelnen Patienten liegt, objektive Informationen darüber zu erhalten, wo er für eine bestimmte Erkrankung einen entsprechenden aus- bzw. fortgebildeten Arzt finden kann. **Gleichzeitig werden von den Richtern aber nach wie vor rein werbende Aussagen deutlich abgelehnt.**

Die Änderung der Berufsordnung in Hessen und damit die Voraussetzungen zur Ausweisung von Tätigkeitsschwerpunkten orientieren sich an diesen Vorgaben!

**Voraussetzung zur Ausweisung eines Tätigkeitsschwerpunktes ist deshalb grundsätzlich der Nachweis der Teilnahme an einer curricularen Schwerpunktfortbildung im jeweiligen Gebiet.**

Wie bei jeder Änderung der Berufsordnung mit solchen Auswirkungen wird es eine Übergangszeit bis zum 31.12.2004 geben. In dieser Zeit kann jeder Kollege maximal zwei Tätigkeitsschwerpunkte nach Selbsteinschätzung auf Antrag bei der Kammer ausweisen.

**Obgleich es sich um eine Selbsteinschätzung handelt, gilt es zu beachten, dass jeder Kollege mit der Antragstellung zur Ausweisung des Tätigkeitsschwerpunktes bestätigt, sich durch praktische und theoretische Fortbildung die erforderlichen Kenntnisse, Erfahrungen und Fertigkeiten im jeweiligen Gebiet angeeignet zu haben.**

Dies wird von der LZKH in der Übergangszeit nicht überprüft, bei eventuellen Auseinandersetzungen mit Patienten kann es aber gegebenenfalls erforderlich werden, die entsprechende Kompetenz im ausgewiesenen Schwerpunkt belegen zu müssen.

Desweiteren sollte sich jeder darüber im Klaren sein, dass er in jedem Fall nach **Ablauf der Übergangszeit** einen erneuten Antrag auf weitere Ausweisung des oder der Tätigkeitsschwerpunkte/s stellen muss, bei dem er <u>spätestens dann</u> die geforderte Teilnahme an einer curricularen Schwerpunktfortbildung im entsprechenden Gebiet nachweisen muss.

**Anhang zu § 15 der Berufsordnung: Tätigkeitsschwerpunkte**
**§ 1**

1. Die Zahnheilkunde stellt einen einheitlichen und unteilbaren Behandlungsbereich dar. Das Berufsbild des Zahnarztes nach § 1 Abs. 3 des Zahnheilkundegesetzes bleibt von der Ausweisung von Tätigkeitsschwerpunkten unberührt.

2. Ziel der Einführung von Tätigkeitsschwerpunkten sind Erwerb und Nachweis zusätzlicher beruflicher Kenntnisse und Erfahrungen auf bestimmten zahnärztlichen Behandlungsgebieten.

3. Die Anerkennung von Tätigkeitsschwerpunkten orientiert sich an der wissenschaftlichen Entwicklung der Zahn-, Mund- und Kieferheilkunde und dient einer angemessenen Versorgung der Bevölkerung.

4. Mit erfolgreichem Nachweis der für den Tätigkeitsschwerpunkt vorgesehenen Kenntnisse, Erfahrungen und Fertigkeiten erwirbt der Zahnarzt/die Zahnärztin das Recht zum Führen des Tätigkeitsschwerpunktes. Der Tätigkeitsschwerpunkt darf nur in der berufsrechtlich vorgesehen Form geführt werden.

**§ 2**
In folgenden Schwerpunkten können Zahnärztinnen und Zahnärzte das Recht zum Führen von bis zu zwei Tätigkeitsschwerpunkten bei der LZKH beantragen, wenn sie eine erfolgreiche Fortbildung entsprechend den Vorgaben der LZKH nachweisen:
- Endodontie

- Funktionsanalyse
- Implantologie
- Parodontologie
- Kinderzahnheilkunde

### § 3

1. Ab dem 1.1.2000 können Tätigkeitsschwerpunkte nach erfolgreicher Fortbildung auf Antrag in Listen der LZKH erfasst und auf Anfrage jedem zur Verfügung gestellt werden. Gleichzeitig werden diese Listen in der von der LZKH einzurichtenden Homepage im Internet veröffentlicht.

2. Die Veröffentlichung in weiteren öffentlich abrufbaren Computerkommunikationsnetzen ist nur gestattet, wenn der Nutzer beim Suchprozess zunächst nur Zugang zu einer Homepage des Zahnarztes erhalten kann, welche ausschließlich die für das Praxisschild zugelassenen Angaben enthält. Weitere Informationen dürfen dem Nutzer nur durch aktives Suchen zugänglich werden.

3. Eine Ausweisung der Tätigkeitsschwerpunkte in öffentlichen Anzeigen oder auf dem Praxisschild ist gestattet in der Form, dass lediglich der Begriff (Endodontie etc.) aufgeführt wird. Die Ausweisung ist personenbezogen. Eine praxisinterne Ausweisung oder eine Ausweisung auf Praxis-Briefbögen und Visitenkarten ist zulässig.

### § 4

1. Mit der Fortbildung kann erst nach Erwerb der zahnärztlichen

Approbation oder nach Erteilung der Erlaubnis des zahnärztlichen Berufes begonnen werden.

2. Die Fortbildung kann berufsbegleitend erfolgen und umfasst theoretische <u>und</u> praktische Inhalte. Sie wird in Form einer curriculären Schwerpunktfortbildung durchgeführt werden.

3. Die gesamte Fortbildung muss bestimmte Inhalte und zeitliche Vorgaben für den jeweiligen Tätigkeitsschwerpunkt erfüllen, die nach einem Punktesystem bewertet werden. Das Nähere hierzu wird in einer gesonderten Anlage zu diesem Anhang geregelt.

### § 5

Die erstmalige Eintragung in das Register zum Führen eines Tätigkeitsschwerpunktes setzt spätestens zum 1.1.2000 folgende Fortbildungsnachweise voraus:

1. Die erfolgreiche Absolvierung eines Curriculums eines Trägers der Fortbildung, der von der Landeszahnärztekammer Hessen anerkannt ist. Dies sind in der Regel die wissenschaftlichen Fachgesellschaften der DGZMK oder anerkannte Berufsverbände sowie die von der LZKH selbst durchgeführte Fortbildung. Andere Fortbildungen können auf Antrag von der LZKH anerkannt werden. Die LZKH wird die im Rahmen von Hochschultätigkeiten erworbenen Qualifikationen auf Antrag entsprechend zulassen. Die Eintragung in das Register gilt je-

weils für 5 Jahre.

2. Zur Verlängerung einer bereits im Register eingetragenen Berechtigung zum Führen eines Tätigkeitsschwerpunktes nach Ablauf von 5 Jahren für jeweils weitere 5 Jahre ist der Nachweis über eine Anzahl von Fortbildungspunkten vorzulegen, die in Fortbildungsveranstaltungen erworben werden können. Die Fortbildungspunkte sind während des laufenden Berechtigungszeitraums zu erbringen, damit der Tätigkeitsschwerpunkt nahtlos fortgeführt werden kann.

3. Die Curricula zu den jeweiligen Tätigkeitsschwerpunkten und das jeweilige Punktesystem werden in Absprache mit der DGZMK von der LZKH festgelegt. Das Nähere wird in einer gesonderten Anlage geregelt.

4. Die Curricula sollen modular aufgebaut sein, so dass jeder Kollege/jede Kollegin selbst entscheiden kann, bei welcher anerkannten Fortbildungseinrichtung die vorgegebenen Inhalte erworben werden.

### § 6

Im Zeitraum zwischen dem 1.1.2000 und dem 31.12.2004 können Tätigkeitsschwerpunkte nach Selbsteinschätzung der Kolleginnen und Kollegen entsprechend einer Erklärung gemäß dem beigefügten Muster durchgeführt werden. Danach ist eine Führung nur nach Vorlage der Fortbildungsnachweise gemäß § 5 möglich.

**Erläuterung:**

### 1. Tätigkeitsschwerpunkte

Die zulässigen Tätigkeitsschwerpunkte werden durch die Zahnärztekammer festgelegt.

Die Veröffentlichung der Tätigkeitsschwerpunkte soll extern über Kammerlisten und über eine Internet-Homepage der Zahnärztekammer erfolgen.

Die Tätigkeitsschwerpunkte dürfen in öffentlichen Anzeigen oder auf dem Praxisschild geführt werden. Eine praxisinterne Ausweisung oder eine Ausweisung auf Praxisbriefbögen und Visitenkarten oder eine Veröffentlichung im Internet ist im Sinne einer sachlichen Information zulässig. Auch die Veröffentlichung von Qualifikationen (z.B. Urkunden von wissenschaftlichen Gesellschaften oder Universitäten oder Fortbildungszertifikaten) ist innerhalb der Praxisräume gestattet.

Da die Frage der Qualitätssicherung und die Stärkung der Patientenrechte und des Patientenschutzes zunehmende herausragende politische Bedeutung erlangen, muss man realistischer Weise davon ausgehen, dass auch Tätigkeitsschwerpunkte mittelfristig als Information der Patienten nur geführt werden dürfen, wenn eine qualitätsgesicherte Fortbildung nachgewiesen werden kann.

Deswegen sieht der Entwurf eine entsprechende curriculäre Schwerpunktfortbildung vor.

Bei der Eintragung durch Selbsteinschätzung während der Übergangszeit wird erwartet, dass der Kollege im Bedarfsfall seine Kompetenz durch eine spezifische, kontinuierliche Fortbildung belegen kann. In dem vorgegebenen Antragsmuster wird der Kollege / die Kollegin eindringlich auf die rechtlichen Haftungsfolgen bei nicht sachgerechter Selbsteinschätzung hingewiesen.

Die Inhalte der Curricula zu den jeweiligen Tätigkeitsschwerpunkten und das jeweilige Punktesystem werden in Absprache mit der DGZMK von der LZKH festgelegt. Sie sollen modular aufgebaut sein, so dass jeder Kollege / jede Kollegin selbst entscheiden kann, bei welcher Fortbildungseinrichtung er /sie die vorgegebenen Inhalte erwerben will.

## VIII.5 Vorschläge des BDIZ für eine zukünftige gemeinsame (auch mit den Kammern zu vereinbarende) Fortbildung.

## VIII.5.1 Grundlagen

Die Implantologie wird noch sehr unterschiedlich an den deutschen Universitäten gelehrt. Dennoch aber kann jeder approbierte Zahnarzt implantologisch tätig werden. Einschränkungen, Restriktionen, Auflagen bestehen nicht.

Die Implantologie aber hat sich in der Chirurgie und Prothetik so weit von der herkömmlichen zahnärztlichen Versorgung weiterentwickelt, daß nach Auffassung der drei Berufsverbände und der

wissenschaftlichen Gesellschaften ein eigener Fortbildungsweg notwendig ist.

Die Implantologie ist als integraler Bestandteil der zahnärztlichen Tätigkeit, insbesondere der Prothetik eingebunden in ein Therapiekonzept, das entweder durch den Zahnarzt in beiden Bereichen, der Chirurgie und der Prothetik durchgeführt wird, oder aber durch Überweisungstätigkeit einmal vom Chirurgen oder zum anderen vom Prothetiker versorgt wird. Grundlage ist immer ein prothetisches Therapiekonzept, welches in einer zahnärztlich-chirurgischen und einer zahnärztlich-prothetischen Phase umgesetzt wird.

Ohne auf die weiteren wissenschaftlichen Grundlagen in der Implantologie einzugehen, ist festzustellen, daß von der Ausbildung her verschiedene Qualifizierungsmöglichkeiten in der Implantologie bestehen. Jeder Zahnarzt kann allein durch seine Approbation implantologisch tätig werden.

Die Fachärzte für Mund-, Kiefer- und Gesichtschirurgie haben sowohl den chirurgischen Teil der Implantologie wie auch die prothetischen Überkonstruktionen in ihrem Weiterbildungsplan enthalten. Die Oralchirurgen müssen gemäß ihrer Weiterbildungsordnung implantologische Versorgungen nachweisen.

Unter Zugrundelegung der gegenwärtig noch unterschiedlichen Weiter- und Fortbildungswege und der Erkenntnis, daß die Implantologie unteilbar ist, muß unter Berücksichtigung der heute geforderten Qualität und Qualitätsnachweise eine einheitliche strukturierte Qualifikation gefordert werden.

Die drei Berufsverbände und die wissenschaftlichen Gesellschaften haben sich dazu bekannt und in ihrer Erlanger Erklärung auch zu dem gemeinsamen Ziel zusammengeschlossen. Aufgrund der gemeinsamen Entschließung gibt es folgende Aspekte, die es in der Implantologie zu berücksichtigen gilt,
a) die wissenschaftliche Grundlage
b) die standespolitische Grundlage
c) Anmeldung zur Anerkennung
d) Ort der Anerkennung
e) Lektorentätigkeit

**a) Wissenschaftliche Grundlage**
Beide wissenschaftlichen Gesellschaften (DGI und DGZI) haben eigene Fortbildungsprogramme, die mit einer Prüfung, bzw. einem Prüfgespräch abschließen. Die jeweiligen Inhalte bestimmen die wissenschaftlichen Gesellschaften, wobei es das Ziel sein sollte, ein gemeinsames Curriculum zu erarbeiten.

Für die MKG-Chirurgen und Oralchirurgen können Teile des Curriculums dadurch entfallen, daß Teilnahmebestätigungen oder Ausbildungsbestätigungen als gleichwertig vorgelegt und anerkannt werden.
**b) Die standespolitische Grundlage**

Der wissenschaftlichen Grundlage kann die standespolitische Zertifizierung folgen. Die Kollegen, die auch nach außen wirksam den „Tätigkeitsschwerpunkt Implantologie" erwerben wollen, müssen sich um den „Tätigkeitsschwerpunkt Implantologie" bewerben.

Der BDIZ übernimmt anstelle der Kammern, oder so lange sich die Kammern nicht zu dem „Tätigkeitsschwerpunkt Implantologie" durchringen können, die Überprüfung und Ernennung des „Tätigkeitsschwerpunkt Implantologie". Der BDIZ übernimmt die Prüfung der entsprechenden Unterlagen und stellt das Zertifikat „ Tätigkeitsschwerpunkt Implantologie" aus.

**c) Anmeldung zur Anerkennung**
Zur Zertifizierung können sich alle approbierten Zahnärzte und Ärzte anmelden, die die Voraussetzung unter 5. erfüllt haben und den „Tätigkeitsschwerpunkt Implantologie" erhalten und kennzeichnen wollen. Dieses gilt für alle Zahnärzte, die niedergelassen oder in abhängiger Stellung tätig sind, für Oralchirurgen und Kieferchirurgen. Die Übergangsregelungen oder besondere Bestimmungen für einzelne Berufsgruppen beeinflussen das Verfahren nicht.

**d) Ort der Anerkennung**
Die gesamten Unterlagen müssen vollständig zur Geschäftsstelle des BDIZ gesandt werden. Dort werden sie auf Vollständigkeit über-

prüft und ggf. ergänzt. Ein Prüfgremium tritt zusammen, um die eingesandten Fälle zu überprüfen, den gesamten Fortbildungsweg, Curricula, Fortbildung und Zertifikate zu würdigen. Ein persönliches Erscheinen des betreffenden Arztes/Zahnarztes ist nicht notwendig.

### e) Lektorentätigkeit

Es besteht Einvernehmen darin, daß die Lektorentätigkeit eine verantwortliche Tätigkeit im Rahmen der Fortbildung ist. Lektoren müssen daher als nationale oder internationale Referenten tätig gewesen sein und sollten mindestens 1000 Implantate über einen Zeitraum von 10 Jahren eingesetzt haben.
Eine Konsensusgruppe, welche sich aus Vertretern der implantologischen Gesellschaften und der Berufsverbände zusammensetzt, bestimmt auf Anfrage die Lektoren. Im Rahmen einer jährlichen Wertung wird eine Beurteilung des jeweiligen Lektor vorgenommen.Die Lektorentätigkeit ist zeitlich begrenzt, kann aber fortgesetzt werden.

### VIII.5.2 Voraussetzungen zur Erlangung des Tätigkeitsschwerpunktes

a) Teilnahmenachweis an Programmen anerkannter Fortbildungsstätten und einem Curriculum der DGI oder DGZI.
b) Mindestens 3 Jahre eigene implantologische Tätigkeit.
c) Kenntnis und eigene Erfahrung

in Membrantechnik, augmentativen Verfahren und Weichgewebsextensionsplastiken.
d) Mindestens 200 eigene Implantationen sind nachzuweisen.

### VIII.5.3 Kollegenkreis zur Erlangung des Tätigkeitsschwerpunktes

Die theoretischen Fortbildungsinhalte müssen an autorisierten Fortbildungsstätten nachgewiesen werden. Da der Ausbildungsstand der Zahnärzte, Oralchirurgen und Kieferchirurgen unterschiedlich ist, muß eine Differenzierung wie folgt vorgenommen werden:

### a) Zahnärzte/Oralchirurgen:

Alle Zahnärzte, die niedergelassen sind oder in abhängiger Stellung als Assistent, mit Ausnahme der jeweiligen Abteilungsleiter und Ordinarien der Universitäten und Hochschulen, müssen den Fortbildungsnachweis erfüllen. Ausnahmen sind näher bezeichnet.

### b) Kieferchirurgen

Die selbständigen und in Abhängigkeit arbeitenden Kieferchirurgen müssen für die prothetischen Leistungen und Abrechnungen entsprechende Nachweise führen. Im praktischen Teil, der in den nachfolgend benannten Fortbildungsstätten durchgeführt werden kann, muß mindestens die Kenntnis von zwei Implantatsystemen nachgewiesen werden. Entsprechend der Medizingeräteverordnung ist zu verfahren. Die Einweisung kann auch an qualifizierten Fortbildungseinrichtungen der Industrie erfolgen. Die weitere praktische Einweisung in die Implantologie kann auch an Fortbildungsstätten stattfinden, die an eine zahnärztliche Praxis gebunden sind, wobei der Praxisinhaber den Nachweis der Lektorentätigkeit angeben muß. Nachdem nicht alle Kammern über entsprechende Fortbildungsstätten verfügen, ist auch eine Kombination der theoretischen und praktischen Ausbildung an anerkannten Fortbildungsstätten nachzuweisen.

### VIII.5.4 Fortbildungsstätten

Als Fortbildungsstätten können von der Konsensusgruppe anerkannt werden:

a) Fortbildungsstätten der Kammern.
b) Fortbildungsstätten der APW.
c) Fortbildungsstätten der Industrie.
d) Fortbildungsstätten von anerkannten Fortbildungsinstituten.
e) Fortbildungsinstitute mit angeschlossenen Praxen.
f) Fortbildungsinstitute im Rahmen einer zahnärztlichen Praxis.
g) Fortbildungsstätten der wissenschaftlichen Gesellschaften

### VIII.5.5 Voraussetzung für die Anerkennung von Fortbildungsstätten

Die Fortbildungsstätten müssen ganz bestimmten personellen, apparativen und räumlichen Voraussetzungen entsprechen. Durch die Sterilitäts- und Hygieneverordnung und die Vorschrift über Unfallverhütungsmaßnahmen sind die räumlichen Voraussetzungen für die Fortbildungsstätten beschrieben. Durch eine Kommission, die vom Prüfgremium ernannt wird, werden die Fortbildungsstätten auf die Voraussetzungen hin überprüft. Sie erhalten auf fünf Jahre die Erlaubnis, als implantologische Fortbildungsstätte benannt zu werden. Eine Verlängerung ist möglich und muß beantragt werden. Routinemäßige Überprüfungen der Einhaltung der Bestimmungen können vorgenommen werden.

Die Fortbildung muß von einem Lektor, der von der Konsensusgruppe ernannt ist, fachlich vertreten werden.

### VIII.5.6 Einzureichende Unterlagen zum Erlangen des Tätigkeitsschwerpunktes

**a) Modelle**
Als Modelle, falls noch vorhanden, gelten Ausgangsmodelle, Arbeitsmodelle, etc..
**b) Fotos**
Eine Fotodokumentation ist zukünftig von ausschlaggebender Bedeutung. Es ist sinnvoll diese Fotos zu katalogisieren. Vier Fotos sind bei der Ausgangslage der Operation, Operation und Nahtlegung und vier Aufnahmen bei Fertigstellung der Arbeit wünschenswert.
**c) Klinische Verlaufskontrolle**

Der API oder SPI bzw. Mundhygieneindices sollten pro Jahr oder pro Recall-Untersuchung dokumentiert werden. Bildgebende Möglichkeit über Videos oder Videoprinter sind als gleichwertige Dokumentation anzusehen.

**d) Karteikarteneintrag**

Der Karteikarteneintrag sollte vollständig dokumentiert die klinischen Verlaufskontrollen nachweisen.

**e) OP-Protokoll**

Für die chirurgische Implantation ist grundsätzlich ein Operationsprotokoll zu führen.

**f) Mindestens 200 eigene Implantationen nachweisen**

Der Prüfungskommission sollte eine Auflistung pro Implantatsystem vorgelegt werden. Patient, Anzahl der Implantate pro Patient, Erfolg und Mißerfolgsstatistik. Der Nachweis einer Fortbildung, in mindestens zwei Implantatsystemen ist zu belegen.

**V.III.5.7 Fortbestehen der Zertifizierung**

**a) Fortbildungen**

Kongresse der wissenschaftlichen Gesellschaften, auch spezielle, für die Implantologie eingerichtete Fortbildungsstätten der Kammern, Industrie und privater Initiativen sind einmal pro Jahr nachzuweisen. Es besteht nach der Zertifizierung die Verpflichtung des Besuches eines Kongresses, Symposiums oder einer Fortbildungsveranstaltung. Die Zertifikate sind ohne Aufforderung an die Geschäftsstelle in Kopie zu senden. Die wissenschaftlichen Gesellschaften und andere Vereine oder Gruppierungen richten die Kongresse und Veranstaltun-gen aus und überprüfen deren Teilnahme. Die Konsensusgruppe bestimmt die anerkannten Fortbildungsstätten.

**b) Zertifizierte Zahnärzte/Ärzte**

Zertifizierte Zahnärzte/Ärzte werden Mitglied der wissenschaftlichen Gesellschaften DGI, DGZI und eines Berufsverbandes BDIZ, BDO oder des Berufsverbandes der MKG-Chirurgen.

Seitens des BDIZ besteht die Absicht, das beim BDIZ eingerichtete Zentralregister, welches alle implantologisch tätigen Ärzte und Zahnärzte erfassen sollte, die eine mindest dreijährige Erfahrung mit 200 gesetzten Implantaten nachweisen können, nur noch mit dem Tätigkeitsschwerpunkt Implantologie Zertifizierte bei künftigen Patientenanfragen, die zentral beim BDIZ zusammenlaufen, zu vermitteln.

**c) „Tätigkeitsschwerpunkt Implantologie"**

Auf der Basis der vorgenannten Fortbildungsmöglichkeiten zur Erlangung des „Tätigkeitsschwerpunktes Implantologie" muß ein Zahnarzt entweder ein Curriculum absolviert haben und von den Prüfern als qualifiziert bezeichnet worden sein. Für den Fall, daß die Prüfung nicht den Ansprüchen genügt, ist eine Wiederholung innerhalb eines Jahres möglich. Dem Prüfling werden Auflagen mitgeteilt, die er zum Zeitpunkt der neuen Prüfung zu erfüllen hat.

Die Zahnärzte, die ihre Zertifizierung erhalten haben, können sowohl im Briefkopf, wie auch im gesamten Schriftverkehr nach innen und außen die Bezeichnung „Tätigkeitsschwerpunkt Implantologie" im Titel führen. Eine zusätzliche Beschriftung auf dem Praxisschild ist ebenfalls möglich.

Es ist darauf hinzuweisen, daß der Tätigkeitsschwerpunkt keine Spezialisierung darstellt und nicht bedeutet, daß dieser behandelnde Kollege ausschließlich Implantologie betreiben darf. Er ist nicht Fachzahnarzt für Implantologie, sondern er ist Zahnarzt mit dem besonderen „Tätigkeitsschwerpunkt Implantologie". Neben seiner implantologischen Tätigkeit ist jede andere zahnärztliche Tätigkeit möglich.

# IX. Patientenaufklärung
(E. Brinkmann/H.-J. Hartmann)

IX.1 Einleitung

IX.2 Aufklärung über Art und Umfang
IX.2.1 Allgemeine implantologische Aufklärung
IX.2.2 Spezielle implantologische Aufklärung

IX.3 Aufklärung über Kosten der Behandlung

IX.4 Erfahrungen des Zahnarztes/Arztes

IX.5 Alternativtherapien

IX.6 Auswirkungen des chirurgischen Eingriffs

IX.7 Dokumentation

IX.8 Formularanhang

# IX. Patientenaufklärung

*(E. Brinkmann/H.J. Hartmann)*

## IX.1 Einleitung

Vor jedem implantologischen Eingriff ist der Arzt/Zahnarzt verpflichtet, dem Patienten eine entsprechende Aufklärung zu geben. Diese Aufklärung muß separat von dem eigentlichen Operationseingriff vorgenommen werden. Der Patient muß informiert werden über Art und Umfang des Eingriffes, über Indikationen/Kontraindikationen oder alternative Therapien. Es besteht für den Zahnarzt auch Aufklärungspflicht über die Kosten. Die Aufklärungsverpflichtung des Zahnarztes hat neben dem Informationscharakter auch eine juristische Bedeutung, die nachfolgend beleuchtet wird.

Dem Zahnarzt obliegt es auch, über seine eigene Erfahrung, über die Behandlungsmethoden und schließlich die gesamten Umfeldbedingungen wie Anästhesie, Arbeitsunfähigkeit und Heilungsverlauf zu berichten. Die Aufklärung muß dokumentiert werden, wobei es sich empfiehlt, durch eine Helferin die Aufklärungsinhalte stichwortartig mitschreiben zu lassen. Die Aufklärung ist damit in verschiedene Abschnitte zu gliedern:

1. Aufklärung über Art und Umfang der Versorgung
2. Wirtschaftliche Aufklärung, d.h. genaue Kostenzusammenstellung
3. Erfahrung des Arztes/Zahnarztes
4. Information über alternative Therapie
5. Auswirkung des chirurgischen Eingriffs
6. Dokumentation

## IX.2 Aufklärung über Art und Umfang der Versorgung

Es gilt zu unterscheiden zwischen einer allgemeinen Aufklärung über implantologische Verfahren, die Therapiemöglichkeit, bei dem Patienten Implantate einzusetzen und einer speziellen Aufklärung für die geplante implantologische Therapie:

### IX.2.1 Allgemeine implantologische Aufklärung

Dieses geschieht üblicherweise bei der ersten Kontaktaufnahme des Patienten mit dem Zahnarzt mit der Bitte einer Beurteilung, ob implantologische Maßnahmen überhaupt möglich sind. Hierbei beurteilt der Zahnarzt den klinischen Zustand des Zahnsystems oder den allgemeinen Gesundheitszustandes des Patienten. Ohne auf die besondere Indikation einzugehen, muß der Zahnarzt den Patienten über die Vorgehensweise des chirurgischen Eingriffes, mögliche Schädigungen und deren Vorsichtsmaßnahmen informieren. Er weist auf die Mißerfolgs- und Erfolgswahrscheinlichkeit eines implantologischen Eingriffes hin, auf die möglichen Schädigungen des Kiefers im Falle eines Mißerfolges. Fremdkörperreaktionen sind genauso zu berücksichtigen, wie der Hinweis auf Mundhygiene und Verhalten nach der Implantation. Es ist unerläßlich aus der allgemeinen Anamnese heraus, Kontraindikationen für die Implantation zu erfahren. In der Regel gibt der Patient seine Anamnese und Historie nicht vollständig an, so daß eine Überweisung zum Hauszahnarzt vor einer Implantation unerläßlich ist. Die forensische Absicherung durch die Bestätigung des Gesundheitszustandes des Hausarztes ist notwendig. Die allgemeinen Kontraindikationen sind in einem gesonderten Artikel beschrieben worden. Diese erste allgemeine Information über die Möglichkeiten einer Implantation macht das Aufklärungsgespräch über die speziellen implantatspezifischen Informationen nicht überflüssig.

Die erste allgemeine Information über Implantate bezieht sich auf das, was mit der klinischen Untersuchung gemäß des 01 Befundes oder aber der Ä1 und Ä6 gemäß GOZ 1988 bezeichnet wird.

### IX.2.2 Spezielle implantologische Aufklärung

Die spezielle implantologische Aufklärung kann im Anschluß an die allgemeine implantologische Aufklärung erfolgen, oder aber nach implantatspezifischer Analyse und Erläuterung des Kostenvoranschlages. Hier kann der Zahnarzt auf die allgemeinen Informationen zur Implantologie verzichten, ggfs. die Fragen des Patienten beantworten und eine gezielte, auf das Implantatsystem, die Indikation und den operativen Eingriff bezogene Aufklärung fortsetzen. Ausgehend von der Indikation wird dem Patienten über den operativen Eingriff unter Lokalanästhesie, Intubationsnarkose

oder Vollnarkose Informationen gegeben. Bei vollnarkotischen oder intubationsnarkotischen Eingriffen sind zusätzliche Aufklärungsmaßnahmen notwendig. Unter lokaler Anästhesie stellt sich die Frage nach der Verträglichkeit, dem körperlichen Zustand des Patienten oder den möglichen allergischen Reaktionen gegen Anästhesiemittel. Detailliert muß dem Patienten erklärt werden, wie die Implantate eingesetzt, welche Art der Implantate verwendet, welche Indikationen für diese Implantate gestellt werden und schließlich aus welchem Material die Implantate bestehen. Art und Anzahl der Implantate muß auch auf dem Behandlungsplan aufgeführt sein, damit der Patient darüber informiert werden kann. Das Medizinproduktegesetz bestimmt, daß nur Materialien zum Einsatz kommen, die auch medizinisch unbedenklich sind und die CE-Zertifizierung tragen. Darauf hat der Patient einen Anspruch. Es empfiehlt sich, diese Informationen ohne Nachzufragen dem Patienten zu geben.

Die Information über Unverträglichkeiten von Materialien müssen von seiten des Patienten an den Arzt gegeben werden. Der Arzt entscheidet, ob das Implantatmaterial, das zum Einsatz kommt, für ihn auch verträglich ist. Ggfs. müssen Verträglichkeitsuntersuchungen durchgeführt werden.

In der Information über den rein chirurgischen Eingriff muß dem

Patienten erklärt werden, wie die prothetische Versorgung aussehen wird. Sowohl die chirurgische wie auch die prothetische Versorgung kann von zwei Behandlern durchgeführt werden, so daß eine chirurgische und prothetische Aufklärung erfolgen muß.

Liegt die Gesamtversorgung in einer Hand, gestaltet sich die Aufklärung einfacher. Anhand von Broschüren, Zeichnungen, Modellen oder computersimulierten Beispielen, kann dem Patienten der komplizierte Eingriff implantologischer Versorgungen bildhaft dargestellt werden. Dem Patienten muß zu jedem Zeitpunkt Gelegenheit gegeben sein, seine Fragen zu stellen, und sie in seiner Sprache verständlich beantwortet zu erhalten. Die Wortwahl bei einem Aufklärungsgespräch sollte nicht von Fremdworten überlagert sein. Auch komplizierte Vorgänge müssen in einer für den Patienten verständlichen Sprache erfolgen. Dies ist selbstverständlich vom Bildungsstand eines Patienten abhängig. Aber es gilt nach wie vor der Grundsatz: „Je freiwilliger eine Leistung ist, desto verständlicher muß die Aufklärung erfolgen."

## IX.3 Aufklärung über Kosten der Behandlung

In der rein chirurgischen und prothetischen Planung oder beiden zusammen muß der Patient auch über die wirtschaftlichen Verhält-nisse aufgeklärt werden. Der Zahnarzt sollte den Versicherungsvertrag oder den Versicherungsstatus des Patienten nicht analysieren, sondern er sollte sich darauf beschränken nachzufragen, ob der Patient privat-, kassenversichert, ob er zahnersatzmäßig versichert ist und in welcher Höhe, oder ob die Versicherungsgesellschaft implantologische Leistungen völlig ausschließt. Er muß sich darüber informieren, in welcher Form der Patient überhaupt bei seiner Versicherungsgesellschaft implantologische Versorgungen versichert hat. Es ist in jedem Fall ratsam, den Patienten darauf aufmerksam zu machen, daß er den Behandlungsplan, der ihm vor der Behandlung ausgehändigt wird, der Versicherungsgesellschaft einreicht. Ggfs. sollte dem Patienten eine Erklärung des Behandlungsplanes noch zusätzlich gegeben werden, so daß auch in schriftlicher Form die implantologische Therapie vorliegt. Hilfreich sind Bilder oder Broschüren mit Implantaten oder beispielhaften Versorgungen. Hier liegt allerdings eine gewisse Gefahr, daß die ästhetisch sehr schönen Ergebnisse möglicherweise eine Erwartungshaltung bei dem Patienten bewirken. Die wirtschaftliche Information des Patienten gestaltet sich in der Regel am schwierigsten. Sie bezieht sich auch darauf, daß die Patienten das Antwortschreiben der Versicherungsgesellschaften an den Zahnarzt mit der Bitte um Beantwortung weiterleiten. Dann erst entscheidet sich, ob die Angaben des Patienten über den Versicherungsstatus auch korrekt waren. Es ist sehr hilfreich dem Patienten vorher mitzuteilen, daß gewisse Leistungen von der Versicherungsgesellschaft nicht gezahlt werden. Der Patient sollte schon darauf aufmerksam gemacht werden, daß ein privater Versicherungsvertrag nicht in allen Fällen eine „Vollkaskoversicherung" beinhaltet. So wird in vielen Fällen eine Bezuschussung der Fräse nicht erfolgen. Dieses ist bis heute ein rechtsunsicherer Zustand. Dem Patienten muß aber mitgeteilt werden, und die Wahlmöglichkeit eröffnet werden, einmal zu verwendende Fräsen zu benutzen oder aber schon benutzte „sterile" Fräsen zu akzeptieren. Es empfiehlt sich, daß der Zahnarzt von sich aus den Patienten auf Leistungen aufmerksam macht, die von den Versicherungsgesellschaften nicht oder sehr zögerlich bezuschußt werden. Bei den Antworten der Versicherungsgesellschaften ist der Zahnarzt nicht verpflichtet, dem Patienten seine Bezuschussung zu erstreiten. Sofern er sich auf der Basis der bestehenden Interpretation der Gebührenordnung verhält, bleibt es dem Patienten überlassen, einen eigenen Rechtsanwalt mit der Wahrung seiner Interessen zu beauftragen. Sollte dann das Gericht zu einer anderen Beurteilung der Liquidation kommen, so bleibt es dem Zahnarzt immer noch überlassen, vorausgesetzt die Rechtsgrundlage der Abrechnung ist nicht verlassen, private Verabredungen mit dem Patienten zu treffen.

Auf Wunsch muß dem Patienten auch erklärt werden, wie sich die einzelnen Positionen zusammensetzen, oder welche Materialien verwendet werden. Der Patient kann aber einen Zahnarzt nicht zwingen, bestimmte Implantate oder bestimmte Materialien zu verwenden, sondern hier muß der Zahnarzt unter Wahrung seiner Therapiefreiheit selber entscheiden.

Eine besondere Patienten- und Kostenaufklärung erfordern die Membrantechniken. Dies gilt insbesondere für Materialien aus bovinem Material oder menschlichem Material. Der Patient muß über die Risiken aufgeklärt werden und dieses auch schließlich schriftlich bestätigen.

Es empfiehlt sich auch eine Information über die Nachsorge und Erfolgsrisiken bei schlechter Mundhygiene und Rauchen zu geben. Der Kostenfaktor für den Recall ist zu benennen.

Die gesamte Aufklärung, sowohl in allgemeiner wie auch spezieller Form sollte in der Karteikarte oder als Aktennotiz festgehalten werden. Eine Einverständniserklärung des Patienten vor dem chirurgischen Eingriff ist unerläßlich. Die Einverständniserklärung sollte auch für die prothetische Versorgung erfolgen, sei es durch den Prothetiker, oder sei es durch denjenigen Zahnarzt, der die Gesamtversorgung vornimmt.

Der Behandlungsplan ist zu teilen – schon aus abrechnungstechnischen Gründen – in chirurgische und prothetische Versorgung, wobei gemäß den Leistungsbeschreibungen auch der Steigerungssatz in der angenommenen Höhe erfolgen sollte.

Wird voraussichtlich der § 2 GOZ zur Anwendung kommen, ist eine separate Vereinbarung mit dem Patienten zu treffen. Über Inhalt und Auslegung des § 2 ist der Patient gesondert zu informieren. Die Leistungen, die nach § 2 berücksichtigt werden, müssen gesondert aufgeführt sein. Auch die Unterschrift des Patienten zu dieser Vereinbarung ist erforderlich.

## IX.4 Erfahrungen des Arztes / Zahnarztes:

Der Patient hat ein Anrecht zu erfahren, ob der behandelnde Arzt/Zahnarzt Erfahrung in der Implantologie hat. Wenn Patienten überwiesen werden, so übernimmt diese Information in der Regel der überweisende Arzt. Damit erhält der Operateur eine gewisse Fachkompetenz, die er durch seine persönliche Mitteilung über eigene Erfahrungen erweitern sollte. Auch wenn es die Approbationsordnung jedem Zahnarzt ermöglicht, Implantate einzusetzen, so handelt er doch nach eigener Überzeugung und in eigener Verantwortung. Für Fehler

oder Mißerfolge in der Implantologie ist der Zahnarzt verantwortlich und kann zur Rechenschaft gezogen werden. Daher empfiehlt es sich, Zertifikate für den Nachweis der entsprechenden Ausbildung, Fortbildung oder Spezialisierung zu erwerben.

Der BDIZ hat den „Tätigkeitsschwerpunkt Implantologie" ins Leben gerufen und mit den implantologischen Gesellschaften einen Konsens erzielt. Es empfiehlt sich, die Fortbildung bei den wissenschaftlichen Gesellschaften durchführen und zertifizieren zu lassen, um dann nach einer 3jährigen implantologischen Erfahrung und 200 gesetzten Implantaten den „Tätigkeitsschwerpunkt Implantologie" zu erlangen. Damit ist auch nach außen dokumentiert, daß der Zahnarzt implantologische Erfahrung hat. Im Streitfall kann er den Nachweis seiner implantologischen Erfahrung geben. Der „Tätigkeitsschwerpunkt Implantologie" entbindet den Zahnarzt aber nicht von weiterer Fortbildung und von weiteren Qualifikationsnachweisen. Bei aller Erfahrung und guten Ergebnissen sollte sich der Zahnarzt aber dennoch nicht dazu hinreißen lassen, dem Patienten eine Erfolgsgarantie zu geben. Solcherlei Versprechen sind unseriös und entsprechen nicht der Tatsache. Die Information über die eigene Praxis und die eigene Erfahrung sollte seriös und nach ethischen Gesichtspunkten erfolgen. Dies ist u.a. eine der wenigen Möglichkeiten, die besondere Tätigkeit oder Spezialisierung des Arztes/Zahnarztes oder der Praxis hervorzuheben.

## IX.5 Alternativtherapien:

Nachdem die implantologische Leistung eine freiwillige Leistung ist, muß dem Patienten die Möglichkeit gegeben werden, unter Berücksichtigung der Alternativtherapien zwischen verschiedenen Therapiemaßnahmen zu wählen. Der implantologischen Versorgung sollte immer eine konservative alternative Maßnahme gegenübergestellt werden. Auf die Fragen des Patienten muß auch die Kostensituation erklärt werden. Im äußersten Fall ist es auch in die Aufklärungspflicht des Zahnarztes gestellt, eine alternative Therapiemaßnahme vom Leistungsumfang und den Kosten zusammenzustellen. Es ist sinnvoll, dem Patienten auch diese Alternativtherapiemaßnahme zu zeigen. Die Vor- und Nachteile sind abzuwägen und gegenüber der implantologischen Versorgung objektiv zu erläutern. Der Patient muß sich für eine Therapie entscheiden und nicht der Arzt/Zahnarzt.

Die Entscheidung des Patienten sollte nicht in der Praxis fallen, allenfalls sollte der Arzt Zustimmung zur Kostenplanung dem Alternativplan oder der implantologischen Versorgung vom Patienten erhalten. Die Gebührenordnung sieht vor, daß ein Heil- und Kostenplan auf Anfrage erstellt werden soll. Es ist allerdings unumgänglich, daß immer ein Behandlungsplan erstellt wird muß. Ob dieser Behandlungsplan dann dem Patienten in Rechnung gestellt wird, bleibt dem Arzt/Zahnarzt überlassen.

## IX.6 Auswirkungen des chirurgischen Eingriffes:

Die chirurgische Terminabsprache erfolgt zunächst so, daß der Patient im Anschluß daran keine persönlichen Termine hat. Der Patient ist darüber zu informieren, daß Schmerzen, Schwellungen, Arbeitsunfähigkeit oder leidlich begrenztes Unwohlsein möglich sein können. In Abhängigkeit von der Schwere des Eingriffes sind die Nachwirkungen unterschiedlich, worauf der Patient in jedem Fall hingewiesen werden muß. Intubationsnarkose- oder Vollnarkosepatienten müssen gesondert auf deren Regenerationszeit aufmerksam gemacht werden.

Arbeitsunfähigkeitsbescheinigungen oder Informationen des Arbeitgebers über den chirurgischen Eingriff sind zu beachten. Es ist zudem sinnvoll, daß der Arzt/Zahnarzt im Anschluß an den chirurgischen Eingriff im persönlichen Zugriff des Patienten bleibt, nicht in Urlaub fährt oder eine Kongreßreise antritt. Zumindest muß dem Patienten ein ärztlicher/zahnärztlicher Ansprechpartner gegeben sein.

Die anschließende Betreuung des Patienten ist unerläßlich und muß mit ihm vorher abgesprochen werden.

Auf Unverträglichkeiten von Medikamenten, Anästhesielösungen oder Schmerzbehandlungen muß er aufmerksam gemacht werden. Dieses gilt es im Vorfeld abzuklären und direkt im Anschluß an den chirurgischen Eingriff noch einmal zu erwähnen. Der Patient muß auf die besonderen Verhaltensmaßregeln nach der Implantation aufmerksam gemacht werden. Bei Sinusbodenelevationen sind Blutungen aus der Nase oder kurzzeitig größere Schwellungen genauso unvermeidbar wie eine vorübergehende Parästhesie bei Operationen in Nervnähe. Es empfiehlt sich, die gesamten Operationsrisiken und Verhalten nach der Operation vorher dem Patienten mitzuteilen. Die Erfahrung hat gelehrt, daß die Patienten vor der Operation selber oder im Anschluß an die Operation für diese Informationen kein Gehör mehr finden. Es ist zu beachten, daß die Patienten im Anschluß an die Operation bedingt fahrtüchtig sind, so daß sie zum operativen Eingriff begleitet werden.

## IX.7 Dokumentation

Die Dokumentation des implantologischen Eingriffes und des Aufklärungsgespräches wird immer bedeutsamer. Das implantologische Aufklärungsgespräch sollte durch Eintrag in die Karteikarte oder durch einen besonderen Aktenvermerk erfolgen. Die Modelle dokumentieren den klinischen Zustand, während Fotografien die Ausgangssituation bestens darstellen. Auch wenn die Eintragung in der Karteikarte dokumentenecht ist, hat sich die Anwesenheit einer volljährigen, erfahrenen Helferin als sinnvoll erwiesen. Um ganz sicher zu gehen, bestätigt die Helferin durch ihre Unterschrift den Aktenvermerk. Sowohl die Modelle wie auch die Fotografien sollten aufbewahrt werden, damit sie im Falle einer gerichtlichen Auseinandersetzung als Beweismittel herangezogen werden können.

Die Einverständniserklärung für den implantologischen Eingriff, die prothetische Versorgung, Behandlungspläne für die implantologische Chirurgie und die prothetische Versorgung, ggfs. durch den Prothetiker, sind genauso unerläßlich zu dokumentieren wie die Bestätigung, daß eine Aufklärung und Zustimmung zu tierischem oder menschlichem Material erfolgt ist. Getreu dem Motto: „Je freiwilliger eine Leistung, desto aufwendiger die Aufklärung" erspart jede aufwendige Aufklärung im Vorfeld lästige Fragen oder ggfs. Gerichtsprozesse.

Je schwieriger der Eingriff, desto umfangreicher die Aufklärung und desto intensiver die Dokumentation. Um einen Überblick über die beim BDIZ verfügbaren Unterlagen zu geben, werden nachfolgend einige Formulare aufgeführt:

- Patienteninformation über das Aufklärungsgespräch
- Einverständniserklärung Chirurgie
- Einverständniserklärung Prothetik
- Broschüre über Patientenaufklärung
- Einverständniserklärung bei bovinem Material
- Untersuchungsbogen Arzt

## IX.8 Formularanhang

### Informationsblatt
zum Patientengespräch als Kontrolle

1. Was ist ein Implantat?
   Material, Methoden,
   eigene Erfahrung, Anästhesie
2. Prothetische Möglichkeiten
   Mit Implantat
   Alternativ - ohne Implantat
3. Indikation/Kontraindikation
   Siehe Auswertung des Anamnesebogens
4. Erfolg – Mißerfolg – Risiko
   Keine Garantie geben!
   Parese: Gefühlsbeeinträchtigung
5. Mundhygiene:
   Conditio sine qua non
   Motivation Recall: Kontrolle
6. Liquidation
   Die Implantation ist keine Kassenleistung

Ort/Stempel
Unterschrift des Zahnarztes
Unterschrift der Helferin

Bemerkungen:

### Einverständniserklärung

1. Ich bin über Wesen und Technik der Implantologie informiert und verstehe den Vorgang der chirurgischen Vorgehensweise. Es ist mir erklärt worden, dass ein Implantat in den Knochen hinein, unter das Zahnfleisch oder in den Zahn hinein zur Fixierung eingesetzt werden muß.
2. Alle alternativen Therapiemaßnahmen der zahnmedizinischen Rekonstruktion sind mir erklärt worden. Mein Zahnarzt hat sorgfältig meinen Mund untersucht. In einer gegenseitigen Diskussion habe ich mich für die implantologische Maßnahme entschieden.
3. Ich bin vollständig darüber aufgeklärt worden, dass mögliche Risiken oder Komplikationen bei jedem chirurgischen Eingriff, bei jeder Lokalanästhesie oder bei zusätzlichen Medikationen auftreten können. Über nachfolgende Komplikationen, wie Schwellung, Schmerzen, Infektion oder allgemeines Unwohlsein, bin ich informiert. Taubheiten der Lippe, Zunge, Wange, Kinn oder Zähne können auftreten. Die exakte Dauer dieser Beeinträchtigung ist nicht vorauszusehen und mag in außergewöhnlichen Fällen auch irreversibel sein. Zusätzliche Infektionen der Wunde, des Gefäßsystemes oder des umliegenden Gewebes sind möglich. Ich bin darüber informiert worden, dass Knochen-

frakturen, Einbrüche in die Kieferhöhle, verzögerte Heilung oder allergische Reaktionen auf Medikamente oder auch Anästhetika auftreten können.

4. Es ist mir bewußt, dass ich alle Veränderungen oder über das Maß des Normalen hinausgehende Schwierigkeiten unverzüglich meinem Zahnarzt anzeigen muß.

5. Ich bin darüber aufgeklärt worden, dass es zu dem heutigen Zeitpunkt keine Methode gibt, um die Heilungsmöglichkeiten des Knochens und des Zahnfleisches von vornherein festzulegen. Der Heilungsverlauf ist individuell unterschiedlich. Nach dem Heilungsverlauf richtet sich aber die weitere Behandlung.

6. Bei mir wird ein ein-/zweiphasiges Implantat eingesetzt. Ein einphasiges Implantat bedeutet, dass innerhalb eines kurzen Zeitraumes nach der Implantation oder sofort im Anschluß an die Implantation eine provisorische Versorgung auf dem Implantat zementiert wird. Nach ca. 6-8 Wochen erfolgt die weitere Versorgung. Bei zweiphasigen Implantaten wird die Einheilphase ca. 3-4 Monate, in Ausnahmefällen auch länger, ausmachen. In dieser Zeit bleibt das Implantat unter der Schleimhaut gedeckt oder mit Schleimhaut weitestgehend abgedeckt in Ruhe.

7. Ich bin darüber informiert worden, dass keine Erfolgsgarantie für Implantate gegeben werden kann. Für den Fall eines Mißerfolges muss das Implantat sofort entfernt werden. Den Zeitpunkt der Entfernung bestimmt mein Zahnarzt.

8. Ich bin darüber informiert worden, dass eine peinlichst genaue Mundhygiene vorgenommen werden muss. Den implantologischen Erfolg werde ich durch eine optimale Mundhygiene wesentlich unterstützen.

9. Ich bin darüber informiert worden, dass exzessives Rauchen, Alkoholabusus und parafunktionelle Belastungen meiner Implantate den Erfolg wesentlich beeinträchtigen können. Ich verspreche, den Anweisungen meines Zahnarztes Folge zu leisten, und erkläre mich mit einer halbjährlichen regelmäßigen Kontrolle einverstanden.

10. Ich habe meinen Zahnarzt über alle zahnmedizinischen und medizinischen Hintergründe aufgeklärt und habe zusätzlich einen ärztlichen Fragebogen an einen Arzt erhalten. Ich werde den Arzt anweisen, den Untersuchungsbogen ausgefüllt an meinen behandelnden Zahnarzt weiterzuleiten.

11. Ich bin mit Röntgenaufnahmen und Fotografien während des chirurgischen Eingriffes und bei nachfolgenden Untersuchungen einverstanden.

12. Mein Zahnarzt hat mich darüber aufgeklärt, dass implantologische Leistungen reine Pri-

vatleistungen sind und auch als solche abgerechnet werden. Kürzungen des Honorars von seiten der Krankenkasse/Versicherungen gehen nicht zu Lasten des Zahnarztes, sondern werden von mir ausgeglichen.

13. Nachfolgende Untersuchungen oder Auswechseln von Implantatteilen oder Veränderungen der Gesamtkonstruktion müssen von mir ohne Rücksicht auf die Bezuschussung durch Krankenkassen oder Krankenversicherungen ausgeglichen werden.

14. Über mögliche gutachterliche Verfahren bei implantologischen Leistungen bin ich informiert worden. Mein Zahnarzt hat mich dahingehend unterrichtet, dass er alle im Rahmen des normalen Praxisablaufs möglichen Fragen zur gutachterlichen Stellungnahme beantworten wird. Mögliche Kürzungen des Honorars durch die Krankenkasse/Versicherungen werden von mir einseitig ohne Rücksprache mit meinem behandelnden Zahnarzt nicht abgezogen.

Ort, Datum

Unterschrift des Arztes

Unterschrift des Patienten

Unterschrift des/der Erziehungsberechtigen

Unterschrift der Helferin

## Ärztliche Untersuchung für eine zahnärztliche Implantation

Sehr verehrte Frau Kollegin, sehr geehrter Herr Kollege!     Ort, Datum

Bei Frau/Herrn .......................... soll ambulant ein kieferchirurgischer Eingriff vorgenommen werden. Dieser besteht aus der Plazierung eines bioinerten Implantates in den Kieferknochen. Ich möchte Sie um Untersuchung des Patienten bitten, folgende Befunde zu erheben und Krankheiten auszuschließen.

|  | JA | NEIN |
|---|---|---|
| • Viele Arztbesuche | ○ | ○ |
| Viele Medikamente | ○ | ○ |
| Corticoide | ○ | ○ |
| Zytostatica | ○ | ○ |
| Marcumar | ○ | ○ |
| Sonstige | | |
| • Neurologische Erkrankungen | ○ | ○ |
| • Knochenerkrankungen | ○ | ○ |
| (Paget. Osteoporose, Recklinghausen, häufige Knochenbrüche | | |

|  | JA | NEIN |
|---|---|---|
| • Herz- und Kreislauferkrankungen | ○ | ○ |
|   wenn ja, welche: | | |
| • Herzrhythmusstörungen | ○ | ○ |
| • Rheuma | ○ | ○ |
| • Diabetes | ○ | ○ |
| • Schilddrüsenerkrankungen | ○ | ○ |
| • Sonstige Stoffwechselerkrankungen | | |
|   Allergien | ○ | ○ |
|   Penicillin (Antibiotika) | ○ | ○ |
|   Procain | ○ | ○ |
|   Metallallergie | ○ | ○ |
| • Sonstige Infektionskrankheiten | ○ | ○ |
| • Abweichungen vom Normwert beim Blutbild | ○ | ○ |
|   Differentialblutbild BSG Hepatitissuchbild | ○ | ○ |
|   Bestehen ärztliche Einwände gegen eine | | |
|   Implantation bei diesem Patienten? | ○ | ○ |

Ort Datum/Unterschrift des Arztes

Entscheidung und Verantwortung für den implantologischen Eingriff obliegen dem behandelnden Zahnarzt. Darf ich Sie bitten, mir den Untersuchungsbogen unterschrieben baldmöglichst zurückzusenden.

Herzlichen Dank!

Mit freundlichen Grüßen

Ort, Datum

**Einwilligung**

Ich bin von meinem Zahnarzt bei dem am ................... stattgefundenen Patientengespräch eingehend und umfassend über die bei mir geplanten Behandlungsmaßnahmen informiert worden.
Ich gebe hiermit, nach Abwägung der ebenfalls besprochenen Risiken, meine Einwilligung zur Durchführung des implantologischen Eingriffs.

Unterschrift des Patienten

Unterschrift des/der Erziehungsberechtigten

**Hinweis**

Mit diesem Heil- und Kostenplan, den ich nach Auswertung der diagnostischen Unterlagen erstellt habe, möchte ich Sie über die zu erwartenden Kosten der besprochenen Behandlung informieren. Ich habe daher über den üblichen Umfang hinaus – soweit vorhersehbar – alle notwendig werdenden Leistungen aufgeführt.

Die Kosten für die Behandlung sind gemäß der neuen Gebührenordnung für Zahnärzte (GOZ 88) innerhalb des dort vorgesehenen Rahmens vorausberechnet.

Besondere Umstände bei der Behandlung wie z.B. die Anwendung aufwendiger Methoden oder Materialien führen zu einer Erhöhung des Steigerungssatzes. Der Behandlungsverlauf wird daher den Multiplikator im Einzelfall nach oben oder unten verändern.

Laborkosten können nur grob geschätzt werden. Sie richten sich nach langjährigen Erfahrungswerten und sind erst nach Ausführung der Arbeit durch das Labor spezifizierbar.

Ich werde selbstverständlich – wie in § 5/2 der Gebührenordnung vorgesehen – zu Leistungen, bei denen der 2,3fache Satz überschritten wird, in der Liquidation entsprechende Begründungen angeben.

Bitte klären Sie Ihre Erstattungsansprüche ab und reichen mir die Vereinbarung (beiliegend) unterschrieben zurück.


Mit freundlichen Grüßen

Unterschrift des Zahnarztes

**IMPLANTOLOGIE-STATUS**

nach Dr. H.B. Engels

Name:
Vorname:
Geb. Datum:
Straße; Nr.:
PLZ; Ort:
Versichert:
überwiesen von:
Internistische Untersuchung erfolgte am:
Aufklärungsunterlagen mitgegeben am:

A.                           **Zahn-Status**

L

    8  7  6  5  4  3  2  1     1  2  3  4  5  6  7  8
------------------------------   ----------------------------
    8  7  6  5  4  3  2  1     1  2  3  4  5  6  7  8

B.                           **Par-Status**

L

------------------------------   ----------------------------

C.                    **Mundhygiene-Status**

schlecht    ○
mäßig       ○
gut         ○

Aufklärung und MHA erfolgt am:
                 PBI erstelle am:
                 MHI erstellt am:
    Speichelteste durchgeführt am:

D.            **Knochen-Analyse und Implantat-Planung**
                      Schematisch
(Sinussituation, formen mentale, Mandibularkanal und Implantate eintragen)

L

------------------------------   ----------------------------

Dichte Kompakta (D1) ○
Dichte, poröse Kompakta; grobkörnige derbe Spongiosa (D2) ○
Dünne, poröse Kompakta; feine Spongiosa (D3) ○
Feine Spongiosa (D4) ○
Hoher (> 20 mm), breiter Knochen (> 6 mm) ○
Hoher (> 20 mm), schmaler (> 6 mm), langer Knochen ○
Stark atrophierter (10-12 mm), breiter Knochen ○
Sehr stark atrophischer (> 10 mm), schmaler Knochen ○
Analyse erfolgte aufgrund  1. OPG, Panorex, etc. ○
2. CT ○
3. Einzelbilder ○
4. Modelle ○
5. Sonstiges ○

E. **Indikationsstellung**
nach Brinkmann

|  |  | OK | UK |
|---|---|---|---|
| Einzelzahnverlust | Klasse I | ○ | ○ |
| Freiendlücke | Klasse II ⎫ neu Klasse II a-c | ○ | ○ |
| Pfeilervermehrung | Klasse III ⎭ | ○ | ○ |
| Zahnloser Kiefer | Klasse IV  neu Klasse III | ○ | ○ |

F. **Prä- bzw. intraoperative Maßnahmen**
OP-Bereich

1. Wurzelreste, Amalgam ○
2. Zysten ○
3. Lappenplastik ○
4. Defektauffüllung ○
5. Bone splitting ○
6. Subantrale Augmentation ○
7. Nervverlagerung ○
8. Sonstiges ○

G.                    **Enossale Implantatsysteme**

|  | einphasig | zweiphasig | System |
|---|---|---|---|

I. Rotationsstabile-Implantate

| | | einphasig | zweiphasig |
|---|---|---|---|
| I. | Hohlzylinder | ○ | ○ |
| II. | Vollzylinder | ○ | ○ |
| III. | Diskusform | ○ | ○ |
| IV | Konusform | ○ | ○ |
| V. | Schraubform | ○ | ○ |
| VI. | Sonstige | ○ | ○ |

Berechnete Längen in mm:
Berechneter Durchmesser in mm:
Bemerkung:

2. Extensions-Implantate

| | | einphasig | zweiphasig |
|---|---|---|---|
| I. | Einpfostiges Blatt | ○ | ○ |
| II. | Zweipfostiges Blatt | ○ | ○ |
| III. | Sonstige | ○ | ○ |

Berechnete Dicke in mm:
Berechnete Länge in mm:
Berechnete Tiefe in mm:
Bemerkung:

**OP-PROTOKOLL**

Patient:
OP-Tag:
Beginn:
Ende:
Prämedikation:
Blutdruck/Puls (prä):
(intra):
(post):

**Anästhesien:**
Lokalanästhesie: ○
Infiltrationsanästhesie: ○
Leitungsanästhesie: ○
ITN-Anästhesie: ○

**Aufklappung OK:** ○
palatina: ○
vestibulär: ○
Kieferkammmitte: ○

**Aufklappung UK:** ○
lingual: ○
vestibulär: ○
Kieferkammmitte: ○

**Eingesetzte Implantate:**
wie in Planung: ○
abweichend davon:
**(Implantate und Augmentationen eintragen)**

_____  _____

**Defektauffüllung:** ○
Hydroxylapatit: ○
autologer Knochen: ○
homologer Knochen: ○
Knochenspanentnahme: ○

**Abdeckung:** ○
Schleimhautentnahme: ○
Membrantransplantat: ○
Membrantechnik: ○

**Anzahl Nähte:**
Seidennaht: ○
Catcutnaht: ○
Gewebskleber: ○

**Zwischenfälle:** ○
Mund-Antrum-Verbindung: ○
Mund-Nasal-Verbindung: ○
Knochenperforation UK: ○
Nervkanalperforation: ○
Knochenabsplitterung: ○
Knochenfraktur: ○
Instrumentenbruch: ○
Weichteilperforation: ○
Gefäßruptur: ○
unstillbare Blutung: ○
Aspiration: ○
Sonstige: ○

Bemerkungen:

Behandler _____
Assistenz _____

## MERKBLATT

über das Verhalten nach einer **Implantation, Transplantation und Reimplantation, Augmentation**

1. Am Operationstag und zwei Tage danach nicht rauchen und keinen übermäßigen Alkoholgenuß.
2. Keine körperlichen Anstrengungen.
3. Essen und Trinken erst nach Abklingen der örtlichen Betäubung.
4. Nur flüssige und weiche Nahrung zu sich nehmen, auf Milch- und Mehlspeisen möglichst verzichten.
5. Nicht im Bereich des Implantates kauen.
6. Durch peinlichst genaue Mundhygiene die anderen Zähne oder Kieferbereiche pflegen.
7. Den Mund im Bereich der Wunde nur ausspülen. In der Zeit der Einheilung keine Munddusche oder elektrische Zahnbürste im Bereich der Wunde verwenden. Nach dem Essen kurz mit lauwarmem Wasser ausspülen.
8. Weder den Implantatbereich mit dem Finger berühren noch mit der Zunge an den Fäden spielen.
9. Bei eventuellen Nachblutungen kurzfristig auf ein sauberes Taschentuch oder eine Mullbinde beißen. Sollte nach einer halben Stunde die Blutung noch nicht zum Stillstand gekommen sein, sofort den Zahnarzt anrufen.

10. Schwellungen im Bereich des Operationsgebietes, der Wange und des Kinns sind normal und werden nach wenigen Tagen abgeklungen sein. Eine Linderung erfolgt durch Kühlen von außen.

### Verhalten nach dem Fädenziehen

1. Die Wunde spülen und mit einer weichen Zahnbürste vorsichtig pflegen. Je besser die Wunde verheilt ist, desto stärker und intensiver kann die Massage durch die Zahnbürste im Bereich des Operationsgebietes sein.

2. Bei Schmerzen oder ungewöhnlichen Erscheinungen, wie Zahnfleischbluten, Reizzustände und Schwellungen, sofort den Zahnarzt aufsuchen.

3. Falls Sie nicht genau wissen, wie die Zahnpflege zu erfolgen hat, den Zahnarzt oder seine Assistentinnen befragen.

4. Nach der prothetischen Versorgung, die frühestens nach 3 Monaten begonnen wird, muss das Implantat peinlichst genau gepflegt werden.

5. Mindestens alle sechs Wochen erfolgt die Nachkontrolle des Implantates.

6. Sollten Sie darüber hinaus Fragen haben, wenden Sie sich an Ihren Zahnarzt oder seine Assistentinnen.

# XI.6 Literatur

1. BGBL.IS. 1969: Gesetz über die Ausbildung der Zahnheilkunde vom 31.3.1952 i.d.F. v. 27.9.1977

2. FALLSCHÜSSEL, G.K.H.: Forensische Aspekte der zahnärztlichen Implantologie. Aus Fallschüssel: Zahnärztliche Implantologie – Wissenschaft und Praxis – Quintessenz Verlag, Berlin 1986

3. BRINKMANN, E.L.W.: Forensische Gesichtspunkte in der zahnärztlichen Implantologie. BDIZ-Jahrbuch, 84-86, 1991/92

4. BRINKMANN, E.: Die berufsrechtlichen Bestimmungen und wissenschaftliche Anerkennung der zahnärztlichen Implantologie. BDIZ-Jahrbuch, 54/55, 1993/94

5. BRINKMANN, E.: Die Begutachtung in der zahnärztlichen Implantologie. BDIZ-konkret, 10-13, 3/98

6. STRAßBURG, M.; 107. Jahrestagung der Deutschen Gesellschaft für Zahn-, Mund- und Kieferheilkunde 1982. Garmisch-Partenkirchen: Anerkennung der zahnärztlichen Implantologie

7. BRINKMANN, E.: Begründung für enossale Implantationen. BDIZ-Jahrbuch, 88-90, 1992/93

8. BRINKMANN, E.: Fortschreibung der Indikation zur zahnärztlichen Implantologie unter Berücksichtigung fortschrittlicher und neuer wissenschaftlicher Erkenntnisse. BDIZ-Jahrbuch, 60-62, 1995/96

9. BDIZ-Gutachter-Ausschuß: Indikationsklassen für Implantatversorgung. BDIZ-konkret, 22, 1/1997

10. BRINKMANN, E.: Implantologische Leistungen im verwaltungstechnischen Verfahren mit den Versicherungsträgern. BDIZ-Jahrbuch, 22-39, 1995/96

11. KONSENSUS zwischen MKG.-Chirurgen, Oralchirurgen und implantologischen Zahnärzten. BDIZ-Jahrbuch, 30, 1994/95

12. BRINKMANN, E.: Leistungsumfang und Erstattungsverhalten. BDIZ-konkret, 18-19, 2/98

**Weiterführende Literatur:**

BMA – Referentenentwurf einer GOZ und Stellungnahme von BDIZ und KZBV. Zahnärztl. Mitt. 77, 1987

BRINKMANN, E.: Gesichtspunkte zur Begutachtung in der Zahnheilkunde. Nieders. Zahnärztebl., 212-216, 4/1990

BRINKMANN, E.: Verhalten im Begutachtungsfall bei implantologischer Behandlung. BDIZ-Jahrbuch, 86/87, 1992/93

BRINKMANN, E.: Standortbestimmung des Bundesverbandes der niedergelassenen implantologisch tätigen Zahnärzte. BDIZ-Jahrbuch, 56-65, 1993/94

BRINKMANN, E.: Patienten-Aufklärung, Planung und Dokumentation. BDIZ-konkret, 28-30, 1/1997

BRINKMANN, E.: Erstattungsverhalten und Auskunftsbegehren der privaten Versicherungsgesellschaften. BDIZ-konkret, 17-18, 1/98

CARL, J.W.: Die zukünftige Entwicklung der Gebührenordnung. BDIZ-konkret, 14-17, 2/98

FIBELKORN, W.: Forensische Probleme der Implantologie. Aus Franke, J.: Der heutige Stand der Implantologie, Carl Hanser-Verlag, München, 1980

GÜNTHER, H.: Implantologie unter arzthaftungsrechtlichen Gesichtspunkten. Zahnärztl. Prax., 33, 1982

HARTMANN, H.J.: Vorstellungen des Vorstandes und Vertragsausschusses zur GOZ-Novellierung zum Referentenentwurf. BDIZ-Jahrbuch, 63-67, 1994/95

HARTMANN, H.J.: Die Implantologie nach dem Beitragsentlastungsgesetz und 2. NOG. BDIZ-konkret, 16-18, 3/97

HARTMANN, H.J.: Brinkmann, E.: Indikationskriterien enossaler Implantatkörper. BDIZ-konkret, 14-16, 4/97

HARTMANN, H.J.: Gerichte fordern nachgewiesene Spezialkenntnisse. BDIZ-konkret, 12-13, 2/98

RATAJCZAK, TH.: Zur Abgrenzung Zahnheilkunde – Mund-, Kiefer- und Gesichtschirurgie.
BDIZ-konkret, 24-29, 3/98

RATAJCZAK, TH., Brinkmann, E.: Richtlinien für die Gutachtertätigkeit in der Implantologie.
BDIZ-Jahrbuch, 85-100, 1995/96

RATAJCZAK, TH.: Die Auskunftspflicht des Krankenversicherers nach 178m VVG.
BDIZ-konkret, 24-26, 1/1997

RATAJCZAK, TH.: Anforderung von Behandlungsunterlagen durch die private Krankenversicherung.
BDIZ-konkret, 32-34, 1/1997

RATAJCZAK, TH.: Ersatz von Auslagen.
BDIZ-konkret, 20-22, 2/1997

RATAJCZAK, TH.: Der Konflikt zwischen Behandler und Gutachter.
BDIZ-konkret, 34/35, 3/97

RATAJCZAK, TH.: Die Ablehnung des Gutachters wegen Besorgnis der Befangenheit.
BDIZ-konkret, 24-29, 4/97

RATAJCZAK, TH., Implantatversorgung in der privaten Krankenversicherung.
BDIZ-konkret, 36-38, 1/98

RATAJCZAK, TH.: Medizinische Notwendigkeit der implantatgetragenen Versorgung – wirtschaftliche Beratungspflicht.
BDIZ-konkret, 32-36, 4/98

# X. Anforderungen an die Hygiene in der Zahnmedizin (H.-J. Hartmann/E. Brinkmann)

# X. Anforderungen an die Hygiene in der Zahnmedizin
*(H.-J. Hartmann/E. Brinkmann)*

## X.1 Einleitung:

Das Gesundheitsstrukturgesetz zielt u.a. auf eine stärkere Verzahnung der stationären und ambulanten Behandlung ab. Ausdrücklich soll das ambulante Operieren gefördert werden, um somit eine Vielzahl von operativen Eingriffen aus dem stationären Bereich in die Behandlung durch niedergelassene Ärzte zu verlagern oder die Krankenhäuser selbst dazu zu bewegen, vermehrt ambulante Operationen durchzuführen.

In diesem Zusammenhang hat die Kommission für Krankenhaushygiene und Infektionsprävention am Robert Koch Institut im Bundesgesundheitsblatt 8/98 die Bekanntmachung über die Anforderungen an die Hygiene in der Zahnmedizin veröffentlicht. Diese Anforderungen sind unter besonderer Berücksichtigung der Zahnarztpraxen erstellt worden, da im Unterschied zu den Ärzten, Zahnärzte von je her immer die zahnärztliche Chirurgie ambulant erbracht haben und es keine Verlagerung dieser Eingriffe aus den Krankenhäusern in die Praxis gibt.

Der zahnmedizinische Arbeitsplatz hat immer schon dem medizinischen Standard für chirurgische Eingriffe entsprochen und bildet im internationalen Vergleich ein vorbildliches Niveau. Daher hat der Verordnungsgeber auch letztlich davon abgesehen, die Vorschriften für Ärzte auf Zahnärzte zu übertragen. Dessen ungeachtet muß berücksichtigt werden, daß für implantologisch chirurgische Eingriffe ein besonderes Maß von Anforderungen an die Hygiene in der Zahnarztpraxis erfüllt werden muß.

Durch Hygienemaßnahmen ist in der zumeist bezahnten Mundhöhle mit ihren zahlreichen Schlupfnischen eine weitgehende Keimfreiheit nicht zu erreichen. Dennoch heilen Eröffnungen der Mundhöhlenoberfläche schnell und problemlos aus. Den Hygienestandard, wie er in den Kliniken für meist langdauernde operative Eingriffe angezeigt sein mag, auf den Bereich der zahnärztlichen Praxis zu übertragen, ist nicht durchführbar, weil hier die Eröffnung des Gewebes vergleichsweise weitestgehend kurzzeitig erfolgt und die zeitliche Relation zwischen operativem Eingriff und dessen Vorbereitung bei Übernahme klinischer Verfahrensweisen in einem unausgewogenen Verhältnis stehen würde. Die Erfahrungen aus den Zahnarztpraxen zeigen, daß der bis heute entwickelte Stand der zahnärztlichen Praxishygiene keine grundlegenden Veränderungen benötigt. Fehlende gerichtliche Auseinandersetzungen weisen auf eine ausreichende Hygienesituation in den Zahnarztpraxen hin.

In der Zahnarztpraxis bestehen für Patienten und Praxispersonal vielfältige Infektionsmöglichkeiten, die auch für den Zahntechniker gelten. Das Infektionspotential kann durch Hygienemaßnahmen entscheidend verringert werden.

Im folgenden werden die wichtigsten Maßnahmen und Voraussetzungen zur Infektionsverhütung in der Zahnarztpraxis aufgeführt.

Grundlage hierfür sind

- die Richtlinien für Krankenhaus und Infektionsprävention des ehemaligen Bundesgesundheitsamtes (BGR), bzw. des Robert Koch Institutes (RKI).
- Unfallverhütungsvorschrift 103 Gesundheitsdienst.
- Zutreffende DIN-Normen
- LAGA Merkblatt über die Vermeidung und Entsorgung von Abfällen aus öffentlichen und privaten Einrichtungen des Gesundheitsdienstes und
- Bundesseuchengesetz.

Die Risiken einer Kontamination können durch sorgfältige Anamnese, durchdachte Hygienemaßnahmen, Methoden der Arbeitssystematik (Grundregel der Nichtkontamination) sowie durch anerkannte Technologien entscheidend verringert werden.

In der Zahnarztpraxis können Krankheitserreger bei der Behandlung unmittelbar, also vom Patienten auf den Zahnarzt oder das zahnärztliche Personal, bzw. umgekehrt oder indirekt, z.B. durch Instrumente, Kühlwasser, Aerosole, Materialien oder durch Zahnersatz übertragen werden.

Weiterhin ist zu berücksichtigen, daß gerade in der zahnärztlichen Praxis durch fachspezifische und durch Apparate bediente Komplexität (Werkstoffe, Absaugung, Kühlwasser) und durch den Patienten selbst (Mundhöhle mit hoher Keimflora) besondere Hygieneprobleme entstehen können.

Zu den Krankheitserregern, die in der Zahnarztpraxis von besonderer Bedeutung sind, zählen:

- Hepatitis B- und C-Viren
- Herpes simplex-Viren
- HIV
- Viren, die zu Infektionen des oberen Respirationstraktes führen (z.B. Adeno-, Influenza-, Parainfluenza-, Rhino-Viren, Zytomegalie-Virus und Epstein-Barr-Virus)
- Mycobacterium tuberculosis
- Staphylokokken
- Streptokokken
- Pseudomonaden
- Legionellen
- Hefen (z.B. Candida albicans)

Deshalb ist es auch unter dem Gesichtspunkt der Infektionsprävention wünschenswert, von jedem Patienten vor jeder zahnärztlichen Behandlung eine Anamnese zu früheren und augenblicklichen Infektionskrankheiten zu erheben.

Die zahnärztliche Behandlung beinhaltet:
- präventive, konservierende, parodontologische, prothetische, kieferorthopädische und
- oralchirurgische Eingriffe.

Für die Infektionsverhütung sind daher zur Eliminierung von Infektionsquellen und zur Unterbrechung von Infektionsketten in der Zahnarztpraxis allgemeine und spezielle Maßnahmen erforderlich.

Da jederzeit mit dem Auftreten neuer Krankheitserreger gerechnet werden muß, deren epidermiologische Bedeutung zunächst offen ist, muß es das Ziel aller Hygienemaßnahmen und Präventionsstrategien sein, auch die Infektionsrisiken durch neu erkannte oder zukünftig neu auftretende Krankheitserreger für Patient und Behandlungsteam von vornherein zu minimieren.

Es ist daher unverzichtbar, für den Bereich der ambulanten Behandlungstätigkeit Anforderungen an die Praxishygiene zu formulieren, um eine kontinuierliche Sicherung der Hygiene in der zahnärztlichen Praxis sicherzustellen. Das Kosten-Nutzenverhältnis muß hierbei bedacht werden und erfordert adäquate Rahmenbedingungen.

Besondere hygienische Anforderungen sind bei umfangreichen zahnärztlichen/oralchirurgischen Eingriffen (z.B. Implantationen, Transplantationen, Wurzelspitzenresektionen) und in der Regel bei allen zahnärztlich-chirurgischen/oralchirurgischen Eingriffen bei Patienten mit erhöhtem Infektionsrisiko (z. B. stark immunsupprimierte Patienten mit Erkrankungen des blutbildenden Systems und hämatoonkologischen Erkrankungen, Patienten mit zystischer Fibrose) einzuhalten.

Der Ausbildung von Studierenden der Zahnmedizin und des zahnmedizinischen Assistenzpersonals sowie der postgradualen Fortbildung kommt auf dem Gebiet der Hygiene und an deren Beseitigung und der Infektionsprävention eine hohe Priorität zu.

## X.2 Verantwortlichkeiten

Für eine ordnungsgemäße Behandlung müssen die erforderlichen Einrichtungen vorhanden sein und sich in einem Zustand befinden, der den Anforderungen der Hygiene entspricht.

Es gehört auch zu den Pflichten des Praxisinhabers, durch eine Beurteilung der Arbeitsbedingungen die für die Beschäftigten mit ihrer Arbeit verbundenen Gesundheitsgefährdungen zu ermitteln, Schutzmaßnahmen festzulegen und diese erforderlichenfalls an neue Gegebenheiten anzupassen.

In einem Hygieneplan sind für die einzelnen Arbeitsbereiche entsprechend der Infektionsgefährdung Maßnahmen zur Desinfektion, Reinigung und Sterilisation, zur Ver- und Entsorgung sowie zum Tragen von Schutzausrüstung festzulegen. Die Beachtung der festgelegten Maßnahmen ist zu überprüfen.
Den Beschäftigten sind bei der Einstellung, bei Veränderungen

im Aufgabenbereich, bei Einführung neuer Arbeitsmittel oder -verfahren geeignete Anweisungen und Erläuterungen zu erteilen. Die Unterweisungen müssen regelmäßig wiederholt und dokumentiert werden.

Beim Delegieren von Tätigkeiten an Beschäftigte hat der Praxisinhaber zu berücksichtigen, daß diese Beschäftigten befähigt sind, die Maßnahmen für Sicherheiten und den Gesundheitsschutz zu beachten und einzuhalten. Sonst hat er eine Beaufsichtigung bzw. Unterweisung durch eine fachlich geeignete Person zu veranlassen. Einer Aufsicht und Unterweisung bedürfen insbesondere Auszubildende, Hilfskräfte und Praktikanten.

Für besonders schutzbedürftige Personen - z. B. für Jugendliche und werdende Mütter - gelten Beschäftigungsbeschränkungen bzw. -verbote.

Alle Beschäftigten sind entsprechend ihrem Verantwortungsbereich und gemäß den Anweisungen des Praxisinhabers verpflichtet, nicht nur für die eigene Sicherheit und Gesundheit zu sorgen, sondern auch für die der von ihren Handlungen betroffenen Personen.

Stellen Beschäftigte Mängel oder Gefahren für Sicherheit und Gesundheit fest, haben sie diese unverzüglich dem Praxisinhaber zu melden und an deren Beseitigung mitzuarbeiten.

## X.2.1 Zusammenfassung:

Der/die Praxisinhaber ist/sind verpflichtet:
- Rechtsvorschriften, Grundsätze und Normative auf dem Gebiet der Hygiene und des Personalschutzes einzuhalten (z.B. UVV 103 "Gesundheitsschutz")
- Das Gesetz zur Verhütung und Bekämpfung übertragbarer Krankheiten beim Menschen (Bundes-Seuchengesetz) zu beachten
- Infektionen im Zusammenhang mit Behandlungsmaßnahmen zu erfassen, auszuwerten und Bekämpfungsmaßnahmen festzulegen

- Die Erarbeitung eines Hygieneplanes zu veranlassen und dessen Einhaltung als einen Teil von Qualitätssicherungsmaßnahmen in der Praxis zu kontrollieren
- Die technische und hygienische Sicherheit von Geräten laut MedGV und CE-Zertifizierung zu gewährleisten
- Durch bauliche Maßnahmen, innerbetriebliche Organisation und Überwachung der Funktionsabläufe die Voraussetzungen zu schaffen, daß Grundregeln der Hygiene eingehalten und die Verbreitung von Infektionen verhindert werden
- Selbst Kenntnisse und Fertigkeiten auf dem Gebiet der Hygiene zu erwerben, deren Umsetzung in der Praxis zu sichern und für eine Unterweisung seiner Beschäftigten auf dem Gebiet der Hygiene zu sorgen.

Der/die Praxisinhaber kann/können mit der Durchführung und Überwachung von Reinigungs- und Desinfektionsmaßnahmen sowie der Sterilisation von Gütern langjährig erfahrene Beschäftigte beauftragen.

Alle Beschäftigten sind entsprechend ihres Verantwortungsbereiches verpflichtet,

• die Berufsbekleidung, in besonderen Fällen Schutzkleidung, zu tragen. Unter Berufsbekleidung wird die Kleidung verstanden, die die mit der Patientenbehandlung betrauten Personen speziell für ihre berufliche Tätigkeit angelegt haben (Hemd, Hose oder Kittel, Schuhe usw.). Offensichtlich kontaminierte Kleidung muß gewechselt werden.
• den Hygieneplan der Praxis einzuhalten,
• auftretende Hygienemängel unverzüglich dem Praxisinhaber/den Praxisinhabern zu melden und an deren Behebung mitzuarbeiten,
• das Gesundheitsbewußtsein der betreuten Patienten zu fördern

Unter Berufskleidung wird der Kittel des Zahnarztes, Trachten oder sogenannte Hauskleidung verstanden. Zusätzliche Schutzkleidung (Kittel, Schürze, Haarschutz) muß getragen werden bei Arbeiten, bei denen die Berufsbekleidung verschmutzt werden kann bzw. bei Arbeiten, bei denen die Gefahr einer Keimverbreitung besteht.

## X.3 Allgemeine Hygienemaßnahmen am Patienten

### X.3.1 Anamnese

Durch regelmäßige Anamnesen sind mögliche Infektionsrisiken sorgfältig zu eruieren.

### X.3.2 Orale Antisepsis

Durch Zahnreinigung und Schleimhautantiseptik wird eine erhebliche Reduktion der Keimflora im Speichel und auf der Schleimhaut erreicht. Dadurch wird auch die Weitergabe von Krankheitserregern im Aerosol vermindert.

Eine Schleimhautantiseptik ist daher vor der zahnärztlichen Behandlung bei Patienten mit erhöhtem Infektionsrisiko und bei umfangreichen zahnärztlichchirurgischen/oralchirurgischen Eingriffen zu empfehlen, z.B. Chlorhexamed, Listerum etc..

Die Schleimhautantiseptik ersetzt nicht eine ggf. indizierte perioperative antibiotische Prophylaxe.

## X.4 Hygienemaßnahmen für das Behandlungsteam

Schmuckgegenstände dürfen nicht getragen werden, wenn dadurch die Händedesinfektion nicht ordnungsgemäß durchgeführt werden kann oder der Handschuh perforiert werden kann. Fingernägel dürfen die Kuppe nicht überragen. Sie sind rund zu schneiden und dürfen nicht lackiert sein. Haare, die so lang sind, daß sie beim Arbeiten ins Gesicht fallen können, müssen am Kopf anliegend festgesteckt werden.

### X.4.1 Händehygiene

Die Händehygiene gehört zu den wichtigsten Maßnahmen zur Verhütung von Infektionen und Hautschäden. Sie dient sowohl dem Schutz des Patienten als auch dem Schutz des Behandlungsteams.

### X.4.1.1 Händewaschen

Es sind die allgemeinen Regeln der Händehygiene zu beachten. Das Händewaschen ist demnach selbstverständlich z. B. bei sichtbarer Verschmutzung, nach Toilettenbenutzung, nach Naseputzen.

### X.4.1.2 Hygienische Händedesinfektion

Eine hygienische Händedesinfektion ist vor jeder Behandlung, bei Behandlungsunterbrechung und bei Behandlungsende erforderlich, unabhängig davon, ob Handschuhe getragen werden bzw. getragen wurden.
Das Desinfektionsmittel wird aus einem Direktspender über die sauberen und trockenen Hände verteilt (Innen- und Außenflächen einschließlich Handgelenk, Flächen zwischen den Fingern und Daumen) und gründlich eingerieben. Besondere Sorgfalt ist auf die Desinfektion der Fingerkuppen und Nagelfalze zu verwenden.

Als Voraussetzung einer effektiven Händedesinfektion ist darauf zu achten, daß die Hände während der vorgeschriebenen Einwirkungszeit mit dem Desinfektionsmittel feucht gehalten werden.

Für die hygienische Händedesinfektion sind bevorzugt alkoholische Präparate zu verwenden, die in der Liste der Deutschen Gesellschaft für Hygiene und Mikrobiologie (DGHM) oder der gültigen amtlichen Liste vom Robert Koch-Institut (RKI) geprüften und anerkannten Desinfektionsmittel und -verfahren verzeichnet sind.

Viruswirksame Händedesinfektionsmittel sind in der Liste des RKI mit dem Wirkungsbereich „B" gekennzeichnet. Daneben können aber als viruzide Mittel auch Präparate angewendet werden, deren Wirksamkeit gegen den jeweiligen Erreger (z. B. H.BV, HIV) bei der Zulassung nach dem Arzneimittelgesetz anerkannt wurde.

### X.4.1.3 Chirurgische Händedesinfektion

Eine chirurgische Händedesinfektion in Verbindung mit sterilen Handschuhen ist bei allen zahnärztlichchirurgischen / oralchirurgischen Eingriffen bei Patienten mit erhöhtem Infektionsrisiko erforderlich.

Zur chirurgischen Händedesinfektion sind Mittel auf der Wirkstoffbasis von Alkoholen gemäß Liste der DGHM zu bevorzugen. Die Hände sind während der vorgeschriebenen Einwirkungszeit mit Desinfektionsmittel feucht zu halten.

Die chirurgische Händedesinfektion umfaßt zwei Verfahrensschritte.

Die Hände müssen zunächst für etwa 1 Min. durch Reinigungsmittel von dem ggf. an der Oberfläche befindlichen Schmutz befreit werden. Nach dem Abtrocknen werden Hände und Unterarme mit dem Desinfektionsmittel aus einem Direktspender während der vorgeschriebenen Einwirkungszeit (meist 3 Min.) eingerieben. Besondere Sorgfalt ist dabei auf die Desinfektion der Fingerkuppen und der Nagelfalze zu verwenden. Erst nach dem vollständigen Verdunsten des Desinfektionsmittels erfolgt das Anlegen von sterilen Handschuhen.

Bei einer Aufeinanderfolge sehr kurzer operativer Eingriffe (Dauer bis zu etwa 60 Min.) mit geringer Kontamination kann zwischen zwei Operationen die Einwirkungszeit des Desinfektionsmittels auf 1 Minute herabgesetzt werden. Vor dem nächsten operativen Eingriff ist Händewaschen in der Regel nicht nötig, sondern nur bei Verschmutzung oder reichlich Resten von Hautpflegemitteln.

## X.4.2 Schutz vor Kontamination

Der Schutz vor Kontamination umfaßt direkte Maßnahmen (persönliche Schutzausrüstungen, Abdeckmaterialien) und indirekte Maßnahmen (Nichtkontamination, Greifdisziplin, rationelles Instrumentieren, Absaugtechnik, Kofferdamanwendung, unfallsichere Entsorgung).

### X.4.2.1 Handschuhe

Bei Infektionsgefährdung müssen Handschuhe getragen werden. Darüber hinaus sind Handschuhe auch dann zu tragen, wenn mit Körperflüssigkeiten oder Sekreten kontaminierte Bereiche und Oberflächen berührt werden. Verletzungen an den Händen auch beim Tragen von Einmalhandschuhen bedeuten ein erhöhtes Infektionsrisiko.

Handschuhe sind zwischen der Behandlung verschiedener Patienten zu wechseln.

Sofern nur Speichelkontakt bestand, können bei Verwendung von Handschuhen diese nach der Desinfektion ggf. weitergetragen werden.

Der Allergieprophylaxe muß besondere Aufmerksamkeit geschenkt werden (u.a. Handschuhauswahl, Hautschutzmaßnahmen). Bei Verwendung von Latexhandschuhen sollten ungepuderte, proteinarme Handschuhe benutzt werden.

Sterile Handschuhe sind bei den unter 4.1.3 genannten Bedingungen erforderlich.

Bei Entsorgung- und Reinigungsarbeiten sollten widerstandsfähige Handschuhe getragen werden.

### X.4.2.2 Mund-Nasenschutz und Brille

Zur Verringerung eines Infektionsrisikos durch keimhaltige Aerosole sowie Blut- und Speichelspritzer sollten Mund-Nasenschutz und eine Brille, die die Augen möglichst auch seitlich abdeckt, getragen werden. Der Mund-Nasenschutz ist bei Durchfeuchtung zu wechseln. Die Brille ist nach Kontamination z. B. mit einem desinfektionsmittelgetränkten Tuch abzuwischen.

### X.4.2.3 Schutzkleidung

Zusätzliche Schutzkleidung (Kittel, Schürze, Haarschutz) muß getragen werden, wenn die Berufskleidung bei der Behandlung infektiöser Prozesse mit Krankheitserregern kontaminiert werden kann. Sie soll die Kontamination der Arme und Berufskleidung mit Blut, Speichel oder anderen potentiell infektiösen Sekreten oder Exkreten verhindern.

### X.4.2.4 Abdeckmaterialien für Flächen

Sterile Abdeckmaterialien sind bei den unter 4.1.3 genannten Bedingungen erforderlich. Nicht steril sollten lediglich Flächen abgedeckt werden, die bei einem Eingriff mit Blut, Speichel oder anderen potentiell infektiösen Sekreten oder Exkreten kontaminiert werden können und schwierig zu desinfizieren und zu reinigen sind. Die Abedeckmaterialien sind nach der Behandlung zu wechseln.

### X.4.3 Schutz vor Verletzungen

Alle blut- und speichebehafteten Instrumente müssen als mikrobiell kontaminiert angesehen werden. Der Umgang mit kontaiminierten Instrumenten bzw. Materialien muß daher so erfolgen, daß das Verletzungs- und Infektionsrisiko auf ein Minimum reduziert wird.

Das Zurückschieben von gebrauchten Kanülen in die Schutzkappe mit beiden Händen gilt als die häufigste Verletzungsursache bei Nadelstichverletzungen. Das Einbringen einer benutzten Kanüle in ein Sammelgefäß oder in eine Schutzhülse (z. B. beim Zylinderampullensystem) darf nur mit einer Hand erfolgen. Eine zweite Hand darf das Sammelgefäß oder die Schutzhülse, die sich z. B. in einem Ständer befindet, nicht festhalten.

### X.5 Instrumentenwartung

Die Instrumente müssen nach Desinfektion und Reinigung trocknen und staubgeschützt in regelmäßig desinfizierten Schränken oder Schubladen gelagert werden. Instrumente, die die Körperintegrität nicht durchdringen und nicht mit Wunden in Berührung kommen, müssen bei der Anwendung steril sein.

## X.5.1 Reinigung und Desinfektion

Bei der Instrumentendesinfektion ist zu unterscheiden zwischen Eintauchverfahren und maschineller Aufbereitung, wobei letzterer der Vorzug zu geben ist. Den thermischen Verfahren von Desinfektions- und Reinigungsautomaten ist, soweit nach Art des Objektes anwendbar, der Vorrang vor chemischen Verfahren zu geben. Bei der Beschaffung von Instrumenten sind solche zu bevorzugen, die sich mit thermischen Verfahren reinigen und desinfizieren lassen. Bei den innengekühlten Fräsen in der Implantologie ist zu beachten, daß die Hohlräume mechanisch nicht gereinigt werden können. Eine Sterilisation des Fibringerüstes, bzw. der Kühlflüssigkeit ist nicht möglich. Es ist bei den innengekühlten Implantatfräsen davon auszugehen, daß es sich um einmal zu verwendende Fräsen pro Patient handelt.

Die Kontaminationsgefahr ist nicht gänzlich auszuschließen. Eine CE-Kennzeichnung ist seit dem 13.06.1998 empfohlen und ab dem 13.06.2001 verpflichtend.

## X.5.2 Instrumentenaufbereitung

Für alle benutzten Instrumente ist die Aufbereitungsweise in Abhängigkeit von den zur Verfügung stehenden Verfahren und dem Desinfektionsgut zu wählen.

## X.5.2.1 Maschinelle Aufbereitung

• Kontaminationssicherer Transport,

Reinigung und Desinfektion im Automaten unter Beachtung der Herstellerangaben (Temperatur und Zeit, wenn erforderlich Desinfektionsmittel),
• danach je nach Erfordernis staubsichere Lagerung oder
• Verpackung und Sterilisation

## X.5.2.2 Eintauchverfahren

Für die routinemäßige Instrumentendesinfektion sind bevorzugt aldehydhaltige Mittel der Liste der DGHM zu verwenden, die außerdem eine ausreichende Wirksamkeit gegen Mykobakterien und Viren besitzen.

• Kontaminationssicherer Transport,
• Entfernung grober organischer Verschmutzung mit Zellstoff,
• Auseinandernehmen zerlegbarer Instrumentendesinfektions- und Reinigungsmittellösung, die das Instrument innen und außen vollständig bedecken muß (Herstellerangaben zur Verträglichkeit sind zu beachten),
• nach Ablauf der Einwirkungszeit werden Instrumente, Werkstoffe oder Material gereinigt und unter fließend kaltem Wasser gespült, um Desinfektionsmittelreste zu entfernen,
• danach je nach Erfordernis staubsichere Lagerung oder
• Verpackung und Sterilisation.

Desinfektionsmittel-Lösungen müssen mindestens täglich erneuert werden, es sei denn, der Hersteller kann durch Gutachten nachweisen, daß die Wirksamkeit auch bei einer sichtbaren Belastung mit Blut über einen längeren Zeitraum gegeben ist.

Bei Metallinstrumenten oder hochwertigen Instrumenten empfiehlt sich die Verwendung von entmineralisiertem oder destilliertem Wasser zum Spülen.

### X.5.3 Hand- und Winkelstücke und Turbinen (Übertragungsinstrumente)

Die Aufbereitung von Übertragungsinstrumenten bedarf aufgrund ihres komplexen Aufbaues und ihrer hohen Kontamination einer besonderen Sorgfalt. Weiterhin kann es geräteabhängig zu einer Innenkontamination durch den Rücksog des Spray- und Kühlwassers kommen. Zusätzlich zu dieser Kontamination ist mit einer mikrobiellen Kontamination der Spraywasserkanäle durch Kühlwasser zu rechnen.

Die Kühlsysteme müssen mit Ventilen ausgerüstet sein, die den Rücklauf von Flüssigkeiten verhindern.

Eine hinreichende Sicherheit, daß die in das Innere der Übertragungsinstrumente gelangten Mikroorganismen als mögliche Ursache von Infektionen ausscheiden, gibt allein eine sorgfältige Desinfektion der Außen- und Innenflächen und ggf. Sterilisation der invasiv genutzten Instrumente nach jedem Patienten.

Eine Desinfektion nur der Außenflächen der Übertragungsinstrumente gewährt keine Sicherheit und ist abzulehnen.

Übertragungsinstrumente sind daher möglichst maschinell aufzubereiten, d. h. zu reinigen, zu desinfizieren und zu pflegen. Zur maschinellen Aufbereitung sind nur Reinigungs- und Desinfektionsapparate geeignet, die eine Desinfektion der Außen- und Innenflächen gewährleisten. Als Verfahren werden hierzu thermische Desinfektionsverfahren empfohlen, die gegen Viren, Bakterien und Pilze wirksam sind.

Bei Neuanschaffungen kommen nur Übertragungsinstrumente in Betracht, die maschinell aufbereitet werden können und/oder dampfsterilisiert sind.

Sind Übertragungsinstrumente nicht thermisch desinfizierbar, kann anstelle des thermischen bzw. chemothermischen Desinfektionsverfahrens auch ein chemisches Desinfektions- und Reinigungsverfahren in Betracht kommen, sofern seine Wirksamkeit nachgewiesen und es vom Hersteller der Übertragungsinstrumente aus materialtechnischen Gründen zugelassen ist.

Stehen zur Desinfektion der Außen- und Innenflächen der Übertragungsinstrumente weder thermische noch chemische Verfahren zur Verfügung, so müssen sie nach Reinigung und Pflege sterilisiert werden.

Übertragungsinstrumente sollten vorzugsweise im Autoklaven sterilisiert werden. Für den invasiven Bereich müssen diese Instrumente verpackt sterilisiert werden und/oder steril zum Einsatz kommen (Entnahme aus Containern).

### X.5.4 Übrige Instrumente

Sofern rotierende Instrumente wie Bohrer, Fräser und Schleifkörper sowie endodontische Instrumente nicht maschinell aufbereitet werden können, empfiehlt sich die reinigende Desinfektion in einem Ultraschallbad unter Verwendung spezieller Desinfektions- und Reinigungsmittel (Beachtung der Herstellerangaben) oder in einem Bohrerbad.

### X.5.5 Verpackung

Die für invasive Eingriffe vorgesehenen Instrumente sind nach Desinfektion, Reinigung und Pflege entsprechend der DIN 58 952/58 953 zu verpacken. Die Verpackung soll das sterilisierte Gut vor einer mikrobiellen Rekontamination schützen.

Die Verpackungseinheiten sind möglichst klein zu halten, und zu kennzeichnen, aus denen Inhalt, Datum der Sterilisation bzw. Verfallsdatum ersichtlich ist.

Instrumente, Werkstoffe und Material müssen (steril oder unsteril – je nach Erfordernis) staubgeschätzt in Schränken oder Schubladen gelagert werden.

Die Dauer der Lagerfähigkeit von sterilisiertem Gut ergibt sich aus der Verpackungs- und Lagerhaltungsart. Einfach verpackte Materialien können bei geschützter Lagerung (Schublade oder Schrank) in Containerverpackung bis sechs Wochen, in Klarsichtsterilisierverpackung bis zu sechs Monaten und Materialien in Sterillagerverpackung bis zu maximalen fünf Jahren aufbewahrt werden.

### X.5.6 Instrumentensterilisation

Alte Instrumente und sonstige Arbeitsmittel, die bestimmungsgemäß die Körperintegrität durchtrennen oder mit Wunden in Berührung kommen, sind nach Desinfektion und Reinigung zu sterilisieren und müssen steril am Patienten angewendet werden. Sie sind deshalb in Sterilgutverpackung zu sterilisieren und steril aufzubewahren.

Der Anwendung von Sterilisationsverfahren mit gespanntem Wasserdampf ist der Vorzug zu geben. Dies sollte bei der Beschaffung von Instrumenten und Materialien beachtet werden.

Bei Neuanschaffung sollten Autoklaven bevorzugt werden, die auch eine sichere Sterilisation von Hohlkörpern gewährleisten und eine automatische Kontrolle bzw, Dokumentation ermöglichen.

Aufgrund hoher sicherheitstechnischer Auflagen wird der Betrieb von Chemiklaven nicht empfohlen.

## X.5.7 Hinweise zur Infektionsprävention bei Creutzfeld-Jakob-Erkrankung (CJK) und verwandter Krankheitsbilder

Bei der CJK handelt es sich um eine übertragbare Krankheit mit einer Inzidenz (Häufigkeit) von etwa einem Fall/eine Million Personen/Jahr. Bisher sind Übertragungen im zahnärztlichen Bereich nicht beschrieben.

Patienten mit Verdacht oder klinischer Erkrankung auf CJK bzw. verwandter Krankheitsbilder sind in Einrichtungen zu behandeln, die über geeignete Möglichkeiten der Aufbereitung von Instrumenten verfügen. Empfehlungen zur Instrumentendesinfektion und -sterilisation sind in Deutschland publiziert (Epidemiologisches Bulletin des RKI 27/1996).

## X.5.8 Wasserführende Systeme

Die wasserversorgenden Systeme (wasserführende Systeme für z.B. Übertragungsinstrumente, Mehrfunktionsspritzen, Ultraschall zur Zahnreinigung, Mundspülungen) sind häufig durch unterschiedliche Mikroorganismen einschließlich Bakterien, Pilzen und Protozen besiedelt. Diese kolonisieren und vermehren sich an den inneren Wandungen der wasserführenden Systeme, wobei sie in diesen in Form von Biofilmen anhaften. In diesen Biofilmen können Mikroorganismen in Perioden der Stagnation zu einer z.T. massiven Kontamination des Kühlwassers führen.

Mit dem Einbau von Desinfektionsanlagen in die wasserführenden Systeme der Behandlungseinheiten, deren Wirksamkeit nachgewiesen ist, kann eine Verringerung der mikrobiellen Kontamination des Kühlwassers erreicht werden. Die Empfehlungen der Gerätehersteller sind zu beachten und der Verbrauch an Desinfektionsmitteln ist zu kontrollieren.

Wasserführende Systeme (ohne aufgesetzte Übertragungsinstrumente) sollten zu Beginn des Arbeitstages für etwa zwei Min. durchgespült werden. Hierdurch soll die während der Stagnation entstandene mikrobielle Akkumulation reduziert werden.

Die Kühlsysteme müssen mit Ventilen ausgerüstet sein, die den Rücklauf von Flüssigkeiten verhindern.

Grundsätzlich sollte bei zahnärztlich oralchirurgischen Eingriffen bei Patienten mit erhöhtem Infektionsrisiko zur Kühlung sterile physiologische Kochsalzlösung benutzt werden.

## X.6. Desinfektion von Abformmaterialien und prothetischen Werkstücken

Zur Verringerung des Infektionsrisikos im Dentallabor dürfen alle kontaminierten Materialien, Werkstücke und Hilfsmittel aus dem zahnärztlichen Bereich erst nach Desinfektion mit einem geeigneten Desinfektionsmittel abgegeben werden. Gleiches gilt für die Abgabe aus dem Dentallabor.

Aufgrund von Materialproblemen sind hierzu die Angaben der Hersteller von Abformmaterialien und Zahnersatz zu beachten. Es sollten nur Desinfektionsmittel eingesetzt werden, die den Anforderungen der DGHM an die Instrumentendesinfektion entsprechen.

Wasser, das z. B. in Wasserbädern zur Temperierung von Wachsplatten oder Abdruckmaterialien benutzt wird, ist nach jedem Patienten zu erneuern, wenn es mit Speichel kontaminiert wurde.

## X.7 Flächendesinfektion und Reinigung

### X.7.1 Einrichtungsgegenstände im Behandlungsbereich

Nach der Behandlung eines jeden Patienten sind die durch Kontakt oder Aerosol kontaminierten patientennahen Oberflächen zu desinfizieren und zu reinigen. Für diese Desinfektion sind Mittel der Liste der DGHM zu verwenden, die hinsichtlich ihrer Wirksamkeit gegen HBV geprüft sind.

Weitere gezielte Desinfektionsmaßnahmen können notwendig werden, wenn eine sichtbare Kontamination auch patientenferner Flächen (einschließlich Fußboden) mit Blut, Speichel oder anderen potentiell infektiösen Sekreten oder Exkreten oder eine besondere Risikosituation vorliegt.

Täglich nach Behandlungsende ist eine Flächendesinfektion (mit Mitteln entsprechend der Liste der DGHM) von Arbeitsflächen vorzunehmen. Alle sind als Scheuer-/Wischdesinfektion durchzuführen.

Schläuche und Kupplungen der Absauganlagen sind im Greifbereich nach jedem Patienten außen zu desinfizieren.

### X.7.2 Röntgenbereich

Kontaminierte Teile der Röntgeneinrichtung sind nach jedem Patienten zu desinfizieren. Enorale Röntgenfilme müssen derart verpackt sein, daß sie nach der Entnahme aus der Mundhöhle desinfiziert werden können.

### X.7.3 Fußböden

Für Fußböden ist am Ende eines Arbeitstages eine Feuchtreinigung ohne Zusatz von Desinfektionsmitteln ausreichend.

In Behandlungsbereichen, in denen bestimmungsgemäß Risikopatienten behandelt werden, wird am Ende eines Arbeitstages eine Fußbodendesinfektion empfohlen.

### X.8 Wäscheaufbereitung

Benutzte Schutzkleidung und Praxiswäsche ist, sofern sie nicht zum einmaligen Gebrauch bestimmt ist, in ausreichend widerstandsfähigen und dichten Behältern / Säcken getrennt nach Art des Waschverfahrens (thermisch oder chemothermisch) zu sammeln. Schutzkleidung und Praxiswäsche können in der Zahnarztpraxis selbst oder von Wäschereien gewaschen werden.

Berufskleidung kann in der Praxis oder von Wäschereien gewaschen werden. Es bestehen aus hygienischer Sicht keine Bedenken, die Berufskleidung auch im Haushalt zu waschen.

## X.9 Entsorgung

Der Praxisinhaber hat die Maßnahmen zur Abfallentsorgung im Hygieneplan festzulegen.

Abfälle aus Behandlungs- und Untersuchungsräumen sind in ausreichend widerstandsfähigen, dichten und erforderlichenfalls feuchtigkeitsbeständigen Einwegbehältern zu sammeln, die vor dem Transport zu verschließen sind. Bei sachgerechter Behandlung gehen von ihnen keine größeren Gefahren aus als von ordnungsgemäß entsorgtem Hausmüll.

Die Entsorgung von kontaminierten Einmalinstrumenten bzw. Materialien muß so erfolgen, daß Verletzungs- und Gesundheitsrisiken für das Behandlungsteam bzw. andere Personen auf ein Minimum reduziert werden. Dies kann z. B. für spitze, scharfe oder zerbrechli-

che Gegenstände in verschlossenen, durchsichtig- und bruchsicheren Behältern oder durch Einbetten in eine feste Masse geschehen.

Abfälle, die mit besonders kontagiösen gefährlichen Erreger kontaminiert sind (z.B. Erregern des hämorrhagischen Fiebers, der offenen Lungentuberkulose oder des Milzbrandes) fallen normalerweise in der Praxis nicht an.

Sollten dennoch derartige Abfälle anfallen, gelten sie als Abfall der Gruppe „C" (Abfallschlüssel EAK 18 0103), d. h., an ihre Entsorgung werden aus infektionspräventiver Sicht innerhalb und außerhalb der Praxis besondere Anforderungen gestellt. Aus infektionspräventiven Gründen muß er entweder vor der Entsorgung desinfiziert oder als „C"-Müll entsorgt werden.

Zu den Abfällen, die nach Art, Beschaffenheit oder Menge in besonderem Maße als gesundheits-, luft- oder wassergefährdend gelten und die daher als besonders überwachungsbedürftige Abfälle eingestuft sind, zählen Photochemikalien (Abfallschlüssel EAK 2001 17) und quecksilberhaltige Abfälle (Abfallschlüssel EA K 20 012 1 ). Sie sind in geeigneten Behältern zu entsorgen. Über Art, Menge und Beseitigung ist ein Nachweis zu führen. Bei Übergabe von Kleinmengen unterhalb von 2000 kg pro Jahr ist die Aufbewahrung des Übernahmescheins ausreichend.

## X.10. Qualitätssicherung der zahnärztlichen Hygiene

Hygienische Untersuchungen sind Teile der Qualitätssicherung. Eine fachkompetente Beratung kann durch Fachärzte für Hygiene und Umweltmedizin sowie durch Krankenhaushygieniker erfolgen.

Folgende Untersuchungen sind erforderlich:

• Bei wiederholtem Auftreten von Infektionen sind Untersuchungen zur Ermittlung der Infektionsquellen durchzuführen. Der Umfang der Untersuchungen orientiert sich am Einzelfall und sollte mit einem Facharzt für Hygiene und Umweltmedizin oder Krankenhaushygieniker festgelegt werden.

• Hygienische Überwachung von Sterilisationsgeräten (z. B. mittels biologischer Indikatoren) in den jeweils empfohlenen Überwachungsintervallen.

Folgende Untersuchungen werden empfohlen:

• Hygienische Prüfungen von Reinigungs- und Desinfektionsautomaten; halbjährlich,
• Hygienische Prüfungen von Kühlwasser des zahnärztlichen Behandlungsplatzes, z.B. auf Koloniezahl, P. aeruginosa Legionella sp.

## X.11 Bauliche Anforderungen

Damit zahnärztliche Behandlungen unter hygienisch einwandfreien Bedingungen durchgeführt werden können, sind bestimmte bauliche Anforderungen zu beachten.

Es wird empfohlen, bei der Planung von Zahnarztpraxen ggf. einen Facharzt für Hygiene und Umweltmedizin, Betriebsärzte und / oder Fachkräfte für Arbeitssicherheit beratend hinzuzuziehen. Institutionen, z.B. Dentaldepots, die routinemäßig mit der Planung und Einrichtung von Zahnarztpraxen befaßt sind, gewährleisten die funktionelle bauliche Berücksichtigung der hygienischen Bedingungen, ggf. unter Hinzuziehung eines Arztes für Hygiene.

Für bestehende Praxen gilt ein Bestandsschutz, sofern in anderen Vorschriften nicht etwas anderes bestimmt ist. Abweichungen von den Anforderungen können auch dann zulässig sein, wenn der Praxisinhaber andere, ebenso wirksame Maßnahmen trifft oder die Durchführung von Maßnahmen im Einzelfall zu einer unzumutbaren Härte führen würde.

Bei Umbaumaßnahmen in bestehenden Praxen sollten die baulichen Verhältnisse soweit wie möglich diesen Anforderungen angepaßt werden.

### X.11.1 Räume

Die Grundfläche von Arbeitsräumen ist so zu bemessen, daß sich das Personal am Arbeitsplatz ungehindert bewegen kann. Nur Räume, in denen ständig gearbeitet wird, benötigen eine Sichtverbindung nach außen. In Arbeitsräumen muß unter Berücksichtigung der angewandten Arbeitsverfahren und körperlichen Beanspruchung während der Arbeitszeit gesundheitlich zuträgliche Atemluft und Raumtemperatur vorhanden sein (s. ArbStättV).

Für eine effektive Infektionsprävention ist zwischen den Behandlungsbereichen und anderen Bereichen eine bauliche Trennung erforderlich.

### X.11.1.1 Behandlungsraum/-räume

Der Behandlungsraum ist/sind von dem übrigen Praxisbereich zu trennen. Der Raumbedarf hängt von der Art und dem Leistungsspektrum der Behandlungen ab. Die Größe des Behandlungsraumes ist so zu bemessen, daß er unter Berücksichtigung der Ergonomie, der Physiologie, der Infektionsprävention und der Arbeitsabläufe ausreichend Platz für das notwendige Personal und die erforderlichen Geräte bietet. In jedem Behandlungsraum darf nur ein zahnärztlicher Behandlungsplatz installiert werden. Räumliche Enge behindert die erforderlichen Hygienemaßnahmen.
In Behandlungsräumen müssen Waschplätze mit warmem und kaltem Wasser gut erreichbar in der Nähe des Behandlungsplatzes vorhanden sein.

Die Fußböden müssen feucht zu reinigen, zu desinfizieren und flüssigkeitsdicht sein. Dies gilt auch für die Außenflächen von eingebauten Einrichtungen und Einrichtungsteilen.

Es müssen Direktspender für Händereinigungsmittel und für Händedesinfektionsmittel sowie Handtücher zum einmaligen Gebrauch zur Verfügung stehen. Die Wasserarmaturen sowie die Direktspender für flüssige Mittel müssen ohne Handberührung benutzt werden können. Sofern in einem Behandlungsbereich mehrere Behandlungsplätze installiert sind z. B. in Kliniken - müssen an jedem Behandlungsplatz - auch für das Assistenzpersonal gut erreichbare Desinfektionsmittelspender vorhanden sein.

Sind mehrere Behandlungsplätze in einem Behandlungsbereich angeordnet, sind Trennwände empfehlenswert.

### X.11.1.2 Röntgenraum/-bereich

Obwohl der Röntgenbereich nicht zum unmittelbaren Behandlungsbereich gehört, können im Einzelfall desinfizierende Maßnahmen erforderlich werden (z. B. Händedesinfektion oder Desinfektion kontaminierter Filmhüllen bzw. des Röntgentubus). Deswegen ist in diesem Bereich ein Direktspender für Händedesinfektionsmittel anzubringen.

Der Platzbedarf hängt von der Röntgeneinrichtung und von den durchzuführenden Arbeiten ab. Ist das Röntgengerät direkt im Behandlungsraum aufgestellt, gelten die Regeln für den Behandlungsraum.

### X.11.1.3 Aufbereitungsraum/-bereich

Abhängig von der Praxisgröße kann ein eigener Raum für die Aufbereitung von Instrumenten, Desinfektion, Reinigung und Sterilisation nötig sein, ggf. können die Aufbereitungsarbeiten im Behandlungsraum durchgeführt werden, dabei muß eine Kontamination des Behandlungsraumes und der Umgebung vermieden werden. Es muß ein eigener Bereich für die Aufbereitung von Instrumenten und Abfallentsorgung festgelegt werden. Arbeitsabläufe sind in unreine und reine zu trennen.

### X.11.1.4 Wartezimmer/-bereich

Die Ausstattung sollte leicht zu reinigen sein. Das Auslegen von Zeitschriften und Aufstellen von Pflanzen unterliegen keinen hygienischen Vorschriften.

### X.11.1.5 Personalräume

Für das Personal ist ein Pausen-/Umkleideraum - bei Bedarf auch mit Möglichkeiten zur Aufbewahrung von Speisen und Getränken vorzusehen. In Behandlungs- und Aufbereitungsbereichen ist aus hygienischen Gründen die Einnahme von Speisen und Getränken und das Rauchen unzulässig.

Der Wechsel der persönlichen Kleidung gegen die Berufskleidung erfolgt im Pausenraum oder gegebenenfalls in einem gesonderten Umkleideraum. Dabei muß eine Trennung der persönlichen Kleidung von sauberer und benutzter Berufskleidung möglich sein.

### X.11.1.6 Toiletten

Es muß eine Toilette mit Waschbecken, Seifenspender und Einmalhandtüchern zur Verfügung stehen. Getrennte Toiletten für Personal und Patienten werden empfohlen.

### X.12. Rechtliche Rahmenbedingungen

Empfehlungen zu Anforderungen der Hygiene in der Zahnarztpraxis sollen Patienten wie Praxispersonal vor Infektionen schützen. Die rechtlichen Rahmenbedingungen werden durch Gesetze und Verordnungen von Bund und Ländern und autonomes Recht der Träger der gesetzlichen Unfallversicherung beschrieben.

Art. 2 des Grundgesetzes (GG) enthält das Grundrecht auf körperliche Unversehrtheit, das Strafgesetzbuch (StGB) stellt vorsätzliche wie fahrlässige Körperverletzung unter Strafe und das Bürgerliche Gesetzbuch (BGB) normiert eine Schadensersatzpflicht bei schuldhafter Schädigung der Gesundheit eines Patienten. Die Heilberufs- (Kammer-) Gesetze der Länder enthalten Regelungen, die Ärzte und Zahnärzte verpflichten, ihren Beruf gewissenhaft auszuüben und sich dabei über die für ihre Berufsausübung geltenden Vorschriften zu unterrichten.

Gemäß Arbeitsstättenverordnung (ArbStättV) sind die allgemein anerkannten sicherheitstechnischen, arbeitsmedizinischen und hygienischen Regeln zu beachten. Auf Bestandsschutzregelungen wird dabei verwiesen. Das Arbeitsschutzgesetz (ArbSchG) verpflichtet den Arbeitgeber, die für die Sicherheit und den Gesundheitsschutz der Beschäftigten erforderlichen Maßnahmen zu treffen und dabei den Stand der Technik, Arbeitsmedizin, Hygiene sowie sonstiger gesicherter arbeitswissenschaftlicher Erkenntnisse zu berücksichtigen. Nach dem Jugendarbeitsschutzgesetz (JArbSchG) und dem Mutterschutzgesetz (MuSchG) sind in bestimmten Lebenssituationen Beschäftigungsbeschränkungen oder -verbote zu beachten, nach der Gefahrstoffverordnung (GefStoffV) sind die Arbeitsverfahren vorrangig so zu gestalten, daß keine gefährlichen Gase, Dämpfe oder Schwebstoffe freigesetzt werden und Hautkontakte mit gefährlichen Stoffen vermieden werden. Arbeitsunfälle und Berufskrankheiten sowie arbeitsbedingte Gesundheitsgefahren sind laut Unfallversicherungs-Einordnungsgesetz (UVEG) mit allen geeigneten Mitteln zu verhüten; die Unfallver-

hütungsvorschriften der zuständigen Unfallversicherungsträger müssen den Beschäftigten in jeder Praxis für eine Einsichtnahme zugänglich sein und sind für diese unmittelbar geltendes Recht.

Das Kreislaufwirtschafts- und Abfallgesetz (KrW-/AbfG) legt für Abfälle zur Beseitigung, die nach Art, Beschaffenheit oder Menge in besonderem Maße gesundheits-, luft- oder wassergefährdend, explosibel oder brennbar sind oder Erreger übertragbarer Krankheiten enthalten oder hervorbringen können, besondere Anforderungen fest. Das Bundes-Seuchengesetz (BSeuchG) enthält keine Regelungen, nach denen Zahnarztpraxen in der Routine infektionshygienisch überwacht werden können. Allerdings bestimmt § 10 BSeuchG: Werden Tatsachen festgestellt, die zum Auftreten einer übertragbaren Krankheit führen können, so trifft die zuständige Behörde die notwendigen Maßnahmen zur Abwendung der dem einzelnen oder der Allgemeinheit hierdurch drohenden Gefahren. Weitergehend sind Regelungen in einigen Gesetzen über den Öffentlichen Gesundheitsdienst, die den Gesundheitsämtern in einigen Bundesländern Begehungen (Kontrollen) in Zahnarztpraxen auch ohne Anlaß ermöglichen. Funktionskontrollen von Sterilisatoren werden in der DIN 58 946 bis 58 949 -, bzw. entsprechende ENNormen beschrieben und empfohlen. Im Gesundheitseinrichtungen-Neuordnungsgesetz (GNG) wird bestimmt, daß das RKI bei der Erkennung, Verhütung und Bekämpfung von übertragbaren Krankheiten tätig wird. Deshalb gehören auch Empfehlungen zur Infektionsprävention zu seinen Dienstaufgaben. Allerdings sind fachliche Empfehlungen, gerade wenn sie auf allgemein gehaltenen Aufgabenzuweisungen beruhen, im Unterschied zu Gesetzen rechtsverbindlich, d. h. sie lösen nicht die unbedingte Verpflichtung aus, sie zu beachten. Gesetzliche Vorschriften, die im Rahmen der Zahnheilkunde beachtet werden müssen, gehen ihnen vor. Äußerungen von Bundesoberbehörden (eine solche ist das RKI) und ihrer wissenschaftlichen Kommissionen im Rahmen ihrer gesetzlich zugewiesenen Aufgaben gelten jedoch als sogenannte antizipierte wissenschaftliche Sachverständigengutachten und haben die Vermutung für sich, daß sie den jeweils aktuellen Stand der wissenschaftlichen Erkenntnisse wiedergeben. Sie können nicht nur fachlich, sondern mittelbar auch rechtlich von Bedeutung sein, z. B. im Rahmen der Konkretisierung von unbestimmten Rechtsbegriffen in Verbindung mit standesrechtlichen, zivilrechtlichen oder auch strafrechtlichen Pflichten zum Handeln lege artis zum Schutz von Patienten vor Risiken bei der Behandlung.

## X.13 Wesentliche Bearbeitung

Die Empfehlungen wurden wesentlich bearbeitet von:

J. Becker (Vorsitzender), Düsseldorf; A. Bremerich, Bremen; D. Buhrz, Berlin; M. Exner, Bonn; U. Frank, Freiburg; R. Hilger, Düsseldorf; U. Jürs, Hamburg; A. Kramer, Greifswald; R. Schulz, Itzehoe; J. Setz, Tübingen; V. Stachniss, Marburg; E. Suchy, Stuttgart; H. Wehrbein, Aachen; A. Nassauer; J. Peters; G. Unger (für das RKI).

## X.14 Literatur:

- Anforderungen der Hygiene beim ambulanten Operieren im Krankenhaus und Praxis - Robert-Koch-Institut des Bundesgesundheitsamtes 1994
- Anforderung der Hygiene in der Zahnarztpraxis – Robert-Koch-Institut 1996
- Unfallverhütungsvorschrift 103 Gesundheitsdienst,
- Bundesseuchengesetz,
- Hygieneplan für ambulante Eingriffe in der Oralchirurgie/zahnärztliche Chirurgie - Vorschlag des BDO 1994
- Hygiene für das ambulante Operieren –Vorschlag des BDIZ 1996
- Anforderung an die Hygiene in der Zahnmedizin – Bundesgesundhbl. 8/98
- Qualitätssicherung ambulanter Operationen in der Zahn-, Mund-, Kieferheilkunde, BDO 1996
- Ambulantes Operieren – Qualitätssicherung zivil- und strafrechtlicher Haftung, Will et all. RPG 2:3, (1996) Springer 1996
- Richtlinien der Bundeszahnärztekammer zur Qualitätssicherung für die Infektionsprävention in der Zahnarztpraxis, 1995
- Berufsgenossenschaft für Gesundheitsdienst und Wohlfahrtspflege: Arbeitssicherheit in Tageskliniken und anderen Einrichtungen für ambulantes Operieren, Extrablatt, Beilage zu den BGW-Nütteilungen 1/95, Bestell-Nr.: E-7
- Bewertungsausschuß: Katalog der bei ambulanter Durchführung zuschlagsberechtigter Operationen, Dtsch. Ärzteblatt 90, Heft 40, 8.10.93
- Blaeser-Kiel, G.: Ambulantes Operieren - Erfreulich für die Patienten, aber unerfreulich für die Ärzte, ZM 84, Nr. 7, 1.4.94 (73 8)
- Buchborn, E.: Der ärztliche Standard, Dtsch. Ärzteblatt 90, Heft 28/29, 19.07.1993, C-1322
- Bundesärztekammer: Richtlinie der Bundesärztekammer zur Qualitätssicherung ambulanter Operationen, Dtsch. Ärzteblatt 91, Heft 38, 23.09.94

- Ehrl, P.A., Luckey, H.: Vorschlag für Richtlinien zur Qualitätssicherung der ambulanten Chirurgie in der Zahn-, Mund- und Kieferheilkunde, Vorlage an die Bundeszahnärztekammer, Dezember 1994
- Heners, M., Walther, W.: Unzureichende Zielvorgaben - Kriterien für die Qualitätssicherung in der Zahnmedizin, Gesellschaftspolitische Kommentare Nr. 10/11, Okt/Nov 1994 (411)
- Kassenverbände: Vereinbarung von Qualitätssicherungsmaßnahmen beim ambulanten Operieren gemäß § 14 des Vertrages nach § 11 5b Abs. 1 SGB V vom 13.06.94

- Robert-Koch-Institut des Bundesgesundheitsamtes: Anforderungen der Hygiene beim ambulanten Operieren in Krankenhaus und Praxis, 15.03.1994
- Scheibe, O.: Qualitätssicherung in der Chirurgie - Erfahrungen aus der klinischen Praxis, Dtsch. Ärzteblatt 91, 20, 20.05.1994 (C-930)
- Stein, R.: Kaum Qualitätssicherung in der Medizin, FAZ, 02.12.1994
- Steinhilber: Entwurf eines Hygieneplanes für den Eingriffsraum in der Mund-, Kiefer-, Gesichtschirurgie, BNIKG

# XI. Leitlinien für den Tätigkeitsbereich der zahnärztlichen Assistenz bei implantologischen Behandlungsmaßnahmen

(H.-J. Hartmann/E. Brinkmann)

# XI. Leitlinien für den Tätigkeitsbereich der zahnärztlichen Assistenz bei implantologischen Behandlungsmaßnahmen
*(H.-J. Hartmann und E. Brinkmann)*

## XI.1 Allgemeines

Erfolg und Mißerfolg in der zahnärztlichen Implantologie sind nicht nur entscheidend von der fachlichen Qualifikation des Behandlers abhängig, sondern auch von der Assistenz seiner Mitarbeiterinnen, die für die Vorbereitung und während der Operation sowie für die nachfolgende Betreuung verantwortungsvolle Aufgaben übernehmen.

Die Erfahrung hat gezeigt, daß die zahnärztliche Assistenz insbesondere bei der Aufklärung und Vorbereitung zu den operativen Maßnahmen wesentliche und vertrauensbildenden Aufgaben zwischen Zahnarzt und Patient zu erfüllen hat. Sie muß auf alle auftretenden Fragen vorbereitet sein, die der Patient im Zusammenhang mit dem implantologischen Geschehen stellt.

Neben den implantatbedingten Vorbereitungen und Handhabungen gehört die Operationsvorbereitung sowie die Sterilisation und Reinigung der Instrumente in den Aufgabenbereich der Assistenz, ebenso wie die Organisation des sterilen Arbeitsbereiches, das Abdecken des Patienten und das Einkleiden des OP-Teams. Oberstes Gebot ist, einen reibungslosen Ablauf der Implantation und einen möglichst hohen Standard an Sterilität zu sichern. Die Assistenz muß den Operateur so professionell unterstützen, daß die Handreichungen fast blind erfolgen können.

## XI.1.1 Operationsvorbereitung

Die Terminplanung für eine Operation liegt in der Regel im Verantwortungsbereich der zahnärztlichen Assistenz. Zeitplanung und Vorbereitung erfolgen in Absprache mit dem Operateur. Der Operationsraum muß zeitlich und den Anforderungen an Hygiene entsprechend vorbereitet werden. Im Idealfall steht in der Praxis ein Raum ausschließlich für Operationen zur Verfügung, so daß alle räumlichen und apparativen Voraussetzungen erfüllt werden können. Planung und Vorbereitung sind wesentliche Voraussetzungen für den Erfolg des Eingriffes.

## XI.1.2 Vorbereitung des Operationsbereichs

Die Voraussetzungen für den Operationsbereich ergeben sich aus den allgemeinen Vorschriften für die Hygiene bzw. Sterilität. Entsprechend den Möglichkeiten in der zahnärztlichen Praxis sind die Operationsräume unterschiedlich ausgerüstet. Es obliegt - solange keine oder besonderen Bestimmungen dies regeln - ausschließlich dem Verantwortungsbereich des Zahnarztes, wie er seinen Operationsbereich einrichtet. Alle Geräte, die nicht zum operativen Eingriff benötigt werden, sollten soweit außer Reichweite gebracht werden, daß sie nicht stören und den Ablauf nicht behindern.

Für die zahnärztliche Implantation müssen grundsätzlich folgende Geräte vorhanden sein:

- Behandlungsstuhl bzw. OP-Stuhl,
- Schwebetisch und eine zahnärztliche Instrumentenablage,
- zusätzlicher Beistelltisch oder
- Wagen für die Antriebsaggregate (wenn diese nicht in die Einheit eingebaut sind),
- gute Beleuchtung,
- eine ausreichend starke Absauganlage mit zwei Absaugmöglichkeiten,
- fahrbare Sitzmöglichkeiten für Assistenz und Operateur,
- ausreichend große Abfallgefäße,
- Ersatzschläuche und Ersatzkanülen für die Absaugung.

Die nicht sterile Assistenz öffnet das sterile Abdeckset auf dem Zusatztisch so, daß das sterile Tuch auf die Anrichte oder den OP-Tisch fällt. Die sterile Assistenz deckt daraufhin den OP-Tisch vollständig mit dem sterilen Tuch ab. Die nicht sterile Assistenz öffnet daraufhin die eingeschweißten Instrumente und läßt sie auf das sterile OP-Tuch gleiten und sortiert anschließend die Instrumente für den jeweiligen operativen Eingriff.

Die Anordnung der benötigten Instrumente und Geräte sollte grundsätzlich immer nach einem überschaubaren und wiederkehrenden Schema erfolgen, damit der Operateur und die Assistenz diese leicht auffinden und erreichen können. Die Sterilkette darf dabei auf keinen Fall durchbrochen werden.

Die Position aller an dem operativen Eingriff Beteiligten ist festzulegen und muß eingehalten werden. Die Antriebsaggregate sind so in Reichweite des Operateurs aufzustellen, daß er sie leicht erreichen kann.

Festinstallierte Geräte sollten entweder abgedeckt oder soweit wie möglich desinfiziert werden. Der OP-Stuhl und das direkte Umfeld des Operationsgebietes werden sorgfältig gereinigt, desinfiziert und mit sterilem Material abgedeckt.

Danach werden Instrumente und Geräte verschweißt in den Operationsbereich gebracht. Die sterile Verpackung darf erst dann geöffnet werden, wenn die Instrumententische oder -wagen mit sterilen Tüchern abgedeckt sind. Die Verpackung der sterilen Instrumente wird von der nicht sterilen Assistenz geöffnet. Es empfiehlt sich, daß alle Assistentinnen, sowohl die sterilen als auch die nicht sterilen zum Aufdecken der Instrumente entsprechende Schutzbekleidung tragen; dazu gehören Haube, Mundschutz und Handschuhe. Alle Teile, die zur Implantation benötigt werden und die steril verpackt sind, werden erst unmittelbar vor Gebrauch geöffnet.

Alle anderen nicht zu sterilisierenden Materialien oder Hilfsteile müssen dem OP-Team mit sterilen Instrumenten so angereicht werden, daß die Sterilkette nicht durchbrochen wird.

### XI.1.3 Vorbereitung des Operationsteams

Sofern vorhanden, wird ein Waschbecken außerhalb des Behandlungszimmers benutzt. Die Waschbecken sollte eine automatische Wasserzuführung oder eine Wasserzuführung über einen langen Hebel besitzen, die mit dem Arm oder Ellenbogen betätigt werden kann. Der Seifenspender und der Spender für die Desinfektionslösung sollten ebenfalls so betätigt werden. Hände und Unterarme werden nach den bekannten Regeln für einen sterilen operativen Eingriff behandelt. Hauben und Mundschutz sollten in unmittelbarer Nähe der Wascheinheit gelagert werden.

Operationshauben, Mundschutz sind zuerst anzulegen, danach werden nach der Waschdesinfektion, den anderen an der Operation Beteiligten die sterile OP-Bekleidung und die sterilen Handschuhe angelegt.

Anschließend wird der sterile OP-Bereich von der sterilen Assistenz vorbereitet, wobei die nicht sterile Assistenz – allerdings mit sterilen Handschuhen - dieser zur Hand geht, Instrumente hereinträgt oder Geräte vorbereitet . Jeder, der den OP-Bereich betritt, sollte bereits Operationshaube und Mundschutz tragen.

### XI.1.4 Patientenvorbereitung für die OP

Wenn die Vorbereitungen im OP-Bereich abgeschlossen sind, sollte der Patient bereits außerhalb des OP-Bereichs, evtl. in einer Schleuse vorbereitet sein, d.h. er wird zweckmäßig mit Einmalmaterial eingekleidet und danach auf dem OP-Stuhl gelagert. Weitere vorbereitende Maßnahmen, wie Prämedikationen oder zusätzliche Behandlungen, wie Entfernen von Brücken oder dergleichen, die im Rahmen der zahnärztlichen Vorbereitung erfolgen, werden möglichst in einem anderen Behandlungsraum vorgenommen.

Der Patient erhält danach zur intraoralen Desinfektion eine 0,1 prozentige Chlorhexidinlösung, mit der er ca. zwei Minuten lang spült. Zur äußeren Desinfektion wird eine antiseptische Lösung empfohlen, z.B. Ethanollösung. Die sterile Assistenz entfernt aus der Verpackung, die die nicht sterile Assistenz öffnet, das Abdecktuch für den Patienten und legt es dem Patienten an. Je nach Reaktionslage des Patienten kann der Patient vollständig mit einem Schlitztuch abgedeckt werden, so daß nur noch Mund und Nase frei bleiben.

Das OP-Team ist inzwischen steril eingekleidet, so daß die Implantation vorgenommen werden kann.

### XII.2.1 Das sterile Verpackungssystem

Die Implantate werden in der Regel von der Industrie steril verpackt und zum sofortigen Einsatz geliefert. Je nach Implantatsystem wird das Implantat in eine Schutzverpackung eingeschweißt.

Die Entnahme wird in der Regel so vorgenommen, daß nach Abschrauben des Verschlusses der Operateur das Implantat steril entnehmen kann. Fast alle Implantatsysteme haben eine Codierung nach Form und Größe, so daß Verwechselungen vermieden werden können.

## XI.2.2 Instrumentenset für die Implantation

Die Industrie hat in der Regel für den Step-by-Step-Ablauf der Behandlung und die korrekte Aufbereitung der Implantatkavität die Anordnung der Instrumente vorgegeben. Die Instrumente sind so angeordnet, daß sie entweder farbkodiert oder in einer entsprechenden Anordnung von der Assistenz leicht Schritt für Schritt dem Operateur zu reichen sind. Eine sichere Handhabung für den operativen Eingriff ist Grundvoraussetzung für einen reibungslosen Ablauf. Die Assistenz muß über das Step-by-Step-Vorgehen genau unterrichtet sein.

## XI.2.3 Chirurgische Instrumente für die Implantation

Entweder verfügt die Praxis über einen eingerichteten fahrbaren Traywagen oder ein spezielles Tray zum Auflegen des implantologischen Instrumentariums für den jeweiligen Eingriff. Je nach Operation werden die notwendigen Instrumente vorbereitet. Die Grundausstattung für eine Implantation besteht aus:
- Skalpellen,
- Raspatorien,
- chirurgischen und anatomischen Pinzetten,
- zahnärztlichem Besteck,
- Nadelhalter und Nahtmaterial,
- verschieden scharfen Löffeln,
- Injektionsmaterial und Spritze,
- Wundhaken und Wangenhalter.

Weitere Instrumente werden in Absprache mit dem Operateur bereitgehalten und vorbereitet.

## XI.2.4 Antriebsaggregate

Es ist eine unabdingbare Voraussetzung, daß mit einem separaten Kühlkreislauf während des chirurgischen Eingriffs Kühl- und Spülflüssigkeit zugeführt wird. Ein gesondertes Antriebsaggregat ist erforderlich. Diese Antriebsaggregate verfügen über einen Motor mit einer sehr hohen Durchzugskraft und werden mit geeigneten Winkel- oder Handstücken zur Implantation versehen. Die innengekühlten Fräsen werden über ein Schlauchsystem mit geeigneter Kühlflüssigkeit, z.B. NaCl- oder Ringerlösung, verbunden. Wichtig ist, daß zu jeder Implantation eine zweite sterile Ausstattung an Aggregat, Motor, Kühlflüssigkeit und Hand- und Winkelstücken bei Ausfall zur Verfügung steht.

Die nicht sterile Assistenz fährt

das Antriebsaggregat in den OP-Bereich oder stellt den Motor auf den vorbereiteten OP-Tisch oder die Anrichte. Die nicht sterile Assistenz deckt das Antriebsaggregat ab, während die sterile Assistenz das sterilisierte Hand-- bzw. Winkelstück aufsetzt. Die Schlauchüberzüge werden von der sterilen Assistenz so weit über das Winkel-/Handstück gezogen, daß der Arbeitsbereich im Umkreis von ca. einem Meter mit einer Hülle versorgt ist. Der Kopf des Winkelstückes wird von der sterilen Assistenz so weit herausgezogen, daß der obere Anteil des Schlauchüberzuges mit Hilfe von Klebefolien fixiert werden kann. Das entgegengesetzte Ende kann offen gelassen oder mit Gummizügen fixiert werden. Die Antriebsaggregate haben in der Regel zwei Antriebe, die auch genutzt werden sollten, um bei Ausfall nicht auf ein neues Aggregat warten zu müssen.

## XI.3 Reinigung und Sterilisation der Instrumente

Es muß gewährleistet sein, daß die Reinigung und Sterilisation der Instrumente in einem abgeschlossenen Bereich vorgenommen werden kann. Zur Reinigung der verschmutzten Instrumente benötigt man verschiedene Geräte:

Zahnbürste und Interdentalbürste, Handtücher, Wischtücher mit Alkohol, Sterilisator, Einschweißfolien für die Instrumente, Gerät zum Verschweißen, Waschbecken, Becher, Gläser, Autoklavflüssigkeit sowie Instrumentenreiniger.

Die chirurgischen Instrumente sind unter fließendem kalten Wasser mit Bürsten zu reinigen und von Blut zu befreien. Je nach Implantatsystem ist das Operationsbesteck und OP-Tray auseinanderzulegen und ebenfalls mit Bürste und Wischtuch zu reinigen.

Alle Bereich des Trays, auch Hohlräume und Röhrchen, sind sorgfältig mit geeigneten Bürsten zu säubern. Ratschen, Fräsen, Gewindeschneider und sonstige Instrumente, die nicht zum einmaligen Gebrauch vorgesehen sind, müssen auseinandergenommen und von Blutresten oder Resten der physiologischen Kochsalzlösung befreit werden. Die physiologische Kochsalzlösung (NaCl) trocknet sonst aus, bildet Salzkristalle und verstopft die feinen Funktionsteile. Die Kristallisation macht nicht nur die Instrumente unbrauchbar, sie führt auch zu Korrosionen und Verfärbungen.

### XI.3.1 Reinigung der Fräsen

Sofern es sich nicht um Einmalfräsen handelt, müssen diese mit Bürsten gründlich gesäubert werden. Die innengekühlten Röhrchen müssen mit einem Mandrin durchstoßen und somit von Salzablagerungen der physiologischen Kochsalzlösung befreit werden. Einmal zu verwendende Teile werden entsorgt. Es empfiehlt sich, daß die zahnmedizinische Assistenz während der Reinigung Handschuhe trägt, um Verletzungen und Kontamination zu vermeiden. Die so gereinigten Instrumente können noch zusätzlich in einem Ultraschallbad oder einer Spülmaschine gesäubert werden. Nach dem Trocknungsvorgang werden diese Instrumente eingeschweißt und in üblicher Weise sterilisiert und gesondert aufbewahrt.

### XI.3.2 Reinigung der Hand- und Winkelstücke

Die Hand- und Winkelstücke sind nach der Operation sowohl außen als auch innen zu reinigen. Außen erfolgt die Reinigung unter fließendem Wasser mit einer Bürste. Danach werden die Ansatzstücke zerlegt, gereinigt und mit den von der Herstellerfirma empfohlenen Reinigungs- oder Schmierölen gefettet. In geeigneten Geräten können die Ansatzstücke gereinigt und gesäubert werden, ohne daß sie auseinandergenommen werden müssen, z.B. im Turbozid-Gerät. Die Ansatzstücke werden dann in Folien eingeschweißt und mit den anderen Instrumenten sterilisiert.

### XI.4 Sterilisationsweise

Die Sterilisation erfolgt mit den herkömmlichen, in der Praxis verwendeten Sterilisatoren. Dabei ist zu berücksichtigen, daß sowohl die Einwirkzeit, als auch die empfohlene Temperatur beachtet wird. Je nach Verpackung ist diese mit einem Indikator versehen, der

durch farbliche Kennzeichnung die Sterilisation bestätigt. Für den Fall, daß wiederverwendbare OP-Tücher verwendet werden, werden diese nach dem Reinigen aus der Wäscherei in eine Verpackung eingeschweißt und ebenfalls sterilisiert. Das gleiche gilt für die OP-Bekleidung.

### XI.5 Materialergänzung

Neben dem Aufgabenbereich der operativen Assistenz und den Operationsvorbereitungen gehört die Materialbestellung und die Überprüfung des Vorrates zur Aufgabe der zahnmedizinischen Assistentin, die die nötige Erfahrung für diesen äußerst verantwortungsvollen Bereich besitzen muß. Da in den meisten Fällen weder das notwendige Wissen für die operative Assistenz noch für die damit zusammenhängende Operationsvorbereitung in der Ausbildung gelehrt wird, obliegt es der jeweiligen Praxis, diese Ausbildung in der Praxis von einer erfahrenen Assistenz und dem Zahnarzt vorzunehmen.

Sinn dieser Leitlinien sollte es sein gleiche Standards zu entwickeln und das umfangreiche und verantwortungsvolle Aufgabengebiet zu vermitteln.

### XI.6 Recall

Im Rahmen eines Recall-Systems in der Praxis muß berücksichtigt werden, daß der Patient in einer Einverständniserklärung zu dem

Recall schriftlich seine Zustimmung zu geben hat. Aber auch dies bedeutet keine Verpflichtung zu den verabredeten Terminen zu erscheinen. Die Organisation eines strengen Recall bedeutet bei größeren Patientenzahlen eine erhebliche Belastung im Praxisablauf.

Eine Unterstützung bieten besonders ausgerichtete EDV-Programme, die in ihrem Menü bestimmte Intervalle aufnehmen können. Individuell abgefaßte Briefe, Einverständniserklärungen und Terminabsprachen ermöglichen es, die Organisationsform zu reduzieren.

Hier obliegt der zahnärztlichen Assistenz eine besonders verantwortliche Aufgabe in der Überwachung des Recall-Systems. Ihre Aufgabe besteht im wesentlichen darin, mit dem Zahnarzt zu den Sprechzeiten bestimmte Zeiten für Recall-Patienten freizuhalten bzw. eine Überlastung in der Praxis zu vermeiden. Auch halten sich nicht alle bestellten Patienten an die vereinbarten Termine, so daß auch hier eine Rückkoppelung mit dem EDV-System erforderlich ist.

## XI.7 Dokumentation

Auch hier fällt der zahnärztlichen Assistenz eine wichtige Aufgabe zu, sofern seitens des Zahnarztes eine Dokumentation aufgebaut werden soll. Das EDV-Programm läßt sich hierfür einrichten, so daß bereits bei einer durchgeführten Implantation bestimmte Daten mit erfaßt werden und aus der Patientenkartei übernommen werden können.

Eine ständige Überwachung und Pflege einer solchen Dokumentation ist besonders wertvoll, wenn der Zahnarzt auf dem Gebiet der Implantologie wissenschaftlich tätig ist oder aber den Nachweis einer bestimmten Fallzahl führen muß, um eine Zertifizierung auf dem Gebiet der zahnärztlichen Implantologie zu erlangen.

# XII. Zukunftsperspektiven in der Implantologie
(H.-J. Hartmann)

XII.1 Entwicklung

XII.2 Verfahrenstechniken

XII.3 Zielsetzung

XII.4 Materialfrage und implantat-prothetische Belange

XII.5 Augmentative Verfahren

XII.6 Perspektiven

XII.7 Ausblick

## XII. Zukunftsperspektiven in der Implantologie
*(H.-J. Hartmann)*

### XII.1 Entwicklung

Die zukünftige Entwicklung in der Implantologie kann nicht losgelöst von der geschichtlichen Entwicklung und der heutigen Bedeutung gesehen werden. Die implantologischen Anfänge in Deutschland waren sehr schwierig und geprägt von Diskussionen zwischen den Entwicklern aus der zahnärztlichen Praxis und den Universitäten. Die empirische Implantologie wurde erst nach und nach mit wissenschaftlichen Inhalten gefüllt. Mit der Anerkennung der Implantologie durch die DGZMK 1982 wurde ein entscheidender Schritt zur Legitimation dieses Therapieweges eingeleitet. Daher war es nur eine konsequente Weiterentwicklung, daß 1988 auch die gebührenrechtliche Anerkennung erfolgte. Die Initiatoren dieser Leistungsbeschreibung konnten die rasante Entwicklung der Implantologie nicht voraussehen, die sich im Anschluß an die gebührenrechtliche Bewertung ergab.

Aus der immer größer werdenden Zahl von gesetzten Implantaten und verbesserten Erfolgsaussichten entstehen immer mutigere Versorgungen. Daß dabei nicht nur erfolgreich implantiert wurde, liegt auf der Hand. Daß die Indikationen überzogen wurden, bisweilen zum Schaden der Patienten ist in Einzelfällen offensichtlich und bedauerlich. Der Preis für den Fortschritt ist auch der Mißerfolg und dessen korrekte Analyse. Die Standortbestimmung der Implan-

tologie mit Ausarbeitungen von BRINKMANN, HARTMANN et. al, die Frankfurter Konsensuskonferenz durch die drei wissenschaftlichen Gesellschaften GOI, AGI und DGZI, die Anerkennung der augmentativen Verfahren und schließlich die Einführung des „Tätigkeitsschwerpunktes Implantologie" sowie der Zusammenschluß aller implantologisch tätigen Verbände zu einer Konsensuskonferenz waren die logische Folge einer rasant fortschreitenden Entwicklung. Daß diese Entwicklung nicht nur positive Erfahrungen hervorgebracht hat, sondern auch Therapieleistungen beschrieb, die erst nach nachträglicher wissenschaftlicher Prüfung abgelehnt wurden, soll nicht verschwiegen werden. Es wurden Materialien auf den Markt gebracht, die wissenschaftlich nicht standhielten. Die Gradwanderung zwischen dem, was machbar ist, und dem, was vertretbar ist, wurde immer schmaler. Hier nun sind es die wissenschaftlichen Verbände und die Berufsverbände, die als Regulativ eingreifen und deren Aufgabe ist es, Materialien zu empfehlen, Therapieleistungen oder Indikationen aufzuzeigen, deren wissenschaftliche Anerkennung sicher ist. Letztlich aber trägt der Zahnarzt für seine Leistung einzig und allein die Verantwortung und muß sich dieser unter Berücksichtigung der alternativen Therapien auch stellen. Er muß Aufschluß geben, warum er in diesem Fall die Regelversorgung nicht durchgeführt hat. Er muß sich selbstkritisch fragen, unter welchen Voraussetzungen der Mißerfolg eingetreten ist.

Die Forderungen der Patienten nach verständlicher und ausgewogener Aufklärung, Information auch unter Berücksichtigung der alternativen Therapieleistung, sind heute Inhalt unserer zahnärztlichen Tätigkeit. Dennoch aber gibt es durch die Forderungen der Patienten immer neue Anreize, noch besseren, noch ästhetischeren Zahnersatz einzugliedern. So kann man die Zukunftsperspektiven einteilen in die Frage nach dem enossalen Anteil des Implantates, der Suprastruktur und letztlich den knochenregenerativen Maßnahmen.

Betrachten wir den enossalen Anteil aus seiner Entwicklung vom Blattdesign über den Zylinder bis hin zur Schraube, von der Oberfläche, die maschinell bearbeitet oder als rauhe Oberfläche den direkten Kontakt mit dem Knochen aufnimmt, so fällt auf, daß neben den zwei Philosophien der fibroossären Einscheidung und der Osseointegration die Oberfläche in zunehmendem Maße diskutiert wird. Ist die Osseointegration überhaupt zukünftig unser Ziel als Einbindung der Implantate in den Kieferbereich? Sollte nicht vielmehr auch die fibro-ossäre Einscheidung oder eine wie auch immer geartete parodontale Einkleidung des Implantates Ziel unserer implantologischen Therapie sein? Es ist unbestritten, daß die Os-

seointegration bis zum heutigen Zeitpunkt die besten Ergebnisse zeitigt und so zumindest als eine der Lösungen auch dauerhaft für die Zukunft Bestand haben wird. Dennoch aber wird es erlaubt sein, über die parodontale Einkleidung der Implantate zu diskutieren. Die Entwicklungen in diese Richtung, daß Implantate parodontales Ligament tragen könnten, sind bereits vorhanden. Solange wie wir aber die biodynamischen Vorgänge um die Implantate nicht genau abschätzen können, ist eine Beurteilung, ob die parodontale Ligamenteinscheidung oder die Osseointegration als Ziel unserer implantologischen Versorgungen angestrebt wird, nicht zu bewerten. Dennoch aber müssen wir feststellen, daß die Prinzipien der Osseointegration durch Sofortbelastung außer Acht gelassen werden. Es scheint also doch noch mehr zu sein, als nur eine belastungsfreie Einheilzeit, sondern die Art und Weise wie Implantate belastet, und mit welchen Druckverhältnissen sie belastet werden, scheint auch für die Zukunft eine wissenschaftlich zu klärende Frage zu sein.

## XII.2 Verfahrenstechniken

Neuere Methoden und Techniken der enossalen Implantologie zeigen uns, daß wir noch nicht am Ende der Entwicklung angelangt sind. Bei den bisher geübten Methoden wurde beim Anlegen der Knochenkavität mit genormten Instrumenten immer ein dem Implantat möglichst kongruent gestaltetes Implantatbett angestrebt. D.h. relativ wertvoller Knochen wurde entfernt und ging verloren. Wir können diese Knochenabtragung zwar auffangen und evtl. entstandene Spalträume damit auffüllen.

Wir wissen aber auch, daß bei der Methode der geschlossenen Sinusbodenelevationstechnik mit anschließender Implantation konische bzw. stufenförmige Implantate nach Abschluß der Elevation durch die Vorformung der in aufsteigender Reihe angewandten Osteotom-Instrumente die Implantate in der Regel unter leichtem Druck eingesetzt werden konnten und eine meist sehr gute Primärstabilität aufwiesen.

Daher werden künftig Methoden zu beobachten sein, bei denen das Knochenbett durch nonablative Maßnahmen angelegt wird. Mit dieser Methode wird ein Weg beschritten, möglichst keinen Knochen zu opfern; sondern durch Verdrängung bzw. Verdichtung für eine günstigere Primärstabilität zu nutzen. Diese Methoden reduzieren außerdem das Instrumentarium.

Auch Methoden, die mit relativ wenig Sekundärteilen auskommen und einfach zu händeln sind, müssen wir unsere Aufmerksamkeit schenken, da hier der Aufwand an Hilfsteilen reduziert wird und damit eine kostengünstigere Kalkulation möglich ist.

Die Industrie sollte sich darauf einstellen, einfach zu händelnde Implantatsysteme auf den Markt zu bringen, ihre Aufbau- und Hilfsteile zu vereinfachen und zu normieren, damit bei einem fremden Fall nicht der gesamte Instrumentensatz erworben werden muß, um Teile auszutauschen bzw. Nachbesserungen vorzunehmen.

Ferner sollte die Industrie darauf bedacht sein Verfahrensweisen nicht dadurch zu komplizieren, daß immer neue und zusätzlich Hilfsteile zur angeblichen Verbesserung angeboten werden, die den finanziellen Aufwand als durchlaufenden Kosten unnötig erhöhen und die Implantologie unkalkulierbar machen.

## XII.3 Zielsetzung

Das erklärte Ziel wird es sein, ein Implantat einzusetzen, das der Natur am nächsten kommt, oder das die natürlichen Verhältnisse so einbindet, daß der Fremdkörper Titanwurzel nicht abgestoßen wird. Es ist sicher eine Definitionsfrage, inwieweit die Integration der Titanwurzel in den Körper ein Adaptationsprozeß oder ein Abgrenzungsprozeß ist, wie DONATH ihn beschreibt. Diese Frage ist akademisch und für den tagtäglichen Einsatz müßig zu beantworten, solange die Implantate eine Lebenszeit von 15 bis 20 Jahren aufweisen. Die Natur nachzuempfinden, das scheint das Prinzip der zukünftigen Philosophie in der

Implantologie zu sein. Die Zahnwurzel mit ihrem Zahnhalteapparat nachzuempfinden ist wohl von seiner funktionellen Art des Parodontalligamentes eine Wunschvorstellung. Die Wurzel in ihrem Design nachzuvollziehen ist heute Realität. Daß sich zwei unterschiedliche Designs, nämlich das des Zylinders und das der Schraube am Markt durchgesetzt haben, beweisen die Langzeitergebnisse mit beiden. Nachdem in allen Alveolen der Kieferabschnitte Implantate eingesetzt werden können, ist ein weiteres Ziel aus unserer anfänglichen Implantatphase erreicht, nämlich dort Implantate zu setzen, wo ursprünglich Zähne gestanden haben. Die Entwicklung von der eindeutig chirurgisch überlasteten Implantologie ist einer Hinwendung zur prothetischen Rekonstruktion gewichen. Dies entspricht eigentlich auch dem philosophischen Gedanken des Zahnersatzes, wobei der chirurgische Eingriff lediglich der Zahnwurzelersatz ist, wie SCHULTE ihn beschreibt. Daß er mit seiner Auffassung recht hat, bedeutet auch die unterschiedliche Beurteilung der knöchernen Verhältnisse und der ästhetischen Bedeutung implantatgetragenen Zahnersatzes. Hierzu bedarf es entweder zweier Spezialisten oder besser gesagt eines Spezialisten, der beides beherrscht. Die Natur zu imitieren und die natürlichen Entwicklungen in die Implantologie aufzunehmen, ist unser Ziel. Daher wird die Position des Implantates nicht mehr von dem zur Verfügung stehenden Knochenangebot beeinflußt, sondern wir setzen das Implantat dort, wo die natürliche Zahnkrone die prothetische Rekonstruktion ersetzt. Da die Zähne eine unterschiedliche Ausdehnung haben, ist es nur sinnvoll, daß auch die Implantate eine unterschiedliche Ausdehnung haben. Sollte nicht ausreichend Knochen vorhanden sein, dann wird dieser Knochen gezüchtet. Die prothetischen Rekonstruktionen, die wir auf die Implantate aufbringen, müssen durch präfabrizierte Bauteile den jeweiligen Positionen der Zähne gerecht werden. Präfabriziert ist die einzige Möglichkeit, Präzisionsbauteile über die Implantate einzubringen, die als Zwischenteil oder letztlich als Grundlage für eine Kronenversorgung dienen.

## XII.4 Materialfrage und implantat-prothetische Belange

Solange das Titan nicht durch ein deutlich besseres Material ersetzt werden kann, werden die Implantate aus Titan verwendet werden. Die absolute Integrität und Biokompatibilität dieses Werkstoffes, kann kaum durch einen anderen Werkstoff ersetzt werden. Die Schwachstelle ist die Durchtrittsstelle durch die Gingiva, die durch eine Keramikmanschette verbessert werden kann.

Die Verbesserung der prothetischen Rekonstruktionen wird einen wesentlichen Teil der zukünftigen Entwicklung in Anspruch nehmen. Es ist bekannt, daß der obere Anteil des Implantates mit Keramik ersetzt werden kann oder die Krone mit einem bestimmten Bauteil in das Implantat so versenkt wird, um der Schleimhaut ein gewebefreundlicheres Material anzubieten.

Letztlich wird die Präzision der aufeinander abgestimmten Teile den Erfolg der Implantation und die dauerhafte Stabilität des weichgeweblichen Attachments beeinflussen. Die ästhetische Kronenversorgung oder auch „weiße Ästhetik" ist nach heutigen Gesichtspunkten weitestgehend ausgereift. Aber vom Grundsatz her sind die ästhetischen Versorgungen, die wir heute anbieten können, der Natur weitestgehend nachempfunden.

Bleibt letztlich der Wunsch des Patienten, einen nicht erhaltungswürdigen Zahn zu entfernen und gleichzeitig ein Implantat einzusetzen, so daß die Frage der Übergangslösung gar nicht erst aufkommt. Hier sind Denkansätze mittlerweile vorhanden, mehr noch, wir sind so weit, daß wir dem Patienten unter bestimmten Voraussetzungen diese Möglichkeiten schaffen können. Dies ist eine Frage der technischen Verbesserungen der Aufbauten, genauso wie eine Frage der Oberfläche der Implantate oder der Interaktion zwischen Knochen und Implantatoberfläche. Aufgerauhte Oberflächen sind bekannt, so daß es nur noch eine Frage der Zeit be-

darf, bis die für den Knochen optimale Oberfläche gefunden wird. Verbesserungen der Präzision, der Herstellungsmöglichkeiten und schließlich der reproduzierbaren Oberfläche in gleicher Qualität sind Forderungen, denen sich die Industrie nicht verschließen kann.

Wir sind also, was das Implantat und seine Überkonstruktion anbelangt, in einer schon fast idealen Situation. Die Überlebenszeit der Implantate entspricht der einer natürlichen Brücke, wobei wir feststellen können, daß Implantate, d.h. der Zahnwurzelersatz bisweilen sogar länger hält als der auf ihm sitzende Zahnersatz. Die Beeinflussung der Langzeitergebnisse ist wohl offensichtlich weniger durch das Implantat selber als durch die Pflege der Patienten gegeben. Hier gibt es allerdings sehr unterschiedliche Ergebnisse. Wenn etwas verbesserungsbedürftig ist, so ist es der Umgang des Patienten mit seinem Implantat. Sei es durch die Zahnpflege oder sei es, daß er seine Rauch- oder parafunktionellen Gewohnheiten ändert. Diese Risikofaktoren spielen eine große Rolle, wobei mangelhafte Zahnhygiene am wenigsten verständlich oder zu tolerieren ist.

## XII.5 Augmentative Verfahren

Betrachtet man die Entwicklung der Knochenersatzmaterialien, so ist durch die Markteinführung des Hydroxylapatits und der Membrantechnik ein entscheidender

Schritt vorwärts gelungen. Ohne die Erfahrung mit den Hydroxylapatitkeramiken wäre die heutige Entwicklung in der Augmentationstechnik nicht eingetreten. Den Initiatoren dieses Materials und der Membranen ist es zu danken, daß wir heute Implantate setzen können an den Stellen, wo die Prothetik ein Implantat fordert. Von Hydroxylapatitkeramiken, Algenmaterial, tierischen oder menschlichen Knochen, bis hin zu resorbierbaren Materialien wie Trikalziumphosphat reicht die Palette der Augmentationsmaterialien. Membranen können aus Gore-Tex oder Titanfolien, aus resorbierbarem Polylaktit oder Glykolitmaterialien, Kollagenen oder dichten EPTFE-Folien verwendet werden. Alle Folien sind mehr oder weniger erfolgreich. Sie haben alle das gleiche Ziel, das Augmentat in Ruhe einheilen zu lassen und die bindegewebige Einsprossung zu verhindern. Knochen zu regenerieren ist heute eine wesentliche Aufgabe des Implantologen. Das gilt sowohl für den Parodontalbereich wie für den zahnlosen Kiefer oder Kieferabschnitte. Autologe Knochenmaterialien sind der goldene Standard, allerdings ist er nicht immer zu erreichen. Beckenkammtransplantate, Kinntransplantate oder Knochen aus dem retromolaren Bereich, aus dem Tibiakkopf oder der Kalotte, die Palette der autologen Knochentransplantate reicht weit. Die Bedeutung moderner Krankheiten wie Hepatitis, Aids, BSE, Klinefelder, drängt tierische oder menschliche

Produkte in den Hintergrund. Die resorbierbaren Materialien oder Hydroxylapatite werden dadurch in ihrer Bedeutung gestärkt. Die neueste Entwicklung auf dem Sektor der BMP-Materialien oder der Gewinnung der festen Bestandteile aus dem Blut durch Zentrifugieren, sind Entwicklungen, die als Zukunftsperspektive ausgesprochen positiv zu bewerten sind. Dennoch aber muß vor dem Einsatz der BMP-Materialien so lange gewarnt werden, bis gesichert ist, daß diese Hormone nicht aus dem Zahnbereich oder dem Erfolgsorgan ausgeschwemmt werden in andere Bereiche des Körpers, um dort Knochen zu bilden. Solange es nicht gesichert und nachweislich erreicht werden kann, daß die Kieferkammaufbauten mit BMP-Materialien stationär bleiben, und nicht durch die Vaskularisation in andere Bereiche des Körpers unkontrolliert transportiert werden, ist Vorsicht angebracht. Bei den BMP-Materialien handelt es sich um tierische Produkte oder synthetisch hergestellte Hormone, die möglicherweise im Rahmen der Gentechnologie einfacher herzustellen sind und über geeignete Trägersubstanzen eingebracht werden können. Die Perspektive für alle zukünftig zahnlosen Patienten ist hoffnungsvoll, daß Kieferkämme in vertikaler und horizontaler Richtung rekonstruiert „gezüchtet" werden können, um in geeigneter Anzahl implantatgetragenen Zahnersatz einzugliedern. Damit geht ein alter Wunschtraum des Menschen in

Erfüllung, daß dem zahnlosen Patienten „neue Zähne" wachsen, Kiefer erhalten bleiben und eine Prothese oder ein herausnehmbarer Zahnersatz obsolet wird.

In dem Moment, da wir an den Stellen, an denen Zähne entfernt werden Implantate setzen, wird sich bei Patienten eine immer größere Anzahl an Implantaten ergeben. Schließlich sind anstelle der Zähne Implantate im Kiefer verankert.

## XII.6 Perspektiven

Diese Perspektive ist sicher für jeden tröstlich, dem ein Zahn entfernt wird. Wir können die schädigenden Elemente durch Brückenpräparation oder herausnehmbaren Zahnersatz bei Lücken vermeiden. Die dadurch erzielte Stabilisation der eigenen Zähne und die Tatsache, daß die eigenen Zähne durch zusätzlichen Zahnersatz nicht überlastet werden, stabilisiert auch das Restzahngebiß. Zahnlosigkeit wird dauerhaft vermieden.

Wieviel Implantate braucht der Mensch, oder wieviel Zähne braucht der Mensch? Dies ist eine bis heute unbeantwortete Frage. Es gibt Hinweise, daß wir mit einer reduzierten Zahnreihe leben können, allerdings dies in Abhängigkeit von den Gesamtumständen und dem Pflegezustand. Dies gilt genauso uneingeschränkt für Implantate, wobei eine kieferkammerhaltende Wirkung der Implantate im Oberkiefer bei acht und im Unterkiefer bei sechs Implantaten erzielt wird, vorausgesetzt, sie sind an statisch günstigen Positionen einzusetzen.

## XII.7 Ausblick

Der BDIZ hat mit seinen Richtlinien über die Anzahl der Implantate Hinweise gegeben, die sich sowohl für den festsitzenden als auch für den herausnehmbaren Zahnersatz ergeben. In der Indikationsbeschreibung ist hierüber am Anfang dieses Buches berichtet worden. Es scheint fast so, als könnte man Patienten heute die Perspektive aufzeigen, daß Zahnverlust zu vermeiden ist, sei es durch entsprechende zahnmedizinische oder prophylaktische Maßnahmen. Ist er nun wirklich nicht zu vermeiden, so kann durch ein Implantat Zahnverlust kompensiert werden. Der begrenzende Faktor scheint weniger der wissenschaftliche Aspekt oder der technologische Fortschritt zu sein, sondern mehr der wirtschaftliche Aspekt. Wirtschaftliche Verhältnisse, so wie wir sie heute bei den gesetzlichen Krankenkassen und privaten Versicherungsgesellschaften haben, drängen immer mehr darauf, die Anzahl der Implantate zu limitieren, so daß entsprechend der Versorgungsmentalität der Bevölkerung eine Lücke klaffen wird zwischen dem, was zahnmedizinisch machbar ist, und dem, was die Versicherungsgesellschaften finanzieren wollen. Für den Differenzbetrag muß dann der Patient selber aufkommen. Höherer technologischer Fortschritt und Einbindung immer komplizierterer Elemente aber bedeuten einen höheren Preis. Qualität hat nun mal seinen Preis und ist nicht zum Nulltarif zu beziehen. Daher wird die wissenschaftliche Perspektive zunehmend zu einem sozialpolitischen Problem. Diejenigen, die es sich nicht leisten können, werden mit konventionellem Zahnersatz zurecht kommen müssen, und die, die es sich leisten können, werden höherwertige Medizin in Anspruch nehmen. Eine Mehrklassenmedizin wird am Ende dieser Entwicklung stehen, und es stellt sich die Frage, ob die sozialpolitische Entwicklung in Deutschland dieses akzeptieren wird.

Die Zahnmedizin ist als einzige Medizin in der Lage, die Begriffe aus dem Sozialversicherungsvertrag nach ausreichend, zweckmäßig und wirtschaftlich zu definieren. Diese Definition wurde bisher nie vorgenommen, sondern die Einbindung der Leistungen er-

folgten mehr nach dem Zufallsprinzip. Gebührenordnungen können sich nicht an dem wissenschaftlichen Fortschritt orientieren, sondern sind statisch und ein Spiegelbild der Zeit, in dem sie in Kraft getreten sind. Um auch diesen Perspektiven Rechnung zu tragen, sind Politiker und Zahnärzte ebenso wie Krankenkassen, Versicherungsgesellschaften und Beihilfestellen aufgerufen, gemeinsame Richtlinien zu erstellen.

Wenn Qualität gefordert wird, was für alle Gruppen konsensfähig ist, so muß auch Qualität geliefert und finanziert werden können. Dies richtet sich an alle Beteiligten. Die Ausbildung der Zahnärzte muß verbessert werden, damit Qualität erzielt werden kann. Und wenn diese Voraussetzungen gegeben sind, ist parallel dazu die Industrie aufgerufen, dem wissenschaftlichen Fortschritt und der Qualität Rechnung zu tragen, sie zu verbessern und weiterzuentwickeln.

# XIII. Anhang: Leistungsbeschreibung des BDIZ
(H. B. Engels)

**1.      Kurzbeschreibung des Verbandes**
1.1      Zielsetzungen und konzeptionelle Schwerpunkte des
          Gesamtleistungsangebotes
1.2      Zielgruppen
1.3      Gesamteinrichtung und Teilbereiche
1.4      Regionale Einbindung/Versorgungsgebiete
1.5      Ausstattung und Ressourcen

**2.      Leistungsmerkmale und Qualitätsentwicklung**
2.1      Leitung und Interessenvertretung
2.2      Technisches Controlling
2.3      Wirtschaftliches Controlling

**3.      Inhalt und Umfang der Leistungen**
3.1      Betreuung der Mitglieder
3.2      Leistungen des Verbandes für die Mitglieder
3.3      Leistungsangebote im einzelnen

**4.      Inhalt und Umfang von unterstützenden Leistungen für die
          Mitglieder**
4.1      Qualitätssicherung

# Bundesverband der niedergelassenen implantologisch tätigen Zahnärzte in Deutschland e.V. (BDIZ)

## Geschäftsstelle:

Generalsekretär
Prof. Dr. Egon Brinkmann
Theaterwall 14
26122 Oldenburg
Telefon 04 41-1 21 37
Telefax 04 41-1 21 48
Internet: BDIZ.de

## Vorstand:

Vorsitzender:
Dr. Hans-Jürgen Hartmann

Stellv. Vorsitzender:
Dipl.-Ing. Dr. Helmut B. Engels

Generalsenkretär:
Prof. h.c.Dr. Egon Brinkmann

Schatzmeister:
Dr. Heimo Mangelsdorf

Schriftführer:
Dr. Klaus Müller

Beisitzer:
Dr. Rolf Brandau
Dr. Heiner Jacoby
Dr. Ulrich Kümmerle

Fortbildungsreferent:
Prof. Dr. Klaus-Peter Lange

Justitiar:
Dr. Thomas Ratajczak

Pressereferent:
Hubertus Foester

## Gesetzliche Grundlagen

• Gesetzliche Grundlagen für Vereine ist das BGB. Als Mitglieder waren bei der Vereinsgründung folgende Personen anwesend: Prof. Dr. Brinkmann, Dr. Briant, Dr. Brandau, Dr. Brosda, Dr. Dr. Ehrl, Dr. Engels, Dr. Foet, Dr. Jacoby, Dr. Habermehl, Dr. Hartmann, Za. Hölscher, Dr. Kümmerle, Dr. Müller, Dr. Oeltermann, Dr. Ryguschik, Dr. Dr. Streckbein, Dr. Wallrapp, Dr. Winkler.
• Eintragung im Vereinsregister des Amtsgerichtes Oldenburg unter Nr. 1898 am 20.12.1989.

## Allgemeine Beschreibung des Verbandes

• Neben Vorstand und Geschäftsführung bestehen folgende Ausschüsse: Aufnahmeausschuss, Rechtsausschuss, Gutachterausschuss, Qualifikationsausschuss, Vertragsausschuss, Weiterbildungsausschuss und Schlichtungsausschuss.

## Allgemeine Beschreibung der Grundleistungen

• Standespolitische Interessenvertretung von niedergelassenen implantologisch tätigen Zahnärzte in Deutschland gegenüber Bundesgesundheitsministerium, Bundeszahnärztekammer, Landeszahnärztekammern, KZBV, KZV, PKV, ISO- und DIN-Ausschüssen.
• Aufbau eines qualifizierten Gutachterstammes für strittige Auseinandersetzungen bei Versicherungen, Patienten, Beihilfestel-

len, Amts-, Sozial-, Land- und Oberlandesgerichten.
- Öffentlichkeitsarbeit bei allen Medien
- Benennung von qualifizierten implantologisch tätigen Zahnärzten bei Patientenfragen.
- Abrechnungstechnische Fragen und Abrechnungsmöglichkeiten bei Unstimmigkeiten.
- Juristische Beratung durch den Verbandsjustitiar bei Einschränkungen des Berufstandes durch Klagen anderer.
- Bereitstellung von Jahrbuch, Handbuch, Abrechnungsmanual, Weißbuch, etc.
- Zusammenarbeit und Kooperation mit den wissenschaftlichen Gesellschaften und Verbänden.

**Grenzen der Grundleistungen**
- Juristische Vertretung bzw. Beratung bei Individualproblemen.
- Direkte Interventionen seitens des BDIZ bei mittelbaren und/oder unmittelbaren Vertragspartnern des Mitgliedes.

**Zusatzleistungen**
- Beratung bzw. Vermittlung von Dienstleistungen und Versicherungen
- Fort- und Weiterbildung im implantologischen Umfeld
- Verleihung des „Tätigkeitsschwerpunktes Implantologie"
- Clearing Stelle
- Zentralregister
- Teilnahme an eigenen Kongressen bzw. Veranstaltungen
- Implantologische Aufklärungsschriften
- Öffentlichkeitsarbeit auf Gesundheitsmessen

**Zielgruppe**
- Alle niedergelassenen Zahnärzte in Deutschland.
- Alle Firmen innerhalb der Dentalbranche oder auch Zulieferer im In- und Ausland (als nichtstimmberechtigte fördernde Mitglieder).

**Zielsetzungen**
- Aufklärung der Bevölkerung über Implantate und deren Durchführung.
- Prüfungen von Implantatsystemen und Vergabe eines Gütesiegels.
- Behandlungsqualität für Patienten durch Benennung von qualifizierten Fach- und Zahnärzten.
- Vermittlung bzw. Benennung von Gutachtern.
- Ausführung und Klärung bei Unstimmigkeiten unter den Mitgliedern durch eine Schlichtung.

**Kooperationen**
- Mit wissenschaftlichen Gesellschaften der einzelnen Fachbereiche.
- Mit der ISO-organisation.
- Mit der DIN-Organisation.
- Mit eCOM und ZR.
- Mit ZVS.

**Clearingstelle**
- Durch diese Einrichtung sollen Unstimmigkeiten bei Abrechnungen bzw. Irrtümer ohne prozessuales Risiko im Vorfeld geordnet werden.
- Diese Stelle wird nur bei BDIZ-Mitgliedschaft und Nutzung des Kooperationspartner ZR aktiv.

## Zentralregister
• Jedes zertifiziertes Mitglied kann zusätzlich im Zentralregister des BDIZ geführt und damit auch bei Patientenanfragen benannt werden.

## Vorstand
• Alle Vorstandsmitglieder sind ehrenamtlich tätig.

## Generalsekretär
• Prof. Dr. Egon Brinkmann

## Fortbildungsreferent
• Prof. Dr. Klaus-Peter Lange

## Justitiar
• Rechtsanwalt Dr. Thomas Ratajczak

## Pressereferent
• Journalist und PR-Berater Hubertus Foester

## Funktionen der Ausschüsse

## Aufnahmeausschuss
• Vorsitzender:
Dr. Helmut B. Engels
Der Aufnahmeausschuss bearbeitet und führt den Mitgliederbestand. Hier werden auf Antrag Mitgliederausschlüsse beraten und durchgeführt. Außerdem werden das Zentralregister und die Liste der zertifizierten Implantologen geführt.

## Gutachterausschuss
• Vorsitzender:
Dr. Ulrich Kümmerle
Der Gutachterausschuss ernennt und führt die Gutachter- und Obergutachterlisten. Weiterhin werden Gutachtertagungen durchgeführt und bestimmende und verpflichtende Richtlinien für die Gutachter erstellt. Der Ausschuss ist paritätisch mit den verschiedenen Mitglieder aus den einzelnen Gesellschaften und Verbänden besetzt.

## Qualifikations- und Registerausschuss
• Vorsitzender: Dr. Klaus Müller
In diesem Ausschuss geht es um die Qualität von Produkten, sei es über die Normierung im DIN- oder ISO-Bereich, oder die Auflistung bzw. Beschreibung von Implantatsystemen, Augmentationsmaterialien und Membrantechnologien.

## Rechtsausschuss
• Vorsitzender: Dr. Rolf Brandau
Der Ausschuss beschäftigt sich mit der Interpretation und Sammlung von zahnmedizinisch, implantologischen Gerichtsurteilen und klärt rechtliche Belange.

## Schlichtungsausschuss
• Vorsitzender:
Dr. Thomas Ratajczak
Der Schlichtungsausschuss besteht aus 3 ordentlichen Mitgliedern, die dem Bundesverband mindestens 5 Jahre angehören müssen, dem beigeordneten Justitiar Kraft seines Amtes und sind auf der Mitgliederversammlung zu wählen. Der Schlichtungsausschuss soll eine Beilegung von Streitigkeiten zwischen den Mitgliedern erwirken.

**Vertragsausschuss**
- Vorsitzender:
Dr. Hans-Jürgen Hartmann
Die Darstellung, Interpretation und Kombination von Gebührenziffern innerhalb der GOÄ und GOZ unter Anwendung der chirurgischen, prothetischen und anderen zahnmedizinischen Leistungen werden hier beispielmäßig und exemplarisch bearbeitet und veröffentlicht.

**Weiterbildungsausschuss**
- Vorsitzender:
Prof. Dr. Klaus-Peter Lange
Die Fort- und Weiterbildung wird im Rahmen der Konsensuskonferenz und den zur Zeit gültigen Rahmenbedingungen der LKZ's definiert. Der Tätigkeitsschwerpunkt „Implantologie" wird beschrieben und weitergeführt.

**Betreuung der Mitglieder**

**Medien**
- Der Bundesverband gibt im Jahr 4 Journale aus. Im „BDIZ konkret" werden implantologisch relevante Mitteilungen und wichtige Informationen veröffentlicht. Alle BDIZ-Mitglieder werden durch das Internet mit eigenem gesicherten Internetzugang (smart-card), Homepage und E-Mail-Adresse zusammengeschlossen.

Im BDIZ-Jahrbuch werden die einzelnen Entwicklungen in der Implantologie aufgezeichnet. Das Jahrbuch gibt dem Mitglied im einzelnen Auskunft über die Arbeit des Vorstandes und seiner Ausschüsse. Es werden die Gutachter und Obergutachter, die einzelnen Ausschüsse, Vorstandsmitglieder und Satzung aufgeführt.

Das BDIZ-Handbuch zum Implantatregister wird bereits in der zweiten Auflage geführt. Es sind zahlreiche Implantatsysteme, Augmentationsmaterialien, Zubehör und Membrantechnologien aufgeführt. Weiterhin sind Implantologie Status, OP-Bericht, Befundung, Aufklärungs- und Voruntersuchungsempfehlung, bebilderte Planungshilfe und Abrechnungshilfen enthalten. Im Anhang des Handbuches befindet sich das BDIZ Implantatregister, in dem alle Implantatsysteme, Augmentations- und Membranmaterialien aufgeführt sind.

**Abrechnungsmanual**
- Hier werden für die individuellen chirurgischen Techniken und implantologischen Versorgungen die zur Zeit gültigen GOÄ und GOZ Positionen aufgeführt. Außerdem werden Analogpositionen erklärt. Außerdem sind eine Urteilssammlung mit entsprechenden Kommentierungen enthalten.

**Internetzugang**
- Alle BDIZ Mitglieder werden durch den eigenen geschützten Internetzugang (smart-card) miteinander verbunden um im BDIZ

eigenen INTRA-NET miteinander kommunizieren zu können.

**BDIZ-Symposium**
- Jährlich findet ein berufspolitisches BDIZ-Symposium statt, an dem Referenten aus Politik, Wirtschaft, Forensik, Sozialversicherung- und Privatversicherung teilnehmen und aktuelle gesundheitspolitische Themen behandeln und diskutieren.

## Autorenverzeichnis:

Prof. h.c. Dr. Egon Brinkmann, Theaterwall 14, 26122 Oldenburg

Dr. Dr. Peter A. Ehrl, Alt Moabit 98, 10559 Berlin

Dr. Helmut B. Engels, Am Kurpark 5, 53177 Bonn-Bad Godesberg

Priv. Doz. Dr. Hans L. Graf, Kuckucksweg 42, 04431 Panitzsch

Dr. Edgar Hirsch, Gottfried-Jähnichen-Weg 37, 04457 Baalsdorf

Dr. Hans-Jürgen Hartmann, Graf Vieregg Str. 2, 82327 Tutzing

Prof. Dr. Klaus P. Lange, Föhrer Str. 15, 13353 Berlin

Dr. Klaus Müller, Rudolfstr. 1, 35764 Sinn

Dr. Thomas Ratajczak, Wegenerstr. 5, 71063 Sindelfingen

Dr. F. P. Strietzel, Föhrer Str. 15, 13353 Berlin

# XIV. Nachwort

Daß dieses Buch entstehen konnte, ist vornehmlich den Autoren zu danken, die mit unermüdlichem Fleiß und Hingabe dem Zeitdruck Rechnung getragen haben. Ich möchte hier insbesondere Herrn Prof. Brinkmann für seinen unermüdlichen Einsatz danken. Ohne seine Mitarbeiter Frau Grabowski und Frau Bartels und die Mitarbeiter meiner Praxis, Frau Bergmann, Frau Helbig und Frau Dr. Nistor wäre dieses Buch sicher nicht erschienen. Die rechtliche Absicherung hat dankenswerterweise Herr Dr. Ratajczak mit seinem Team und hier insbesonders Frau Streitberger vorgenommen, der meine Anerkennung gilt. Letztlich sind alle Gedanken zu einem gemeinsamen Stil und Gesamtwerk von Herrn Foester geformt worden, der durch seine fach- und sachkompetente journalistische Tätigkeit das Buch zu dem gemacht hat, wie es Ihnen vorliegt. Allen Mitarbeitern, ganz gleich, ob sie viel oder wenig geleistet haben, gilt meine aufrichtige Anerkennung, ohne sie wäre dieses erste Weißbuch in der Implantologie nicht entstanden.

*Dr. H.-J. Hartmann, Tutzing*
*Vorsitzender des BDIZ*